妇产科无创微创

手术与诊治

Obstetric and Gynecologic Non-and Mini-traumatic Operation & Diagnosis and Treatment

杨 鹂 高 楠 主编

天津科技翻译出版公司

图书在版编目(CIP)数据

妇产科无创微创手术与诊治/杨鹂,高楠主编.—天津:天津科技翻译出版公司,2006.8

ISBN 7-5433-2044-4

Ⅰ.妇... Ⅱ.①杨...②高... Ⅲ.妇产科病—显微外科学 Ⅳ.R713

中国版本图书馆 CIP 数据核字(2006)第 049596 号

出　　版:天津科技翻译出版公司

出 版 人:蔡　颢

地　　址:天津市南开区白堤路 244 号

邮政编码:300192

电　　话:022-87894896

传　　真:022-87895650

网　　址:www.tsttpc.com

印　　刷:山东新华印刷厂临沂厂

发　　行:全国新华书店

版本记录:889×1194　1/16 开本　13.5 印张　400 千字

2006 年 8 月第 1 版　2006 年 8 月第 1 次印刷

定价:56.00 元

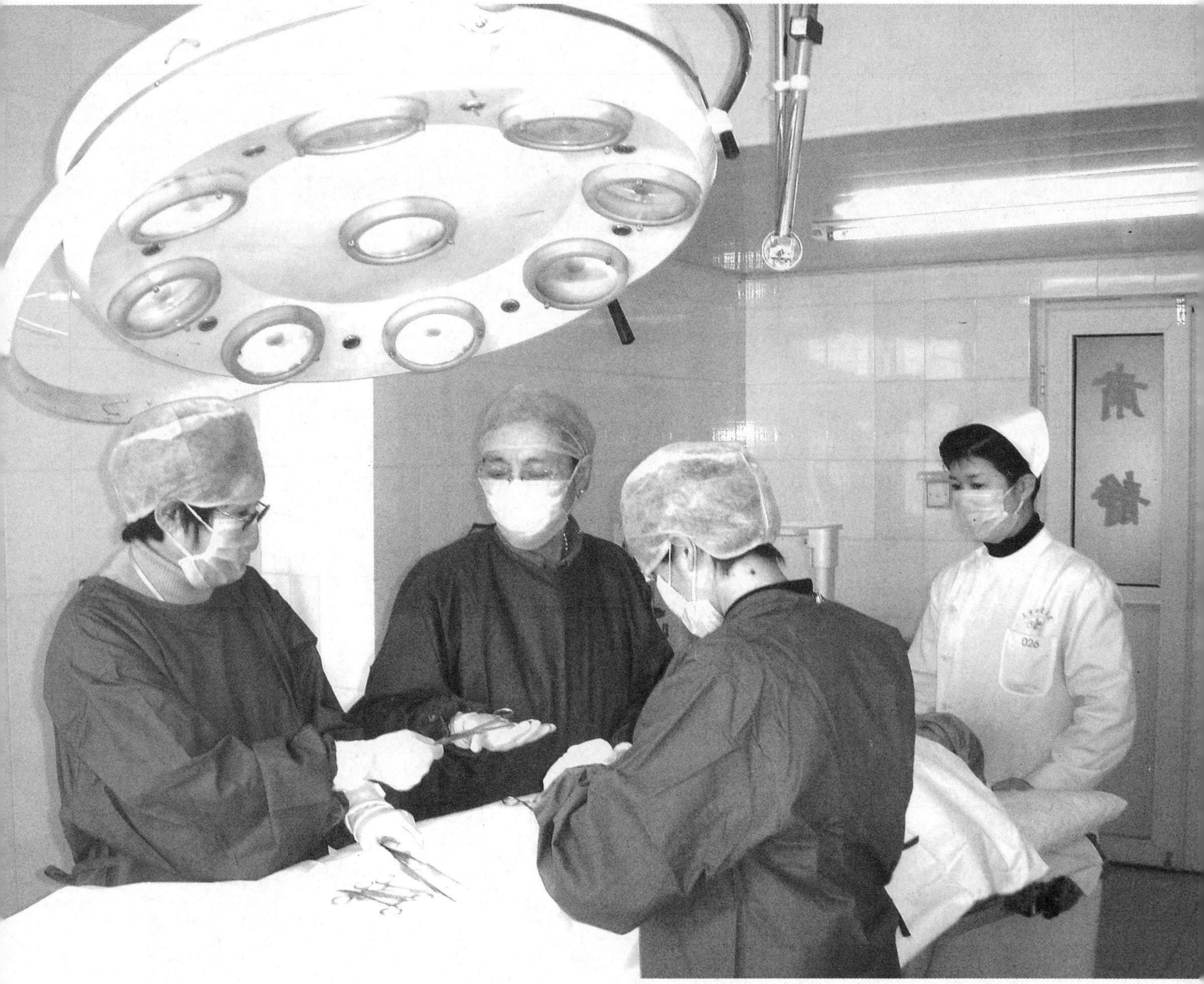

妇产科无创、微创治疗技术是指应用现代先进的电子、电热、光学等设备和新技术，在直视下或以电子镜像代替肉眼的直视，用或不用手术刀或以细微器械代替手术刀，力求以最小的切口路径或无切口，致最少的组织损伤或无损伤，来完成对体表或体内病灶的观察、诊断、切断及治疗。它具有术中出血少、无痛，术后疼痛轻、恢复快，瘢痕细微或无瘢痕的特点。

编委名单

主编小传

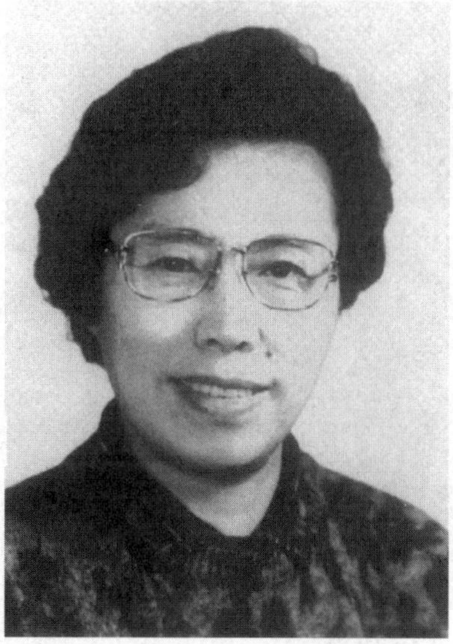

本书第一主编杨鹂，生于1938年，1963年以优异的学习成绩毕业于哈尔滨医科大学医疗系，同年分配至天津市中心妇产科医院，至今已从事妇产科临床43余年，现为主任医师、妇产科专家。

杨鹂主任医师对技术精益求精，妇科手术与产科手术操作娴熟，善于采用中西医结合的方法治疗妇产科疑难杂症，曾施行妇产科疑难手术万余例，仅剖宫产与产钳术累计达5 000多例。无论是妇科手术或产科手术均无一例发生过手术失误。她善于总结经验，不断地提高手术技巧。子宫全切术最快仅用40分钟；1小时余即能完成次广泛子宫切除术；普通经腹剖宫产术最短耗时为15分钟；并摸索出一套侧顶联合式腹膜外剖宫产术的方法，完成全部手术过程的最快速度为16分钟。杨鹂主任医师独创了一套有关剖宫产娩出胎儿的理论与方法，填补了国内外在此方面的空白。

杨鹂主任医师是在册的中国医学科普作家，擅长写作，勤于笔耕。由她主编并已出版的医学书籍主要有：获国内、国际双奖（优秀医学专著奖）的《现代实用剖腹产术与产钳术——剖宫产与产钳助娩的理论与实践》、《临床妇产科速查手册》、《新婚孕育及妇婴保健指南》、《平安度过孕产期》、《当你想生儿育女时》，获天津市优秀著作奖的《健康百事谈》。她参加编写的书籍有《现代急救学》、《医学考试指南》（临床部分）、《实用婚育医学》、《枕边悄悄话》、《天津市住院病种质量管理标准手册》、《医学小百科——妇女》、《中西医结合治疗产科常见病》等。此外，她还先后在报刊、杂志发表文章百余篇，累计达680万余字。

杨鹂主任医师多次受邀参加世界妇产科学术会议，并在电视台、广播电台热线直播40余次，深受广大患者与听众爱戴。她的著作也成为国内畅销书。

序　一

《妇产科无创微创手术与诊治》一书是妇产科专家、医学科普作家杨鹂主任医师主编的第20本医学专著。杨主任从事妇产科临床43年，救治患者万例余，从未发生过任何医疗事故与差错。在妇产科临床工作中，杨主任从不墨守成规，在积累实践经验的过程中经常开动脑筋，积极探索新的诊治手段，开拓新的手术方式，以患者为中心千方百计寻找利于受术者的无痛、无创及微创的手术程序。这种勇于进取与创新的精神值得赞扬。《妇产科无创微创手术与诊治》一书即是杨主任这种一贯坚持的革新精神与实践积累的结晶升华。

杨主任勤于笔耕，她主编与参加编写的书籍多次获奖，开卷有益，深受广大读者喜爱。《妇产科无创微创手术与诊治》一书共分3篇（妇科篇、产科篇、计划生育篇），包括13章、148节，囊括了妇产科临床无创、微创的诊断与治疗方法，介绍了国内外近年盛行的无创、微创乃至无痛的手术术式。

此书写作采取了图文并茂的表述形式，利于读者阅读掌握与实施借鉴。

期望众多从事妇产科临床的医者，通过本书，在今后的临床实践中，对于诊断、治疗与手术方法能有更多的创新与改进，使广大的患者更多地受益。

2006年4月16日

序　二

最大限度地减轻就医者的躯体痛苦、精神紧张、心理压力与经济耗损，尽可能地使受术者承受的手术创伤降至微乎其微，是行医者与病者盘古至今发自内心的共鸣。

杨鹂主任就是这样一位把毕生精力无私奉献给医疗事业的老学者。她从医40余年，朝朝日日都在苦思冥想如何使病者能快速、平稳、舒适、无痛楚又愉快地被治愈康复。杨主任救治危重疑难病人无数，施各种大小手术数万例，从无失误，深受病人爱戴。她的诊治与手术技能已达到世界水平，享有“杨一刀”之美称。但她从不固步自封，而是在医疗实践中不断探索，不断汲取国内外同道的先进诊疗技术与手术方法。《妇产科无创微创手术与诊治》一书即是杨主任与其精诚的合作者们在实践中共同总结出的精华。

杨主任从医以来一直奉行着“前人栽树，后人乘凉”、“前人铺路，后人畅行”的执业宗旨，始终坚持不懈地把实践中积累的宝贵经验毫无保留地分门别类地著书立说，以便与同道们交流。她主编的书籍多达20本，总计680万余字。

《妇产科无创微创手术与诊治》一书，填补了妇产科理论与实践在这一领域的空白，是广大女性病人与受术者的“福音”。

希望此书在为众多妇女朋友防病、祛病中能结出更绚丽的硕果。

李国建

2006年4月16日

前　言

科学技术在日益发展,医学在不停地腾飞。有史以来,人们对于疾病,从迷茫无知到探明病机,从束手无策到手到病除,从被动治病到主动预防,其诊断手段、治疗方法、手术种类,从无到有,从寡到众,从简到繁,从低级到高级,可谓日新月异。

作为挽救病人于生死线上的医者,时代要求我们不能墨守成规,更不能固步自封,而要不断进取,不断提高,不断汲取国内外新发现的病理病机医学理论,学习新发明的诊断方法,掌握新探索的诊疗手段,实施创新的手术方式……使疾病的诊断既快速又准确,治疗既有效又无损,施行的手术圆满无创、无痛。这是医者责无旁贷的神圣天职。

为此,多少年来,笔者与精诚合作者始终朝着这方向奋进,并将其付诸于实践。编著本书的宗旨就在于介绍笔者在妇产科无痛、无创、微创手术及诊治方面可贵的体会和积累的难得的经验。

妇产科无痛、无创与微创手术及诊治方法统称为妇产科无创或微创技术。所谓无创、微创技术是指应用现代先进的电子、电热、光学等设备和新技术,在直视下或以电子镜像代替肉眼的直视,用或不用手术刀或以细微器械代替手术刀,力求以最小的切口路径或无切口,致最少的组织损伤或无损伤,来完成对体表或体内病灶的观察、诊断、切断及治疗。它具有术中出血少、无痛,术后疼痛轻、恢复快,瘢痕细微或无瘢痕的特点。

对于巴氏腺囊肿或脓肿的传统治疗方法是切开引流或手术剥除之,而微创技术是患者不受开刀之苦,用抽吸法便可治愈。

对于子宫外孕来讲,以往医者与患者多是“谈虎色变”,住到医院的患者整天提心吊胆地等待宫外孕破裂致腹腔内出血开腹探查的那一刻的到来。而微创技术则是应用药物、微波等保守治疗的方案,使99%的宫外孕患者达到治愈。微创技术不仅能完好地保留住宫外孕侧的输卵管，而且还能保住其正常通畅地运送精子与卵子的生育功能。宫外孕保守治疗后正常妊娠者屡见不鲜。

作为微创技术之一,用LEEP电刀治疗宫颈炎症是一种非侵入性的治疗方法,不仅能一次根治,而且不破坏宫颈结构,无组织炭化,无纤维化现象,不影响宫颈黏液分泌,对生育功能无不良影响。

作为另一些微创技术，采用自凝刀，可以不开腹就摧毁子宫肌瘤及子宫肌腺瘤，保全子宫。采用海极刀,可以不住院,不开腹,经阴道或腹腔清除卵巢囊肿,保留正常卵巢组织与功能……

笔墨有限,仅介绍于此。

本书系统地介绍了妇产科无痛、无创、微创手术及诊治方法。笔者希望通过本书与同仁共勉,共同为患者创造一个划时代的舒适的、安全的、新的医疗平台。

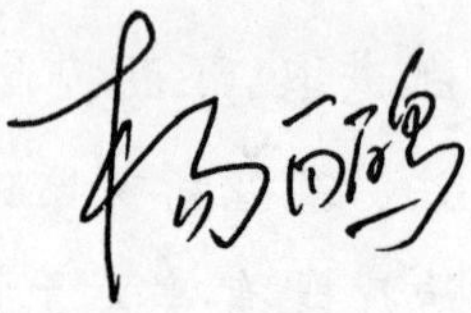

2006年3月18日

目　录

第一篇　妇　科

第二篇　产　科

第二章 产科领域内无创、微创手术

第三篇 计划生育

第一章 计划生育领域内无痛、无创检查法

第二章 计划生育领域内无痛、无创与微创手术

第三章 腹腔镜绝育术

第四章 助孕术

第一篇 妇 科

第一章

妇科领域内无创、微创诊断手段

第一节　妇科检查应注意事项

妇科检查主要是查盆腔。

【注意事项】

1. 检查前必须排空小便，排尿困难者要导尿。

2. 检查应仔细、认真，动作要轻柔。

3. 注意防止交叉感染，用具要消毒，每人用后更换，每人用一块会阴垫。

4. 患者取膀胱截石位，腹壁尽量放松。

5. 有阴道出血，需查盆腔时，应消毒外阴，带无菌手套，用无菌器械。

6. 月经期避免阴道检查，以防引起感染及子宫内膜异位症。

7. 未婚者禁行阴道检查，可行肛诊。必须查阴道时，应征得患者或家属的同意。

8. 男医生进行检查时，必须有其他医务人员在场。

9. 疑有张力性尿失禁的患者，检查前不排尿，嘱其在膀胱充盈时咳嗽，以观察有无尿液溢出。

第二节　外阴部检查

观察外阴发育，阴毛多少及分布，外阴、阴道有无红肿或慢性炎症，外阴皮肤色泽，有无溃疡、静脉曲张、肿瘤、疤痕、裂伤，以及分泌物性状，注意有无畸形。处女膜状态：完整为未婚型，破裂为已婚型，仅残留处女膜痕为经产型。前庭大腺是否肿大。阴道前后壁有无膨出，加腹压时有无尿失禁和子宫脱垂。

第三节　窥器检查

一、窥器的放置

注意避免夹卷小阴唇等阴部组织，以防增加患者痛苦。检查者左手分开小阴唇，伸食、中 2 指入阴道，并稍向后方压阴道壁，使阴道口张开裂隙，右手将两叶并拢的窥器沿此阴道口的裂隙顺阴道后壁轻轻插入。窥器放入前应先涂润滑剂，拟取阴道分泌物做细胞涂片时，则不宜用润滑剂，以免影响检查结果，可用生理盐水润滑窥器。

打开窥器，直至宫颈完全暴露，但应避免碰伤宫颈而出血。

二、阴道视诊

旋转窥器，检查阴道黏膜有无充血、出血、溃疡、新生物等。注意分泌物的量、色、质、味。阴道穹窿部有无疤痕、裂伤、膨隆或肿块。

三、宫颈视诊

观察宫颈大小、颜色、外口形状，有无撕裂、糜烂、外翻、息肉、白斑、肥大、颈腺囊肿、赘生物及接触出血等。

结合病史及患者年龄进行防癌、滴虫、霉菌、阴道清洁度、内分泌等涂片检查。

第四节 双合诊

经阴道手指触诊的同时用手在腹部配合检查，称为双合诊(图1-1-1)。用以触诊阴道、宫颈、子宫、输卵管、卵巢、宫旁组织及韧带，以及盆腔内壁情况。

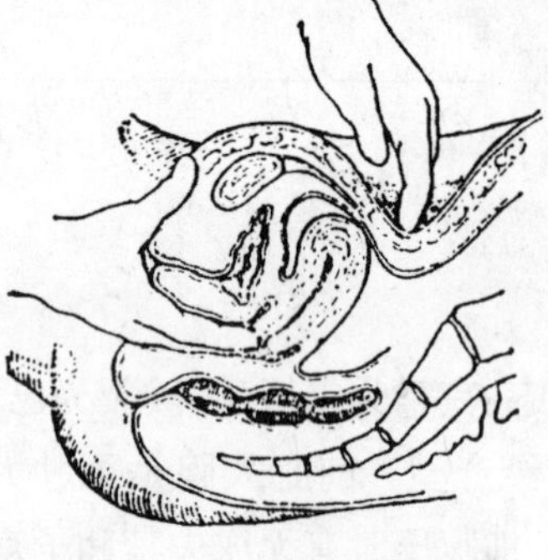

图1-1-1 双合诊检查法

检查者一手戴橡皮手套，食、中2指沾滑润剂，沿阴道后壁轻轻伸入，检查阴道深度、松紧度，及有无狭窄、疤痕、硬结、肿块、畸形(横膈、纵隔等)及宫颈、阴道壁、穹窿部有无异常及触痛等。

然后将阴道内两手指置于宫颈下，以腹部触诊手指的手心面向下按下腹部，两手配合触摸子宫轮廓、大小、硬度、活动度及有无压痛，并明确其位置(子宫的倾与屈，倾——子宫体纵轴与人体纵轴的关系，宫体向耻骨方向为前倾；向骶骨方面为后倾。屈——子宫体与宫颈间关系，前屈与后屈)。

宫体触诊完毕后，进行子宫附件触诊，阴道内手指移向侧穹窿，尽力向上、外、后深触，内手紧压会阴部，腹壁手指在髂前上棘内侧距中线5cm处向盆后侧深压腹壁，直至腹部指端与阴道指端接近，使输卵管，卵巢居于两手指间。

正常的输卵管不能触及，正常卵巢有时可触及，卵巢为椭圆形，约为3cm×2cm×1cm，表面光滑，可活动。

附件增厚、压痛时，应注意其部位、范围、厚度、轮廓及压痛程度等。

如摸到包块，应查明其大小、形态、性质(囊性或实性)、活动度、表面光滑或凹凸不平，有无压痛及反跳痛，并应查清包块与子宫的关系。

第五节 三合诊

经直肠、阴道、腹部联合检查为三合诊(图1-1-2)。检查者手指沾滑润油，食指置入阴道，中指插入直肠，另一手置于下腹部协同触诊。可比较清楚地查明位于盆腔较后部、子宫直肠窝部的肿物与子宫、直肠的关系，并可查清极度后倾的子宫、阴道直肠隔、主韧带、骶韧带、骨盆侧、后壁、直肠以及闭孔淋巴结的情况，并应注意检查指套上沾染物的性状。

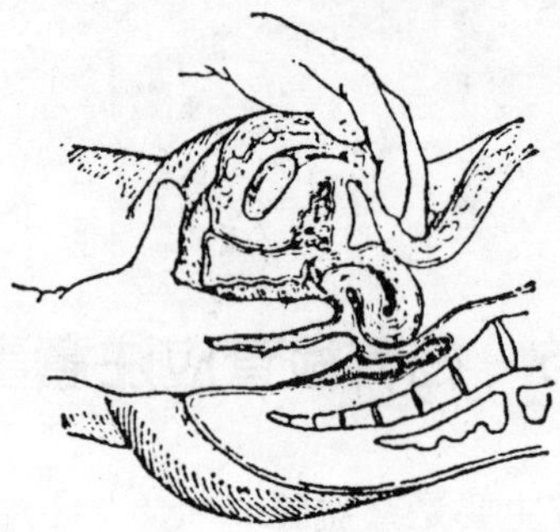

图1-1-2 三合诊检查法

第六节 肛腹诊

食指伸入直肠，另一只手在腹部配合的检查称肛腹诊。

适用于未婚妇女和阴道闭锁、狭窄或阴道出血，不适宜做阴道检查者。

第七节 阴道清洁度判定

一、阴道清洁度的划分

阴道清洁度系按阴道杆菌、白细胞及杂菌的多少来判定，共分为以下4度(图1-1-3)。

1.**Ⅰ度** 只有多量阴道杆菌及上皮细胞，无杂菌、白细胞、视野干净，系正常阴道分泌物。

2.**Ⅱ度** 阴道杆菌及上皮细胞中量，少量白细胞及杂菌属基本正常阴道分泌物，多见于阴道口松弛的经产妇。

3.**Ⅲ度** 少许阴道杆菌及鳞状上皮，较多杂菌及白细胞。提示炎症，如阴道炎、宫颈炎。

4. **Ⅳ度**　无阴道杆菌，只有少许上皮细胞，有大量白细胞及杂菌。多见于严重阴道炎，如淋菌性阴道炎、滴虫性阴道炎等。

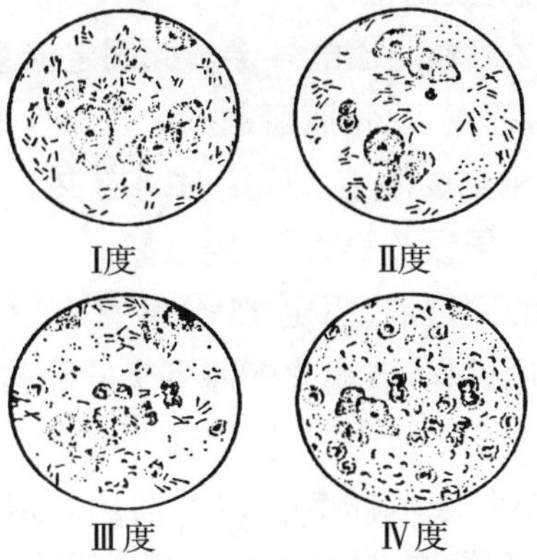

图 1-1-3　阴道清洁度示意图

二、临床应用

1. 阴道杆菌少，抗菌能力低，应注意预防感染。

2. 阴道清洁度为Ⅲ、Ⅳ度时，应抗炎治疗，尤其阴道手术前，治疗后；复查阴道清洁度为Ⅰ、Ⅱ度时，可进行手术。

第八节　阴道滴虫检查法

一、适用范围

1. 阴道或腹部术前，常规检查阴道分泌物，以排除阴道滴虫感染或慢性带菌。

2. 白带多，色黄、绿、灰，尤其含泡，应查阴道滴虫。

3. 滴虫性阴道炎治疗后，复查疗效。

二、检查法

1. **白带悬滴法**　将一滴生理盐水滴于洁净的玻片上，然后用长镊子或棉签从阴道后穹窿蘸取少量白带，放入此滴盐水中，在低倍显微镜下观察，判定。

在镜下见到活动的滴虫为阳性。镜下的滴虫大小与白细胞相似，前端略圆，有四根游离鞭毛，后端稍尖，有一根小尖刺，呈旋转式游动（图 1-1-4）。

检查时的注意事项如下。

（1）生理盐水应保持在 20℃左右，以提高阳性检出率。

（2）白带应现取现验，新鲜标本检出率高。

（3）检查前 48 小时内应避免房事、阴道冲洗及阴道内放置药物。

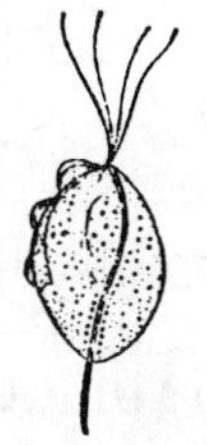

图 1-1-4　阴道滴虫

（4）采取标本时，窥器、手套、镊子等器械不要接触润滑剂、肥皂等，以免影响滴虫活力及阳性检出率。

2. **涂片检查法**　取阴道后穹窿分泌物涂片，经染色后查滴虫。

第九节　阴道霉菌检查法

一、适用范围

1. 阴道或腹部术前，常规查阴道分泌物，以排除霉菌性阴道炎及慢性带菌。

2. 外阴瘙痒，白带呈凝乳状或豆腐渣状，应查白带中有无霉菌，以指导诊断与治疗。

3. 霉菌性阴道炎治疗后，复查疗效。

二、检查法

1. **涂片法**　用长镊子或棉签取阴道后穹窿分泌物，或阴道壁白色片状分泌物，涂于玻片上，再加盖玻片，在低倍显微镜下检查，可见白色念珠菌的芽胞及菌丝（图 1-1-5）。

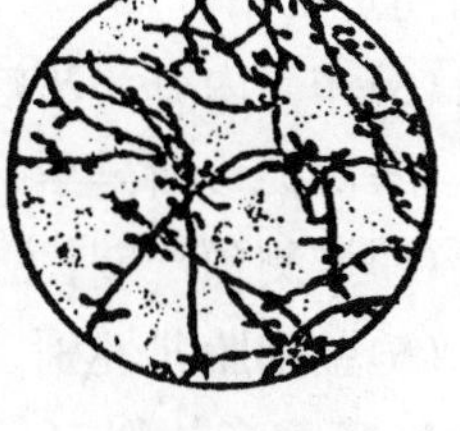

图 1-1-5　阴道白色念珠菌

2. **染色法**　将上述涂片用革兰染色法染片，镜检。

【注意事项】

1. 检查前 48 小时内避免阴道冲洗、性交及阴道内放置药物。

2. 窥器、手套等检查器械不要接触润滑剂、肥皂等，以免影响检出效果。

第十节　阴道淋菌检查法

一、适用范围

1. 阴道或腹部术前,为排除淋菌感染。

2. 有性乱史,或接触过性病者。

3. 女性生殖器炎症,为鉴定其病原体。

4. 淋菌性阴道炎治疗后判定疗效。

5. 被强奸者。

二、检查法

1. **涂片法**　用盐水棉签分别蘸少许尿道口排泄物,阴道、宫颈分泌物,各自涂片,查淋菌。

2. **培养法**　可将上述采取的标本做培养,以查找淋菌(淋病双球菌)。

3. **PCR 法**　取被检者阴道分泌物检测淋菌。

第十一节　阴道细胞采集

一、适用范围

1. **妇癌普查**　适用于妇科肿瘤的普查范围。

2. **测定女性内分泌功能**

(1)测定排卵。

(2)测定雌激素水平的周期性变化,了解其与月经周期是否相符。

(3)作为内分泌治疗的指标,检验治疗效果。

(4)协助诊断早孕,估计先兆流产保胎的效果。

(5)推测预产期,了解胎盘功能。

(6)鉴别胎儿性别。

3. **癌瘤疗效判定**

(1)根据阴道细胞分级选择放疗。

(2)根据放疗后细胞形态改变,判定疗效及预后。

(3)检查了解癌瘤是否复发。

二、采集方法

1. **采集前的准备**

(1)玻片:擦洗干净,使其干燥,不粘附任何药物及润滑剂,用金刚钻笔刻上号码,或贴上实验室检查单序号。

(2)刮板、吸管:洁净、干燥,刮片脱脂进行处理。

(3)填记实验室检查单。

(4)窥器:无菌、干燥,不涂润滑剂。

(5)固定液制备

①95%酒精与乙醚各半。此固定液细胞染色清楚,乙醚易挥发,应将瓶口盖严。

②单纯95%酒精。固定时间应少于30分钟,以防固定过久导致核膨大,核膜破裂。

③甲醇固定液,固定15分钟左右,每次用过后过滤后再用,以防玻璃片上冲下来的细胞污染,影响结果。

(6)患者:在取标本前24小时内,应禁止阴道内任何刺激,如性交、冲洗、坐浴、阴道检查、上药等,以免影响结果的准确性。

2. **采集步骤**

(1)宫颈刮片:早期宫颈癌筛选。

暴露宫颈后,如表面白带多,先用无菌干棉球轻轻拭去。在宫颈癌好发部位,即鳞柱上皮交界的宫颈外口处,用刮片轻轻刮一周。切忌用力刮,以免出血,影响结果。

(2)宫颈管涂片:筛查宫颈管癌。

①将用生理盐水浸湿的棉签插入颈管,轻轻转动2周后,取出做涂片。

②用较细玻璃吸管吸取颈管内标本。

③或用颈管取细胞特制毛刷轻轻在颈管内转动一周,涂片。

(3)阴道涂片

①阴道上段侧壁涂片:了解卵巢功能,主要是雌激素水平。

a.已婚患者,用窥器扩张阴道后,直视下,用刮片或生理盐水浸湿棉棒在阴道侧壁上1/3处轻轻刮取分泌物少许,但切勿用力,以免将深层细胞混入。

b.幼女,或未婚妇女可用浸湿棉棒伸入阴道内取标本。注意须将棉棒上的棉花卷紧,以防遗落在阴道内,同时要将阴唇分开,以避免外阴分泌物影响检查结果。

②阴道后穹窿涂片

a.检测来自子宫、输卵管、卵巢的癌细胞,若涂片呈阴性,也不能除外恶性肿瘤。

b. 了解雌激素水平。由于其细胞来源复杂，蜕变多，受宫颈黏液酸碱度影响，故反映出雌激素水平偏低。

【注意事项】

1. 将取得的标本刮在玻片上时，应向一个方向涂抹，切忌往返涂抹，以免损坏细胞。涂片厚薄应适中，过厚染色不良；过薄细胞稀少，影响检查结果的准确性。

2. 若盛固定液的器皿中无固定架，则应在每张玻片上夹一回纹针，以防两玻片粘在一起，损坏标本。

第十二节　病灶局部印片法

一、适用范围

外阴、阴道溃疡病灶或表面糜烂的微小赘生物为明确其性质。

二、检查法

将无菌洁净干燥的玻璃片直接贴于外阴、阴道壁病灶，印片，然后固定、染色，以发现恶性肿物。

第十三节　宫颈标本采集法

【适应证】

1. 宫颈刮片细胞学检查有核异质细胞者。

2. 宫颈异常赘生物者。

3. 宫颈炎或宫颈溃疡久治不愈者。

4. 可疑宫颈癌者。

5. 阴道镜检发现宫颈有白斑、猪油样突起、血管紊乱等异常者。

6. 有不正常阴道出血，如接触性或绝经后出血等。

7. 复发或转移癌病灶。既往曾行激光、放射等治疗，需定期随诊，观察疗效者。

【禁忌证】

1. 生殖器官罹患滴虫、霉菌、淋菌等急性炎症者，待治疗后方可活检。

2. 月经期或伴有不规则子宫出血者不宜施活检术。

3. 宫颈局部病灶血管破裂出血不止者不宜活检，以防加重出血。

【手术步骤】

一、排尿

术前排空膀胱。

二、体位

患者取膀胱截石位。

三、消毒

常规消毒外阴、阴道及宫颈。用窥器暴露子宫颈，拭去分泌物，碘酒、酒精消毒或用 0.5% 碘伏液消毒。

四、取材

用活检钳夹取病变部位组织(图 1-1-6)。

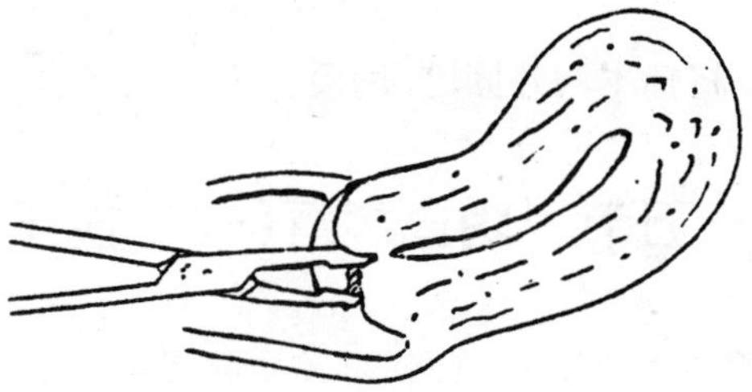

图 1-1-6

采取子宫颈阴道部活体组织，即在碘试验指示阳性部位(不着色区)宫颈外口鳞柱状上皮交界处，及宫颈外口 3、6、9、12 各点取材。最好在阴道镜监视下选择可疑部位取材。

若用活检钳“咬”取宫颈病灶组织困难，可用宫颈钳牵拉宫颈，用尖刀切割下 0.25 ~ 0.5cm^3 的小组织块，记录下取材方位，用 10% 福尔马林液固定后送病理检查。

如怀疑宫颈管内有癌灶，可用宫颈锐刮匙刮取颈管内肿瘤组织。若刮出的组织少，无法做病理切片时，可做细胞学涂片检查。

【注意事项】

1. 若宫颈活检处有活动性出血，可用止血纤维填塞压迫止血。无止血纤维时，可用带尾线纱球，上敷止血粉填压，24 小时后取出。

2. 若宫颈活检部位累及血管，压迫止血无效，可用肠线缝合止血。

3. 术后2周内禁性生活。

4. 术后遇有阴道出血增多，随时就诊，对症处理，加用消炎、止血药物。

第十四节 子宫内膜标本吸取法

一、适用范围

宫腔吸片检测子宫内膜癌。

二、采集方法

1. 受检者取膀胱截石位。
2. 严格消毒外阴、阴道、宫颈。
3. 窥器暴露宫颈
4. 用探针检查宫腔。
5. 用金属吸管伸入宫腔，上下左右移动吸取标本。
6. 将标本制片固定，送检。

第十五节 阴道窥灯(SPE)检查法

宫颈癌占妇科恶性肿瘤发病率之首。在大面积普查中，宫颈刮片巴氏染色法是当前最常用的手段，但经常漏诊。阴道镜检的宫颈恶性病变检出阳性率虽然比较高，但其耗时长，器械笨重不易携带，且技术较为复杂，不是所有妇科医生或妇幼保健机构都能掌握的检查技术。而阴道窥灯则弥补了两者的缺憾。

子宫颈早期病变检测灯是由美国太空医学专家 Marty Lonkey. MD 发明的，是美国20世纪90年代的高科技产品。该检测灯——阴道窥灯通过局部颜色的变化能直观地发现病变所在部位，具有操作简便，诊断率高，假阴性率为零等优点。阴道窥灯可弥补宫颈刮片及阴道镜两者的不足，例如，当阴道窥灯检查阳性时，这时即使刮片、阴道镜检均为阴性，也应在宫颈阳性部位取活检，以避免宫颈恶性疾患的漏诊。

一、应用范围

1. 应用于大范围人群宫颈恶性疾患的普查，在无阴道镜时，可根据SPE阳性处取活检。

2. 应用于有异常症状的妇科就诊患者，例如，绝经后阴道出血、宫颈触血（妇科检查时宫颈接触性出血，或性交出血）、异味白带等。

3. 中、重度宫颈糜烂。

4. 宫颈刮片巴氏染色Ⅱ级。

5. 宫颈刮片有核异质。

二、使用方法

1. 患者置暗室中。

2. 排空膀胱后，患者取膀胱截石位。

3. 将阴道窥灯(SPE)折屈后摇匀，则发出蓝白色荧光。

4. 将SPE用双面胶带粘着于阴道窥器前叶的后4/5处。

5. 窥器置于阴道内，暴露宫颈，使SPE窥灯恰好照射于宫颈表面及阴道壁。

6. 用镊子夹无菌棉球拭净阴道内白带及宫颈分泌物。

7. 用5%醋酸棉球擦拭宫颈及阴道壁约1分钟。

8. 继之，用4～6倍的放大镜距宫颈14～16cm处观察。若见有白色上皮后经顺时针及逆时针移动窥器，此白色病损不随之移动者为SPE阳性；无白色病损则为阴性。

【注意事项】

1. 对宫颈刮片巴氏染色Ⅱ级，伴有症状，例如，出血、异味白带等，绝不可掉以轻心。应利用SPE窥灯做进一步检查，因SPE窥灯对下生殖道恶性肿瘤具有较高的检出率。

2. 用SPE窥灯检查时，若见白色上皮，必须顺时针及逆时针移动窥器，此白色病损若随之移动则为窥灯的反光所致，只有不随之移动的白色病损才为SPE阳性。

3. SPE窥灯由于其蓝白色光较暗易于察觉颈管内的异常变化，而阴道镜的光强，反光也强，故浅白色上皮不易被发现，易漏诊。然而，阴道镜可查看上皮的血管，SPE窥灯对宫颈表面血管变化的观察不如阴道镜，对有疑诊病例，有条件的医院，可两者结合检查，以互补。

第十六节　阴道镜检

目前临床上常采用以下阴道镜对妇科疾病进行诊断(图 1-1-7,图 1-1-8)。

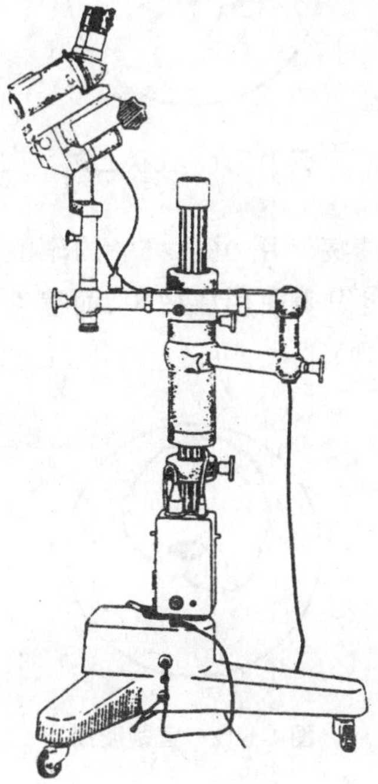

图 1-1-7　阴道镜

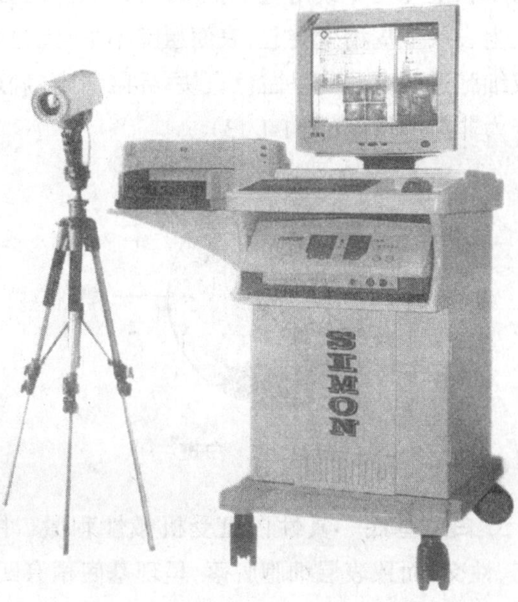

图 1-1-8　电子数码阴道镜(豪华型)

【使用价值】

1. 数码电子阴道镜不仅在诊断宫颈早期癌变和辨别肿瘤与炎症等方面有重要的价值,而且在治疗方面,特别是在宫颈上皮内瘤样病变的治疗上,有特殊的应用价值。

2. 对宫颈良性病变的估价也很有价值,甚至在阴道、尿道和外阴的检查方面也有非常好的作用。

3. 对诊断和治疗己烯雌酚(DES)引起的阴道和宫颈病变方面所起的作用,及对乳头瘤病毒(HPV)感染和亚临床感染(SPI)与癌前病变及宫颈癌发生的关系方面的研究也有重大价值。

【使用范围】

1. 阴道脱落细胞学涂片检查巴氏Ⅲ级以上者。

2. 细胞学检查虽然阴性,但肉眼观察疑癌者。

3. 长期按宫颈炎治疗,但效果不好者。

4. 肉眼观察难以确定病变的细微外形结构,需在电子阴道镜下放大后观察病变者。

5. 宫颈癌手术前,需在电子阴道镜下确定病变波及的部位,指导手术应切除的范围。

6. 正常人群的健康普查和筛选。

7. 医疗事故追踪,性犯罪的法定鉴定,皮肤美容检查。

【适应证】

1. 宫颈刮片发现核异质细胞者。

2. 宫颈癌前病变或宫颈癌治疗期的定期观察。

3. 外阴、阴道及宫颈病变,需要进一步排除恶变者。

4. 患者孕期曾用雌激素而疑有阴道腺病者。

【禁忌证】

1. 外阴、阴道有严重感染者,应查明原因,治疗后再做阴道镜检。

2. 生殖道有伤口,并有大量出血者。

3. 月经期者。

4. 子宫不规则出血者。

【术前准备】

检查前 24 小时内,不应有阴道操作,包括妇科检查、冲洗及性交等。

【操作步骤】

一、排尿

自动排空膀胱。

二、体位

受检者取膀胱截石位。

三、肉眼窥视

将窥器放进阴道，至中段时轻轻张开窥器，见到子宫颈后再张大窥器，使宫颈完全暴露，保持自然状态(图 1-1-9)。

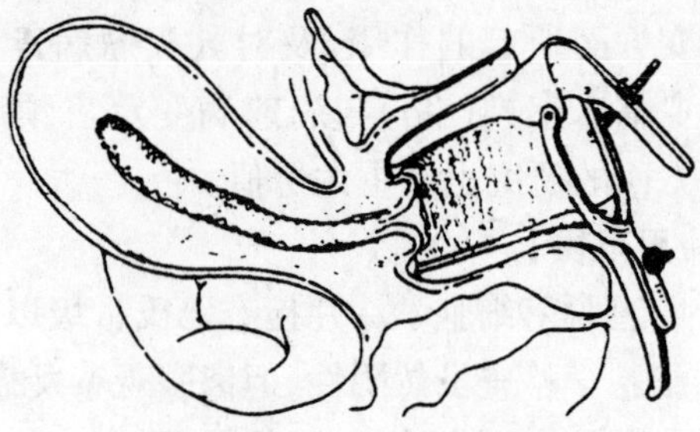

图 1-1-9 放置阴道窥器

【注意事项】

1. 避免过度张开，使宫颈口外翻，容易产生错觉。

2. 借助阴道镜光源，先用肉眼观察宫颈大小形状；然后将光源对准子宫颈，观察宫口分泌物，必要时做细胞学检查，做宫颈刮片、宫颈管吸片。

3. 用生理盐水棉球洗净宫颈及阴道穹窿，仔细观察各区有无异常，例如，宫颈的红色区是否有糜烂，宫颈上皮是否有白斑等。

四、涂药后镜下观察

用2%～3%或5%醋酸溶液涂抹宫颈，20～30秒后，镜下所见如下：

1. **正常的鳞状上皮** 正常的鳞状上皮(图 1-1-10)，涂醋酸后鳞状上皮无反应。用复方碘溶液试验，正常鳞状上皮内丰富的糖原与碘结合而呈深棕色，角化上皮或鳞癌上皮内糖原少，色淡或不上色，异位的柱状上皮亦然。

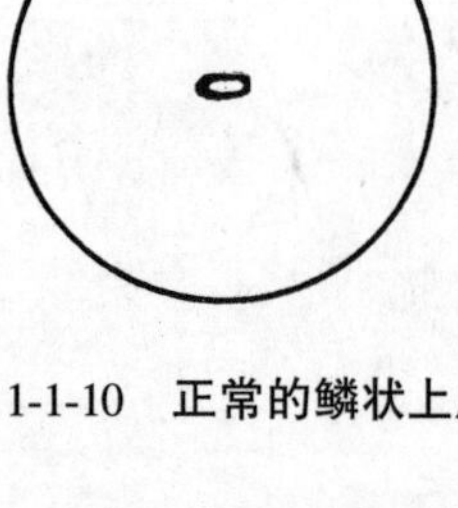

图 1-1-10 正常的鳞状上皮

2. **柱状上皮** 柱状上皮遇醋酸后，变成葡萄状水肿隆起。正常的鳞状上皮被柱状上皮所替代称异位上皮(图 1-1-11)。

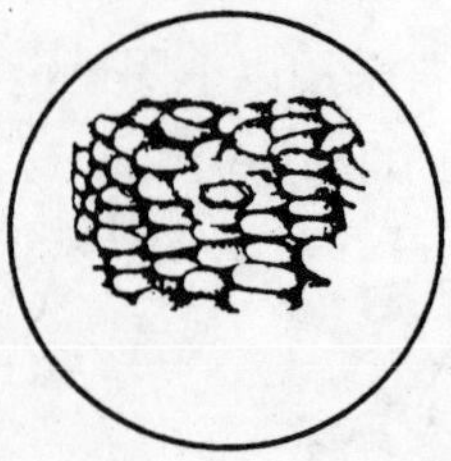

图 1-1-11 柱状上皮

3. **宫颈溃疡** 用3%～5%的硝酸银涂抹溃疡的肉芽时其组织表面形成白膜，而癌性组织则无此反应(图 1-1-12)。

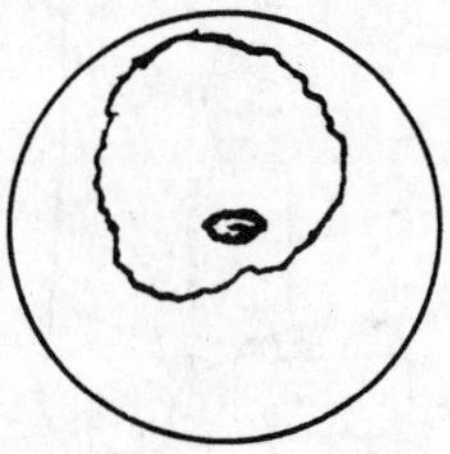

图 1-1-12 宫颈溃疡

4. **白斑** 由于上皮角化增生程度快慢不一而分为单纯性白斑与真性白斑两种。单纯性白斑为浅层的鳞状上皮角化或角化不全所形成。真性白斑则表现为表层上皮增生突起，表面粗糙不平，无血管可见或细胞透明度改变呈白色斑块，界限清晰，病理学检查为非典型增生(图 1-1-13)。

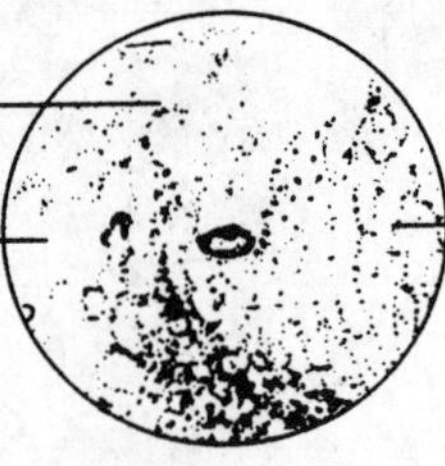

图 1-1-13 白斑

5. **白斑基底** 真性白斑受机械性刺激(冲洗、擦伤、性交)而致表层细胞脱落，呈现基底稍有凹陷，内有密集之乳头，乳头状顶端可见小点状卷曲之微血管，乳头基底色泽略黄，呈玻璃状，涂醋酸溶液，血管反应不佳，无收缩，碘试验阴性。

6. **镶嵌性白斑** 这是指白斑区内有细小的多

边形血管网，将增生的上皮分隔成不规则之块状，外形如红线镶嵌的大理石，这是由于上皮增长亢进，乳头间距增大，其间的血管间距亦增宽，一般表面平坦，如呈不规则突出，将血管推向四周，表示细胞增生迅速，有癌变倾向（图 1-1-14）。

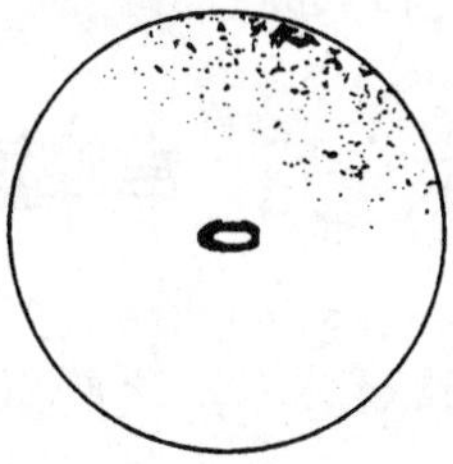

图 1-1-14　镶嵌性白斑

7. **乳头状基底**　白斑基底内的乳头增生迅速，明显突起，高出周边界限，乳头内血管扩张，镜下可见乳头突起呈红黄色，血管比较密集，呈逗点或螺旋状，用紫外光源或绿色滤色镜观察，血管图像更清晰。用去甲肾上腺素试验时，因血管分化不良，收缩功能差，但血管图像可清晰见到，病理学检查为非典型增生或早期癌。

8. **猪油状突起**　猪油状突起，结构不清，凹凸不平，略呈黄白或灰白色，发亮如猪油状或脑回状（图 1-1-15）。

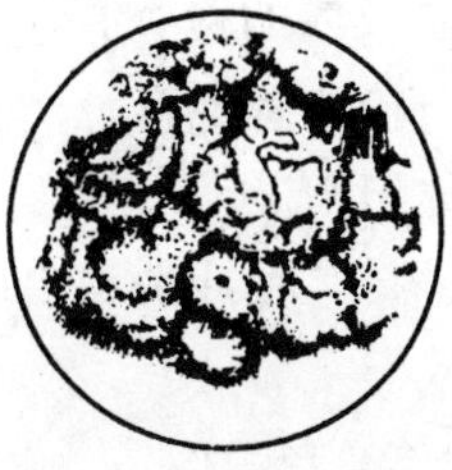

图 1-1-15　猪油状突起

9. **宫颈癌灶**　宫颈癌灶（图 1-1-16）。

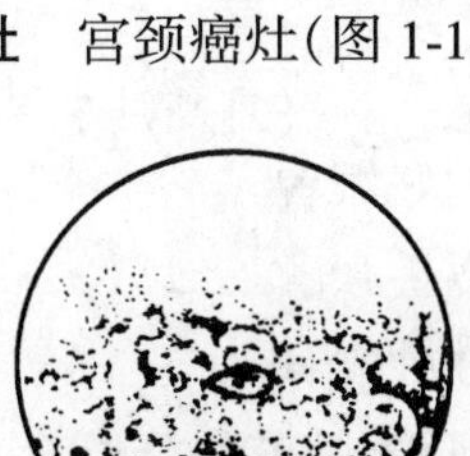

图 1-1-16　宫颈癌灶

10. **异型血管**　在绿色滤色镜下观察，可见到清晰的血管图像，再用 0.5% 去甲肾上腺素试验，越是非典型增生或是宫颈癌，血管收缩功能越差，图像更为明显。分为以下几种血管图像。

（1）发夹状血管：原始鳞状上皮上的发夹状血管标志分化良好（图 1-1-17，图 1-1-18）。

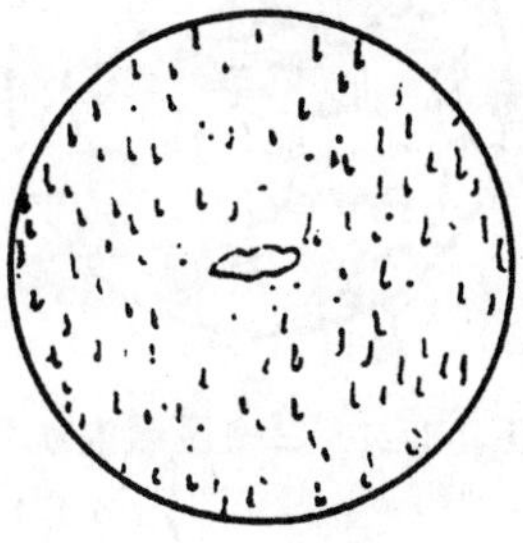

图 1-1-17　发夹状血管

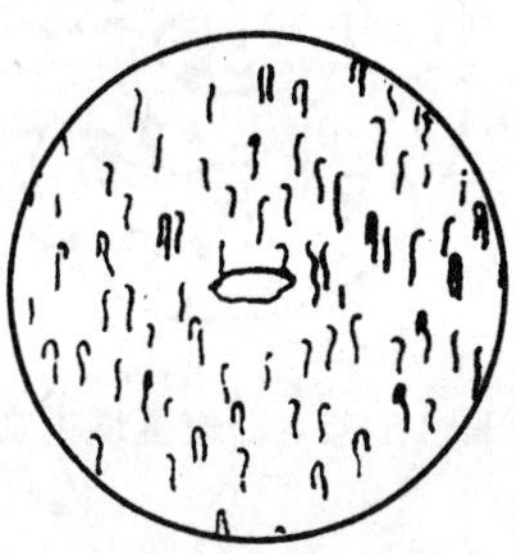

图 1-1-18　发夹状血管

（2）树枝状血管：移行区（或转化区）表面血管呈树枝状分支，管径粗大，走向整齐，标志其分化良好（图 1-1-19，图 1-1-20）。

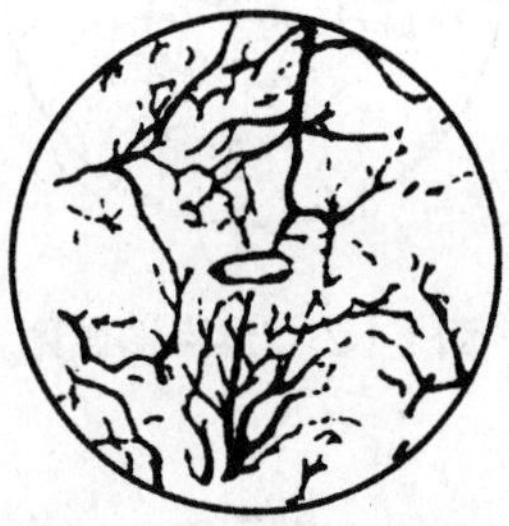

图 1-1-19　树枝状血管

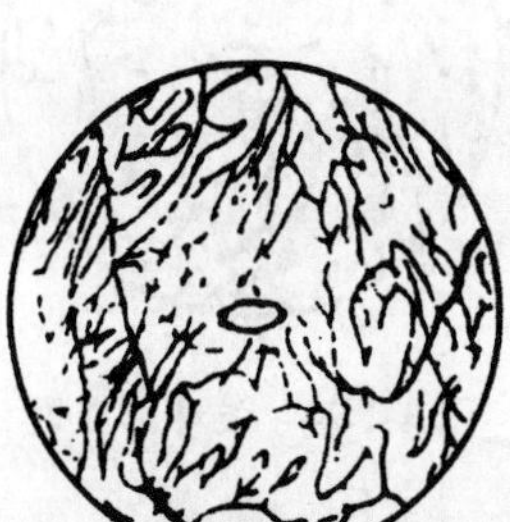

图 1-1-20　树枝状血管

(3)白斑区域内的血管网提示可能癌变(图 1-1-21,图 1-1-22)。

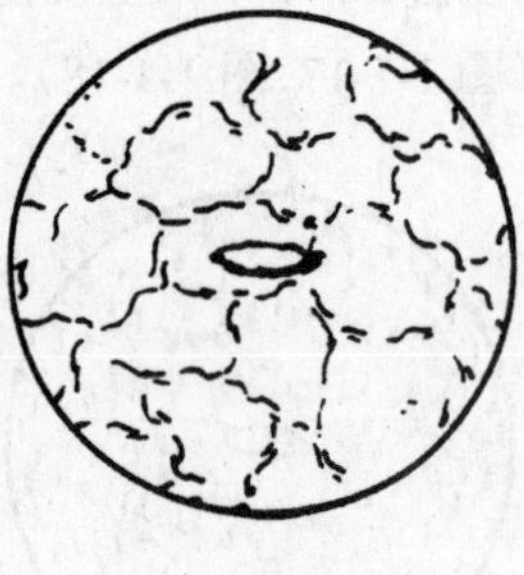

图 1-1-21　白斑区域内血管

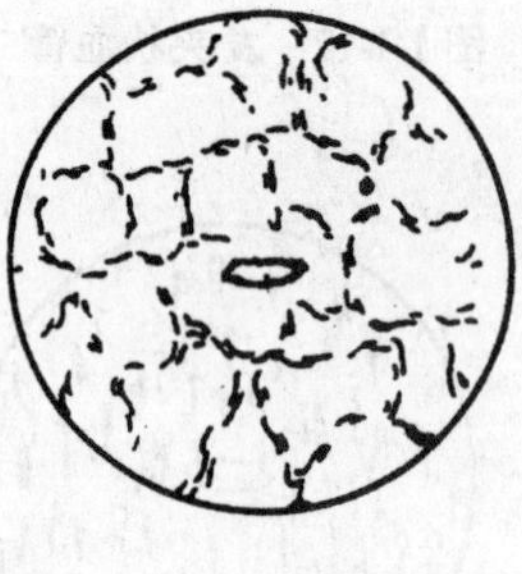

图 1-1-22　白斑区域内血管

(4)血管排列混乱或扩大,有多种不同形态,如逗点形、线球形等(图 1-1-23,图 1-1-24)。

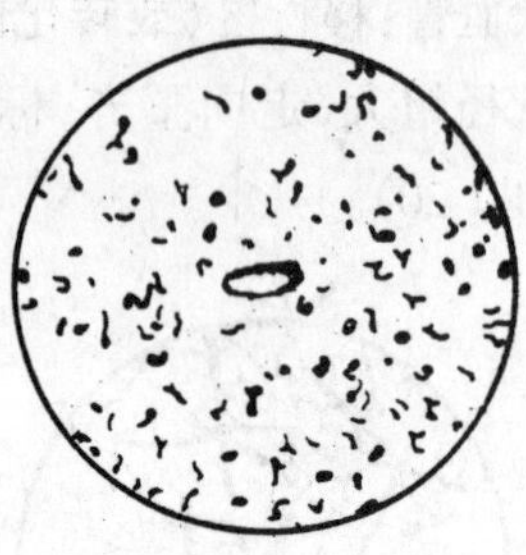

图 1-1-23　逗点形血管

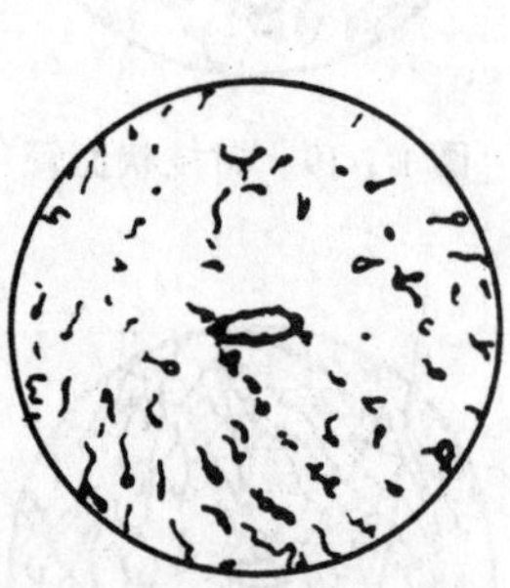

图 1-1-24　线球形血管

【注意事项】

1. 宫颈管内腺癌在阴道镜下的图像意义不大,只有晚期才能在阴道镜下看到。必须注意到不正常出血、血管排列紊乱、增生不规则等恶性特征,需进一步检查,以免漏诊。

2. 阴道镜检查若发现上皮或血管有异常应立即处理,必要时分段诊刮,在阴道镜下选择做多处活检、宫颈锥切或子宫切除等。

第十七节　宫腔镜检

诊断性宫腔镜术(宫腔镜 XG-8 型)

【适应证】

1. 用于鉴别异常子宫出血,如不规则子宫出血、月经过多、绝经后出血等。

2. 原因不明性不孕或不育者。

3. 闭经、月经过少、痛经等,怀疑宫腔内粘连者。

4. 识别习惯性流产的原因,如内口松弛、缺损或子宫畸形、肌瘤、粘连等。

5. 生殖器畸形者。

6. 子宫造影失败或未能明确诊断者。

7. 查明产后或流产出血原因。

8. 对取出困难 IUD 的诊断和处理。

9.IUD 及其副反应的检查。

10. 宫腔镜下输卵管绝育。

11. 钳取活体组织。

12. 对宫腔进行某种冲洗和治疗。

【禁忌证】

1. 体温≥37.5℃者。

2. 急性、亚急性生殖道炎症者。

3. 活动性子宫出血者。

4. 近期子宫穿孔或有修补史者。

5. 欲继续的妊娠者。

6. 宫颈难以扩张者。

7. 宫颈恶性肿瘤者。

8. 严重心血管、肺或血液病等内科疾病者。

【术前准备】

1. 详细询问病史。

2. 测量血压、脉搏、体温,检查心及肺。

3. 阴道检查,了解子宫位置、大小、方向,排除炎症。

4. 阴道分泌物查滴虫、霉菌，必要时查 PCR。

5. 带 IUD 者，做 B 超或 X 线盆腔透视，确切确定 IUD 位置。

6. 认真消毒外阴及阴道。

【检查时间】

1. 一般在月经净后 1～5 天，以在月经周期第 10 天内进行为宜。

2. 阴道出血时，一般不做检查，止血治疗后仍有少量阴道出血者，可酌情给予抗生素治疗后再检查。

【麻醉方法】

1. 除个别精神紧张者，术前半小时可肌注杜冷丁 50mg 外，一般不需术前药物。

2. 宫颈口紧不易扩张者，可在宫颈旁注射 2% 利多卡因做宫颈管麻醉。

【操作步骤】

一、术者准备

术者应穿清洁工作衣，戴口罩、帽子，洗手并戴消毒手套。

二、体位

受检者取膀胱截石位。

三、铺巾

外阴盖以无菌洞巾。

四、检查器械

检查确认全套器械及其功能无障碍，包括宫腔镜、附件、冷光源、膨宫液调压系统，准备足够的膨宫液及其他备用药物。

五、阴道检查

详细复查子宫位置、大小及附件（图 1-1-25）。

只有查清子宫的方位及大小才能顺利地、安全地将宫腔镜置入于宫腔内进行操作。

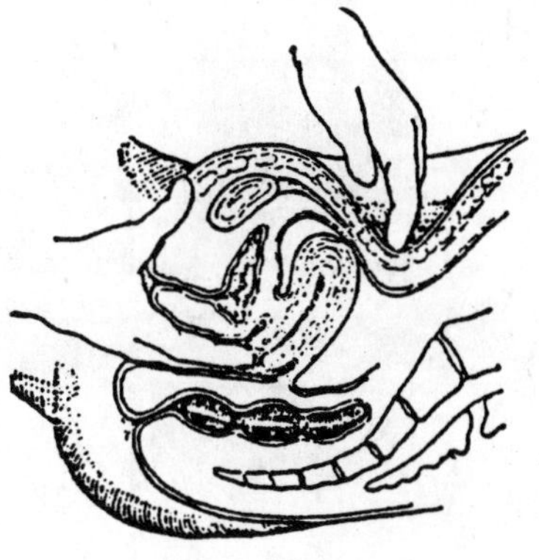

图 1-1-25

六、消毒

用窥器扩开阴道，拭净阴道内积液，露出子宫颈，宫颈及颈管用 2.5% 碘酒及 75% 酒精或 0.5% 碘伏液消毒后，用宫颈钳钳夹宫颈前唇。

七、探测宫腔

用探针探清子宫位置与深度（图 1-1-26）。

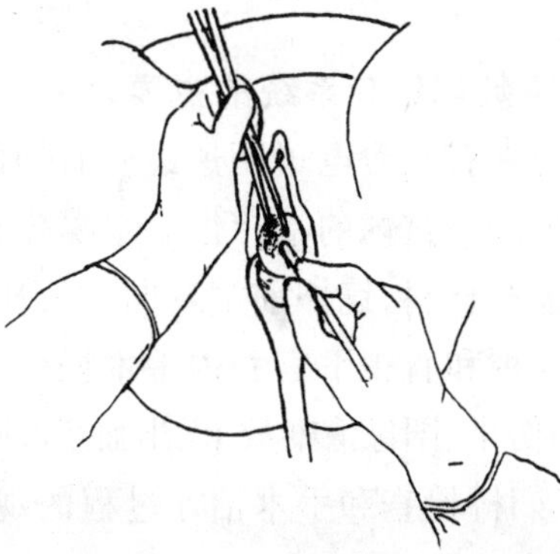

图 1-1-26

八、扩张宫颈

用宫颈扩张器扩张宫颈至 6.5～7 号。

九、镜检

目前临床多采用以下器械进行镜检。

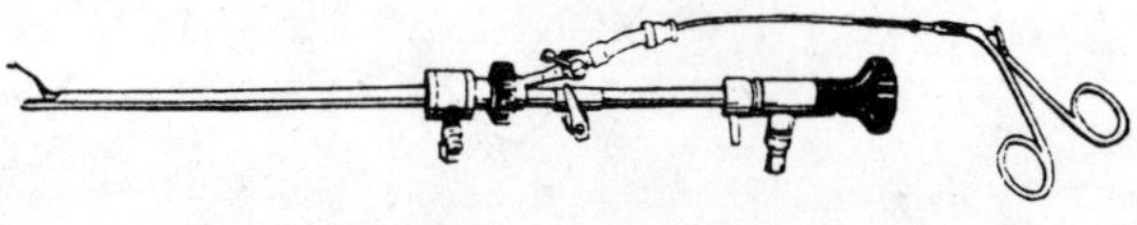

图 1-1-27　宫腔镜

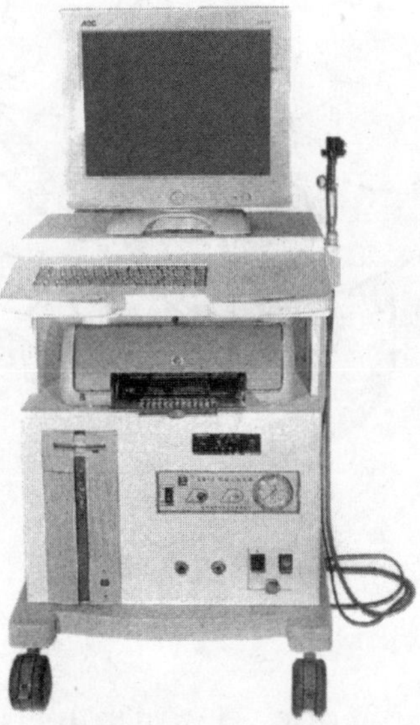

图 1-1-28 宫腔镜数码诊疗系统

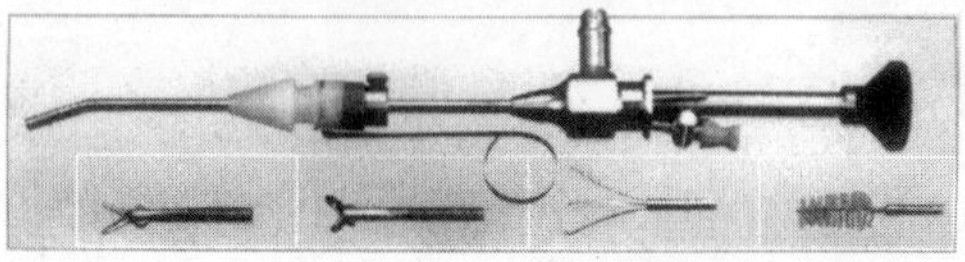

图 1-1-29

1. 宫腔镜数码诊疗系统的主要功能 宫腔镜数码诊疗系统具有数码电子阴道镜所有功能，可在窥镜下进行一些子宫内的治疗性手术操作，宫腔检查镜采用蓝宝石材料，镜体前端弯曲 22°，比较易于观察子宫颈全貌和直视下宫腔内手术操作，具有窥镜视角大、创伤小、图像清晰放大、出血少、恢复快等特点，适用于妇科检查和手术治疗过程的观察和记录，有助于提高诊断糜烂、癌前病变、癌症病变的准确率，特别对于癌前病变的诊断有重要的临床价值。

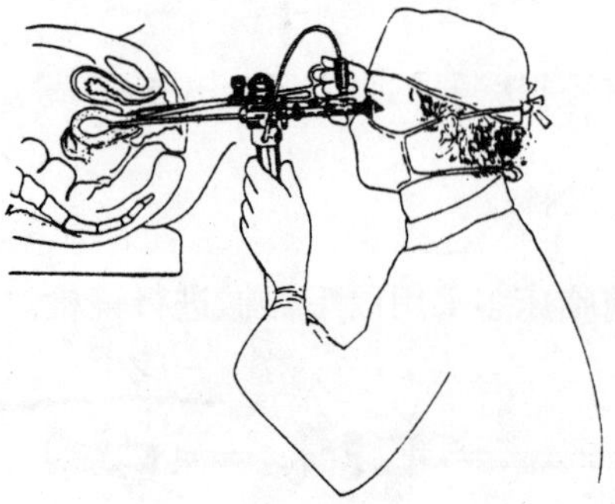

图 1-1-30

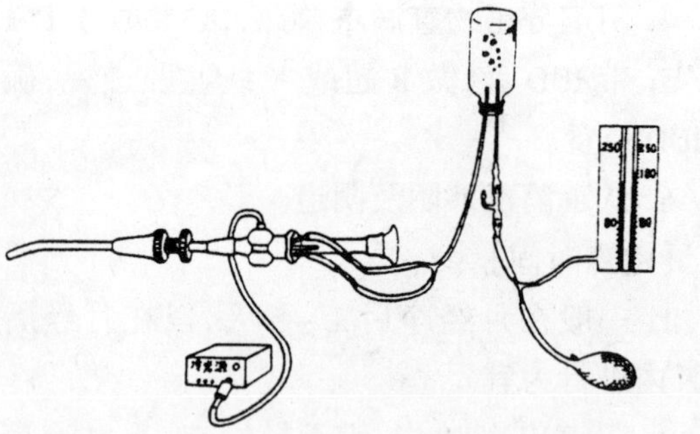

图 1-1-31 液体膨宫装置

2. 宫腔操作的附件

图 1-1-32 活检钳

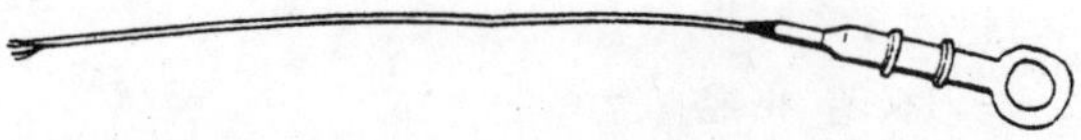

图 1-1-33 蟹爪异物钳

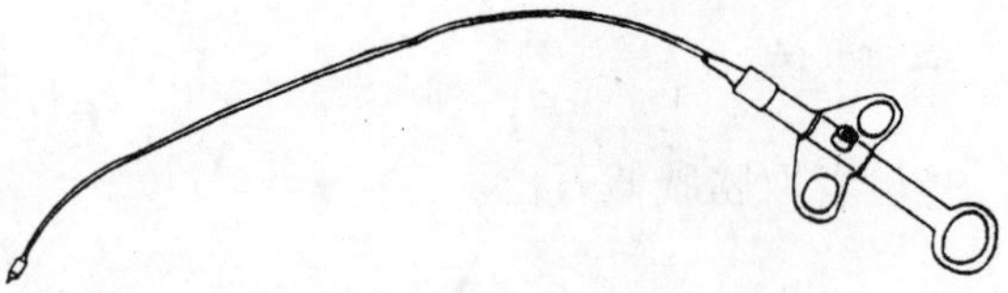

图 1-1-34 圈套切割器

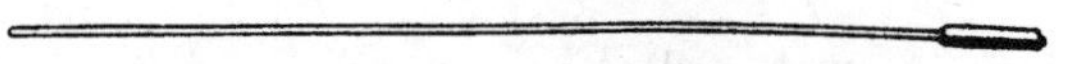

图 1-1-35 标尺

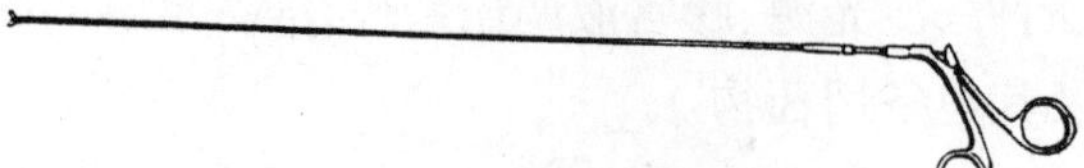

图 1-1-36 微型剪

图 1-1-37 电凝电极

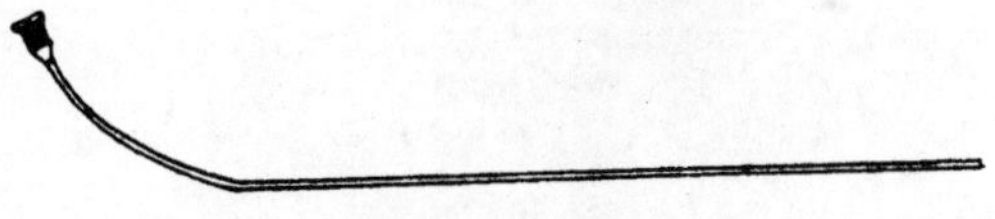

图 1-1-38 吸引管

十、操作方法

1. 接好宫腔镜导水皮管及光源，排出镜管中气泡。

2. 将宫腔镜管顺宫腔方向插入到宫颈内口水平，在 10.6～24kPa(80～180mmHg)压力下注入膨宫介质，并需随时严格防止膨宫液管道内气体进入宫腔，待镜体排水孔流出的液体清亮后，并使宫腔充分扩展即可检视。

3. 按顺序检视宫底，宫角及前、后、侧壁和颈管等，注意宫腔形态，有无宫内异常或病变。

4. 若宫内有 IUD，需注意 IUD 的位置、形状以及与宫腔的关系，随后缓缓退出镜管，并将 IUD 推动移位，结束检查。

检视完毕，若有必要可做相应的操作，例如，内膜活检、分离粘连、矫正 IUD 在宫腔中位置或换取 IUD 等。

【注意事项】

1. 术毕需临床观察 1～2 小时

2. 术后禁行房事及盆浴 2 周。休假 5 天，必要时给予抗生素，以预防感染。

3. 术后 1 周门诊随访。

治疗性宫腔镜术

手术宫腔镜是宫腔内手术治疗子宫疾患的妇科专用手术器械。它具有手术时间短、恢复快等优点。电切器操作把手为主动式，外鞘管采用的连续灌流系统可有效地防止子宫内压过高。

【适应证】

1. 无排卵功能性子宫出血(子宫内膜增殖症)者。

2. 子宫内膜息肉、宫颈管息肉者。

3. 黏膜下肌瘤者。

4. 子宫纵隔者。

5. 子宫腔不全粘连者。

6. 子宫内膜原位癌(局灶性)者。

【禁忌证】

1. 急性生殖器官炎症者。

2. 子宫大于镜体长度者。

3. 水、电解质紊乱者。

4. 严重高血压者。

5. 新发生或未控制的心力衰竭者。

6. 严重支气管哮喘和肺部感染者。

7. 肾功能不全者。

8. 肝功能明显异常者。

9. 血液系统疾病、严重贫血、血小板减少及全身出血性疾病者。

10. 糖尿病患者。

第十八节　染色体检查

一、概念

1. **染色质**　细胞通过有丝分裂而增殖。在细胞间期(非分裂期)核内的遗传物质交织成网，称为染色质。

2. **染色体**　在细胞的分裂期，染色质浓缩排列成条状，称为染色体。

正常人体细胞有 23 对(46 条)染色体，其中 22 对(44 条)为常染色体，男女一样，1 对(2 条)为性染色体。男性为 XY 型染色体，女性为 XX 型染色体。

构成染色体的主要化学成分是脱氧核糖核酸(DNA)，还有核糖核酸(RNA)与蛋白质。

当细胞在有丝分裂中期，最易看清染色体的形态。

二、染色体畸变

1. 染色体数目得失异常。

2. 染色体结构、形态异常。即出现易位、缺损、断裂、倒置、重叠等。

三、常染色体畸变的一般症状

1. 智力低下。

2. 发育障碍。表现为低体重儿，幼儿瘦小、弱、发育迟缓等。

3. 多发性畸形。

四、性染色体异常的一般症状

1. 智力低下。

2. 性发育异常。表现为卵巢发育不全，可呈条索状纤维，原发闭经、不育、两性畸形等。

3. 女性侏儒症。

表 1-1-1 常见常染色体异常疾病

疾 病	典型异常核型	主 要 表 现
21-三体综合征 先天愚型 唐纳综合征 Dowris Syndrome	47XX(XY)21	智力低,鼻根平,眼裂小,向上斜,内眦赘皮,口小,半张,伸舌,颈短,手宽,掌纹呈通贯手,可有先心病或其他畸形 发生率 1/400~1/800
18-三体综合征 Edwarnd 氏综合征 Edward's Syndrome	47XX(XY)18	智力低,发育迟,眼裂小、睑下垂、耳变形、附着低,枕部突,肌力强,手指弯,挛缩,可伴先心病,多死于生后半年内 发生率 1/3500
13-三体综合征 Pataw 氏综合征 Palaw's Syndrome	47XX(XY)13	智力低,小头,小眼球或无眼球,耳变形,附着低,腭裂,唇裂,常有先心病及其他畸形 发生率 1/4000~1/6000
猫叫综合征 Cat cry Syndrome	46XX(XY)5p 46XX(XY)5r	小头,眼间距宽,内眦赘皮,眼裂斜,啼哭似猫叫,肌张力低,常伴先心病

表 1-1-2 常见性染色体异常疾病

疾 病	典型异常核型	X 染色质	Y 染色质	外表	主 要 表 现
先天性卵巢发育不全症 脱纳综合征 Turner's Syndrome	45XO 45XXQ 46XXP 或嵌分型 45XO/46XX 45XO/47XXX	(-) (+) (+)	(-) (-) (-)	女性	侏儒,颈短,发际低,肘外翻,女性生殖器发育不良,原发闭经,乳房不发育,无阴毛,无腋毛,多伴主动脉狭窄,FSH 上升,LH 上升,雌激素下降或无,45XO 者症状典型 发生率约为 1/3 500
先天性睾丸发育不合症 格来弗德综合征 Klinefelter Syndrome	47XXY 嵌合型 46XY/47XXY 48XXXY 49XXXXY	(+) 2 个 3 个	(+) (+)	男性	男性体型,高大,男性第二性征发育不良,阴茎基本正常,性生活可,睾丸不能产生精子,无生育力,可有乳房发育或智力障碍,FSH 上升,LH 上升,雄激素下降 发生率约为男性的 1/800
超雌综合征 Superfemal Syndrome	47XXX 49XXXXX	2 个 4 个	(-) (-)	女性 女性	智力低,畸形少,颈短,眼裂上斜,耳壳、四肢异常
真性两性畸形	46XX 46XY 46XX/46XY	(+) (-)		两性畸形	同时有卵巢和睾丸组织,有子宫、阴道、外阴畸形

五、临床检查染色体或染色质指证

1. 预测胎儿性别,诊断遗传病

(1)孕妇年龄≥40 岁。

(2)生过染色体异常的子代者。

(3)双亲中有一方为染色体畸变携带者。

2. 查病因

(1)原发闭经。

(2)过早绝经。

(3)两性畸形。

(4)难以纠治的卵巢功能低下。

(5)不育症。

(6)习惯性流产。

(7)智力低下。

(8)性腺肿瘤。

(9)难以确诊的早期恶性肿瘤。

六、性染色质检查法

1. **X 染色质**　女性两条 X 染色体中，只有一条 X 染色体有活性，另一条无活性，在间期细胞核中呈固缩状态，在镜下呈浓染颗粒，称性染色质（X 小体），又称 Barr 氏体。女性口腔黏膜细胞中有 20% ~ 60%，男性仅有 2% ~ 6%。其检查方法如下：

(1)刮取口颊黏膜，脱落细胞涂片。

(2)刮取阴道黏膜，脱落细胞涂片。

(3)抽取羊水，离心沉淀取沉渣涂片。

(4)孕期从宫腔吸取少许绒毛检查。

涂片在 95% 酒精中固定 30 分钟或 30 分钟以上，Feulagen 氏染色，镜检。

2. **Y 染色质**　Y 染色体长臂远侧端荧光点，称之为 Y 染色质，或 Y 荧光小体。女性无此小体。

检查方法如下：

1. 刮取口腔颊黏膜。
2. 抽取羊水，沉淀。
3. 吸取绒毛。
4. 外周血涂片。

将涂片在甲醇液中固定 30 分钟（< 60 分钟），用二盐酸阿的平染色，荧光显微镜下观察。男性口腔黏膜上皮细胞、男性羊水细胞、男性血淋巴细胞出现率约为 50%。

七、性染色质检查临床意义

1. 鉴定假两性畸形的性别。

2. 预测胎儿性别，以期发现胎儿性链锁遗传病。及时中止妊娠，以防止生出病儿。

但应注意，性染色质有可能与性别不一致，如先天睾丸发育不全男儿，性染色体 XXY，X 染色质阳性，与实际性别不符。

脱纳症女性，性染色体 XO，无 X 染色质，也与性别不符。

八、染色体检查法

1. **取材方法**

(1)抽取周围静脉血 2ml（肝素润湿空针）培养。

(2)骨髓培养。

(3)羊水沉淀培养。

(4)脏器或腹部皮肤（小块，深达真皮层）培养。

2. **染色与镜检**　培养后染色，在光学显微镜下检查。

第十九节　盆腔血管造影

盆腔肿瘤、血管疾病、炎症、畸形等可引起盆腔血管位置、分布、数目和形态变化。注射造影剂使血管显影，以协助诊断。

血管造影包括：

1. 盆腔静脉造影。
2. 盆腔动脉造影。

【适应证】

1. 盆腔血管疾患。盆腔静脉淤血症者。

2. 滋养叶细胞疾患。了解恶性葡萄胎或绒癌有无子宫肌壁侵犯及侵犯程度。

【禁忌证】

1. 全身感染或急性盆腔炎或慢性盆腔炎急性或亚急性发作者。
2. 心、肝、肾功能衰竭或恶病质者。
3. 月经期或阴道流血者。
4. 碘过敏者。

【术前准备】

1. 术前口服液体石蜡 30ml，术前 2 小时肥皂水灌肠。

2. 碘过敏试验。泛影钠 1ml，或 30% 醋碘苯酸钠溶液 1ml 静脉注射，观察有无过敏反应。

3. 做普鲁卡因过敏试验。

4. 检查血常规及凝血四项。

5. 冲洗外阴，灌洗阴道，可用 1/5 000 高锰酸钾溶液或 0.1% 碘伏液。

6. 术前排空膀胱。

7. 月经净后 3 ~ 5 日进行造影。

第二十节 盆腔静脉造影

【操作步骤】

一、确定途径

选择造影的途径如下：

1. 宫底部肌层注射，多用。
2. 通过骨髓腔（耻骨、髂嵴等盆骨）注射，少用。
3. 通过髂总静脉插管注射，少用。

二、体位

患者取膀胱截石位。

三、阴道检查

明确子宫大小及方位。

四、消毒

常规消毒外阴、阴道。

五、暴露宫颈

窥器暴露子宫颈，擦净宫颈管黏液，用碘酒、酒精或0.5%碘伏液认真消毒宫颈外口及颈管。

六、探测宫腔

用齿钳夹持宫颈前唇，用探针探测宫腔方向及深度。

七、穿刺

顺宫腔方向放入特制套管，达宫底部正中，向宫底稍施压力，并固定住套管，经套管按预定深度插入已排空空气的穿刺针，刺入宫底深度达0.5～0.4cm（图1-1-39）。

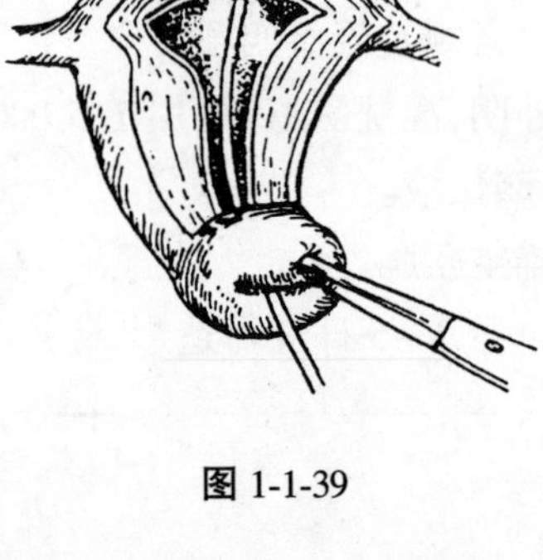

图1-1-39

八、注药

1. 注射透明质酸酶1 500U，以利造影剂扩散进入子宫壁静脉，或注射0.5%普鲁卡因5ml。

2. 5分钟后，将30%醋碘苯酸钠或70%碘吡啦啥20ml，快速推入宫肌层（30秒钟推完）。

九、拍片

注射后，立即摄片1张，以后20秒钟及40秒钟时各摄片1张。

【注意事项】

1. 造影后，患者应卧床休息3日。
2. 造影后两周内禁盆浴及房事。
3. 给抗生素预防感染。

十、结果判定

1. **正常影像** 摄片中可见子宫肌层内静脉网状结构样阴影，使子宫轮廓清晰可见，子宫静脉及卵巢静脉粗细均匀，无曲张，20秒钟后静脉内造影剂全部排空，片中静脉影像完全消失。

2. **病理影像** 子宫静脉及卵巢静脉增粗、弯曲，静脉影像消失的时间延长，20秒钟及40秒钟摄片仍有造影剂潴留，提示可能存在盆腔静脉淤血症、附件炎性包块、子宫肌瘤、子宫颈炎等疾患，应结合临床症状进行诊断。

第二十一节 盆腔动脉造影

盆腔动脉造影也称股动脉切开插管造影。

【操作步骤】

一、体位

患者取平卧位。

二、消毒

用碘酒、酒精消毒股部及下腹部皮肤。

三、铺巾

铺无菌巾。

四、暴露股动脉

解剖出股三角，暴露股动脉，分离出约3cm（图

1-1-40)。

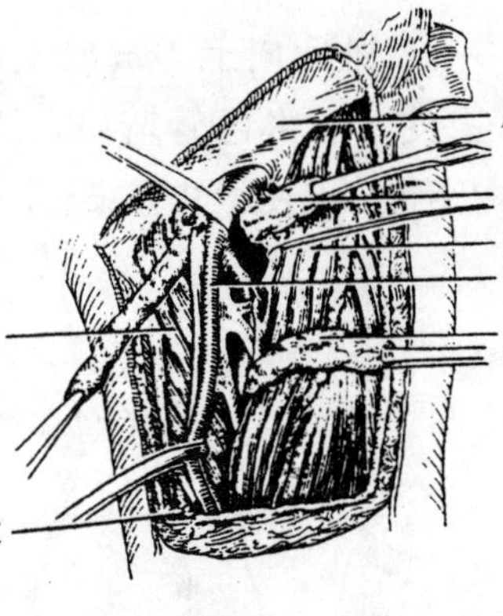

图 1-1-40

五、股动脉穿刺

将股动脉穿刺点刺口，经此口向心插入 7～8 号塑料管，达主动脉分叉处(相当于刺入点至骶岬上三横指长)。

固定插入管。向导管内慢慢注入肝素生理盐水，以防血凝(图 1-1-41)。

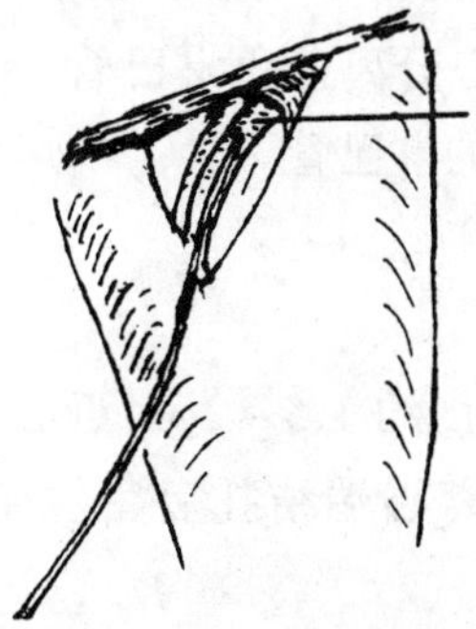

图 1-1-41

六、造影

用止血带加压阻断远端肢体血循环后再推药。先推入 1ml 造影剂，观察 5 分钟，若无不良反应，应将造影剂用 1～2 秒钟快速推注完，并立即拍片，每隔 0.5～1 秒钟拍 1 张，共拍片 4～6 张。

造影后，拔出导管，缝合切口，加压包扎止血。5 天拆线。

七、结果判定

1. **正常影像**　盆腔动脉造影时，盆腔动脉均可显影。子宫动脉分为下行段、横行段、上行段三段。子宫动脉又分若干小的肌壁动脉，在宫侧壁外与中间的 1/3～1/4 形成弓形动脉。弓形动脉又分为若干小支走向肌壁及宫内膜，其联结成网状。

注入造影剂 0.5 秒钟后，盆腔动脉开始显影，1～2 秒钟子宫动脉显影，3～5 秒钟子宫肌层血管网显影，即 3～5 秒钟内为动脉期。7 秒钟后静脉开始显影，即进入静脉期。

2. **病理影像**　通常，良、恶性的卵巢及子宫肿瘤不借助血管造影来鉴别。血管造影主要用于识别良、恶性葡萄胎和绒癌有无肌壁转移。

(1)良性葡萄胎：病变主要局限于子宫腔及蜕膜层。

动脉期，蜕膜血窦及绒毛间隙呈模糊片状阴影，葡萄胎呈圆形、半圆形边缘锐利的充盈缺损，静脉期提前出现。

(2)恶性葡萄胎：水泡侵入子宫肌层，破坏血管，在肌层内形成血窦及动静脉瘘。

动脉造影可见病灶部分血管异常丰富、变粗。弓形动脉不通过子宫肌壁的血管网，而直接与肌壁内呈团块状的血窦相连。肌壁内的血窦中有圆形或半圆形边缘锐利的充盈缺损(即水泡)，静脉期提前出现。

(3)绒癌：由于癌组织破坏肌壁形成血窦，而癌组织又无完整绒毛，因此动脉造影时，肌壁内形成边缘不整齐的充盈缺损，与葡萄胎肌层内圆形或半圆形边缘锐利的充盈缺损不同。

八、合并症

1. 局部出血、渗血、血肿。
2. 感染。
3. 栓塞。

第二十二节　盆腔淋巴造影

淋巴造影，是使造影剂进入淋巴系后，在 X 线下显示淋巴管及淋巴结功能的一种检查方法。

该方法对恶性肿瘤病人在确定诊断、分期、定位、疗效观察及随访等方面是一种准确率高、简易安全、并发症少的检查手段。

【适应证】

1. **诊断疾病的性质，确定病灶部位**　可明确淋巴结的病变是良性还是恶性，常淋巴结的部位。估计预后，确定分期。

2. **指导穿刺** 初步定位后，可指导经腹股沟或腹穿活检淋巴结，以进一步明确诊断。

3. **确定淋巴结有无受累** 盆腔恶性肿瘤，如卵巢癌、子宫颈癌、子宫体癌等，外阴及阴道癌，疑腹股沟深浅淋巴结及盆腔淋巴结转移者。

4. **指导手术** 在盆腔淋巴清扫术中，可对照淋巴造影所摄X片，确定需摘除的病变淋巴结，以提高手术治愈率。

5. **指导放疗** 对需行放射治疗的病人，根据淋巴结造影提示，规定需放射的范围及剂量。

6. **辅助治疗** 在淋巴管内注入一定量的抗癌药、放射性核素和碘油的复合物，既有诊断作用，又可作为某些癌肿的姑息治疗或辅助治疗。

【禁忌证】

1. 足部软组织炎，尤其是趾间感染未治愈者。

2. 严重的蜂窝组织炎和淋巴结炎者。可在急性炎症控制2周后行淋巴造影术。

3. 合并脑、心、肺、肾、肝功能衰竭者。

4. 对碘剂过敏者。

【术前准备】

1. 术前行碘过敏试验，方法同子宫输卵管造影术。

2. 术前晚将足部彻底清洗干净。

3. 造影前3天停服含重金属类药物。

4. 普鲁卡因皮试。

5. 术日晨清洁洗肠，排除肠内积粪。

6. 术前排净尿液。

【操作步骤】

一、体位

患者取仰卧位，双腿放平呈放松状态。

二、消毒

足背皮肤用碘酒、酒精或0.5%碘伏液消毒。

三、铺巾

术野铺无菌孔巾。

四、麻醉

局麻（1%普鲁卡因或利多卡因局部浸润麻）。

五、注射染料

在足背第一、二趾间向上1cm处皮内注射1%亚甲蓝液0.5ml，使足背淋巴管蓝染。注射后向小腿方向按摩淋巴网络，促使尽快蓝染（图1-1-42）。

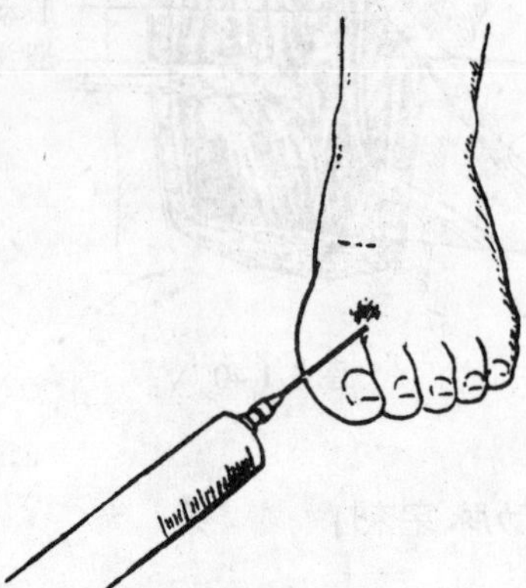

图 1-1-42

六、切开

局麻后切开皮肤。切口选择在两踝连线下2cm处或内踝切口，小心分离蓝色淋巴管。一般可见到2~3根较粗、明显的淋巴管。

七、游离淋巴管

游离淋巴管长度约1.5~2cm，近心及离心端分别放置2根丝线，离心端结扎后留线牵引（图1-1-43）。

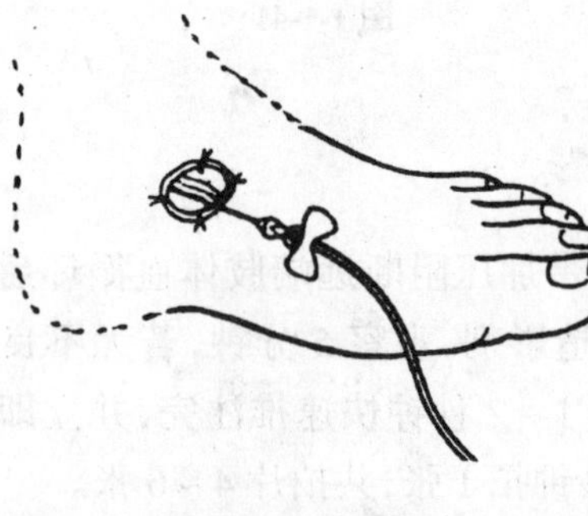

图 1-1-43

八、注入造影剂

将带塑料管的4号（或4½号）小儿头皮针头慢慢刺入淋巴管内，朝向近心端，牵引离心端，拉直淋巴管以利穿刺成功。将近心端丝线固定针头及淋巴管,以防移动、漏液。

慢慢注入造影剂 Myodil 6~8ml。速度控制在每5分钟推注 1ml 以下,动作轻、速度慢,针头勿移动,也可用微量注射泵,注射速度掌握在 0.1ml/min。

九、缝合切口

推注顺利,无阻力,无漏液及局部水肿,拔出针头,局部缝合,盖以敷料(图 1-1-44)。

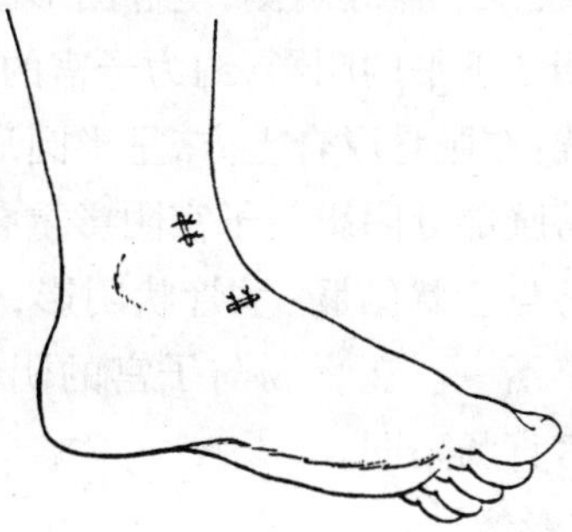

图 1-1-44

十、摄片

术后活动下脚,即刻及 24 小时后摄取骨盆和腹部平片。

必要时,加摄斜位或侧位片。

【注意事项】

1. 足背注射亚甲蓝液后应向小腿处按摩。

2. 切开皮肤需小心,不可过深,动作轻巧。

3. 针头刺入淋巴管后,用留存丝线打结,以固定淋巴管,保证推注碘油顺利。

4. 推注速度必须慢,用力均匀,以防推注过快引起淋巴管破裂。

5. 推注造影剂 2ml 时,最好透视肢体和拍片,以观察针头是否在淋巴管内或有无造影剂入静脉或外溢现象。

6. 术中注意观察病人情况,及早发现过敏、栓塞等异常情况。

7. 术后 7 日拆除局部缝线。

第二十三节 盆腔充气造影

腹腔注气,使盆腔器官周围充气,经 X 线摄片,显示子宫及附件的外形,了解肿物的部位、大小及与邻近器官的关系。也可同时行子宫输卵管造影,以明确盆器病变的准确部位。

【适应证】

1. 肥胖或未婚者疑盆腔包块,双合诊或肛诊不能查明时。

2. 盆腔肿块经双合诊或肛诊不能排除卵巢肿瘤者。

3. 疑有内生殖器畸形者,如先天无子宫或两性畸形。

4. 用其他方法不能确诊的多囊卵巢综合征,用以了解卵巢的大小。

【禁忌证】

1. 健康状态差,尤其有较严重的心脏病者。

2. 盆、腹腔内有急、慢性炎症或有粘连者。

3. 病变范围广或肿块占据大部盆腔者。

【术前准备】

1. 检查前晚及术前 2 小时清洁洗肠。

2. 施术前排空膀胱。

3. 普鲁卡因皮试。

4. 术前 6 小时禁水。

5. 准备注入的气体,氧或二氧化碳(二氧化碳易于吸收),并准备注气机(可采用人工气胸机或简易注气机)。

【操作步骤】

可经腹壁或宫腔注入气体。经腹壁注气较安全。

一、体位

患者取仰卧位。

二、消毒

碘酒、酒精或碘伏液常规消毒术野皮肤。

三、铺巾

铺无菌巾。

四、注气

穿刺点在脐外下各二横指处(左或右),穿刺注气压力 1.5kPa(150mmH_2O),注气量 1 000ml(图 1-1-45)。

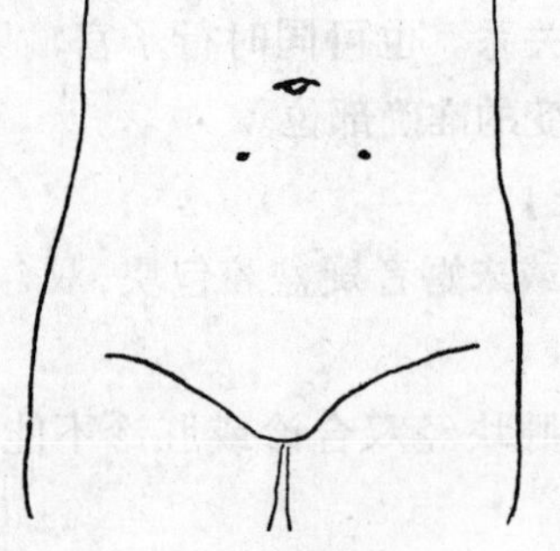

图 1-1-45

五、拍片

气腹后，平卧做透视，了解气体分布及腹腔情况。如气体分布均匀，拔出穿刺针，局部覆以无菌纱布，摄片。

六、子宫输卵管造影

同时做子宫输卵管造影时，做完气腹后，取膀胱截石位，固定好输卵管造影导管。

七、第二次拍片

1. 摄片时令患者慢慢翻身，改成俯卧式，并将检查台头端摇低，倾斜 30°~35°，使气体向盆腔集中，并在腹部放置数个小棉垫，以使气体充盈盆腔。在耻骨联合前置一厚 6cm 棉垫，以避免子宫卵巢影像与耻骨联合阴影重叠。

2. X 线管球与台面垂直，中心线对准臀间沟上端，避免尾骨、耻骨与内生殖器影像重叠。

3. 气腹造影常规摄后前位，双重造影可摄前后位，必要时拍左前斜位、右前斜位片。

4. 气腹、碘油联合造影时，气腹后拍第一张片，注碘油后拍第二张片，24 小时后再拍片对照。

八、排气

拍片完毕后，再消毒原穿刺部位，将大部分气体排出后，局部覆以无菌纱布。

【注意事项】

1. 腹腔内注气压力不应超过 1.5kPa ($150mmH_2O$)。若超过，提示气体未进入腹腔，可能在腹膜外，应立即停止注射，调整针头深度。

2. 术毕患者卧床 2~4 小时后可下地活动。

3. 气腹后患者可有腹胀、肩酸等不适，一般 1~2 日即可自行消失，无需特殊处理。

九、结果判定

1. 正常影像

(1)子宫：盆腔中央，呈现出纺锤形均匀的阴影，平均为 7.2cm×4cm。

(2)输卵管：细条状软组织阴影，自子宫两角部伸向盆腔侧壁，由细而粗。

(3)卵巢：位于盆腔两侧，呈椭圆形或圆形，密度均匀，轮廓凹凸不平的阴影，约为子宫的 1/4。

(4)膀胱：在耻骨联合上方，呈半圆形阴影，密度均匀，有时膀胱部分阴影与子宫阴影重叠。

(5)直肠与乙状结肠：呈管状阴影，位于腰部偏向左侧，大小不一。在直肠与子宫的阴影间有一透明区，即子宫直肠陷凹。

2. 异常影像

(1)子宫肿瘤：子宫影像增大，密度增高。

(2)子宫畸形：同时行子宫造影术可鉴别纵隔子宫与双角子宫等畸形。

(3)输卵管病变

①输卵管炎：输卵管增宽，密度增高。

②输卵管积水：输卵管增宽明显，呈带状。造影时可见阴影中有圆珠状碘油。

③输卵管妊娠：输卵管局部膨大，密度较深。

(4)卵巢肿瘤：卵巢体积增大，大于子宫的 1/4，可增至子宫的 1/2~3/4 大小或更大。结合临床可考虑多囊卵巢综合征或功能性肿瘤。

若卵巢阴影正常，附近有包块，可能为卵巢冠囊肿或输卵管积水，可行子宫输卵管碘油造影进行鉴别。

第二十四节 B 超对妇科疾病的诊断

临床上采用彩超线阵或凸阵对妇科疾病进行诊断(图 1-1-46，图 1-1-47)。

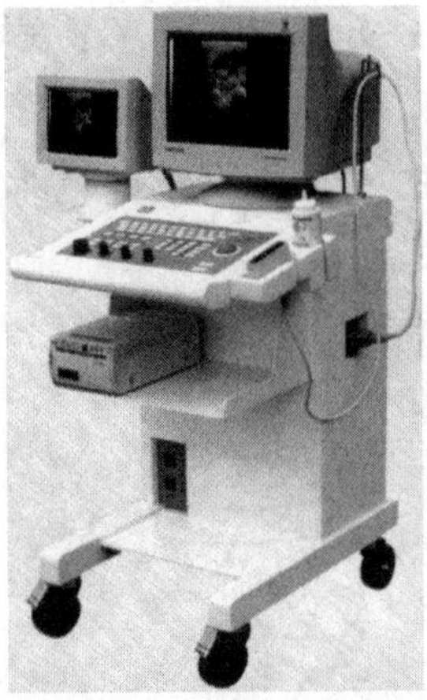

图 1-1-46 彩色 B 超(线阵)

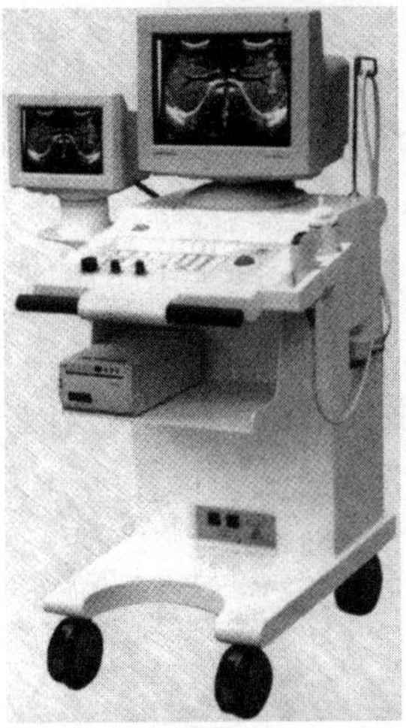

图 1-4-47 彩色 B 超(凸阵)

一、早孕

早孕的 B 超特点。

1. 子宫增大。
2. 胎囊光环于近宫底处呈圆形或椭圆形。
3. 孕 6 周后可见胎芽。
4. 孕 7~8 周可见胎心跳动。

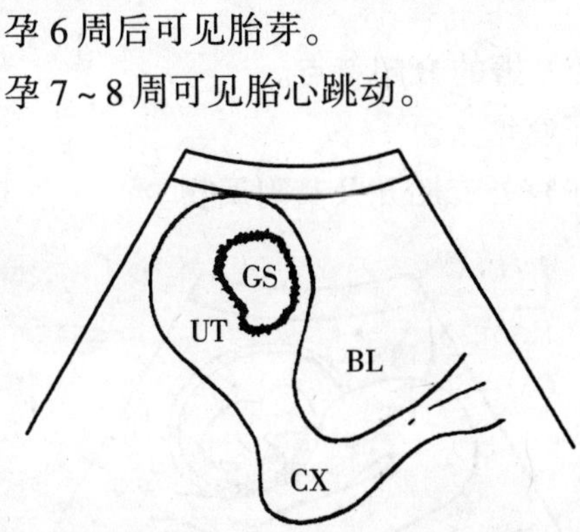

图 1-1-48 宫内可见早孕胎囊

二、流产

早期流产的 B 超特点。

1. 胎囊变形。
2. 胎囊停止发育,经 1~2 周观察胎囊不增大。
3. 胎囊下移。
4. 空胎囊,即孕期超过 8 周,无胎芽,为枯萎孕卵。
5. 宫腔内结构不清,紊乱。
6. 宫腔内多囊样变,预示流产将发生。
7. 胚胎排出不全时,宫腔内可有不规则光团。

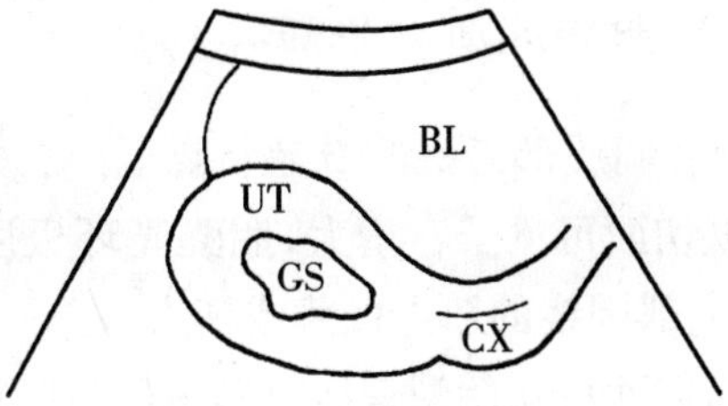

图 1-1-49 胎囊变形:先兆流产

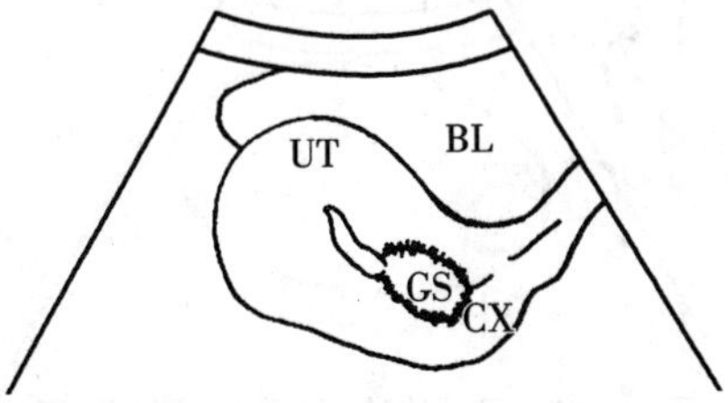

图 1-1-50 胎囊已下移至宫内口处:难免流产

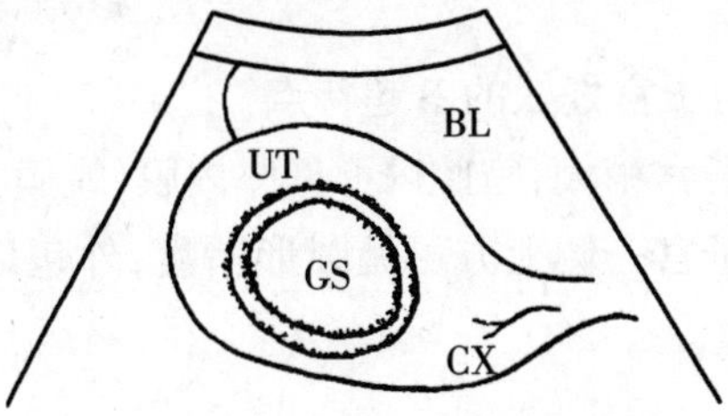

图 1-1-51 胎囊无胎芽:枯萎孕卵

三、宫外孕

宫外孕(输卵管妊娠)的 B 超特点。

1. 子宫稍大,宫腔内无胎囊光环。
2. 附件有包块。
3. 子宫直肠窝有液性暗区(内出血)。

4. 腹腔内，尤其在髂窝处可见液性暗区。少数病例输卵管流产继发腹腔妊娠时，腹腔内可见胎囊或包块。

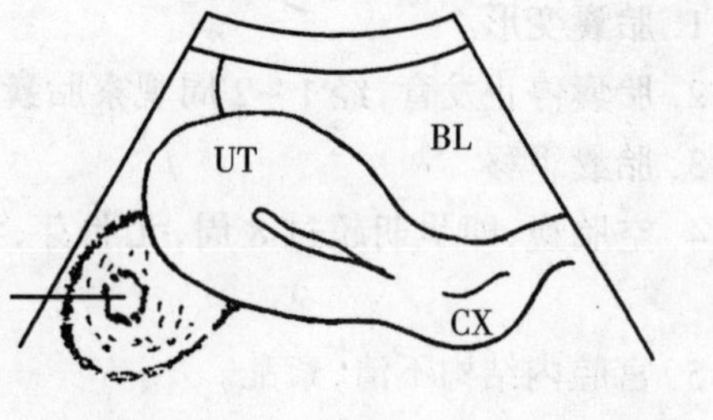

图 1-1-52 子宫稍增大，宫内无胎囊光环，附件包块内可见胎囊光环：宫外孕

四、输卵管间质部妊娠

输卵管间质部妊娠的 B 超特点。

1. 纵切面可见子宫增大，胎囊光环极度靠近宫底，胎囊上部围绕的肌层极薄或消失。

2. 横切面可见胎囊偏居宫腔一侧，肌壁薄。

3. 间质部妊娠胎囊损害宫角部肌层，此点系与残角子宫妊娠的区别。

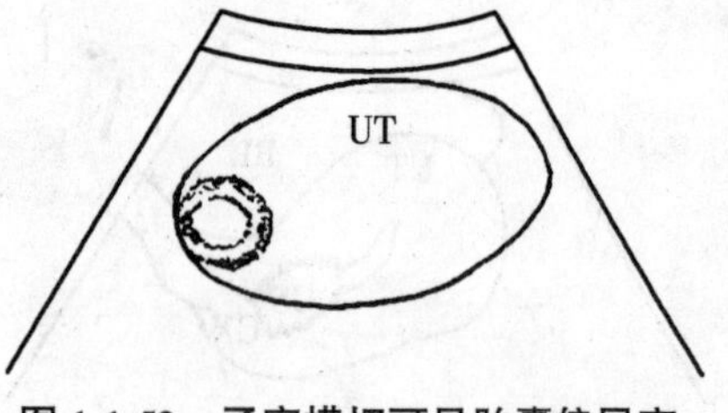

图 1-1-53 子宫横切可见胎囊偏居宫腔一侧，子宫肌壁极薄

五、残角子宫妊娠

残角子宫妊娠的 B 超特点。

1. 子宫稍大，宫腔内可见厚内膜(蜕膜)回声。

2. 子宫一侧上方可见圆形胎囊，外包以薄而完整的肌壁。

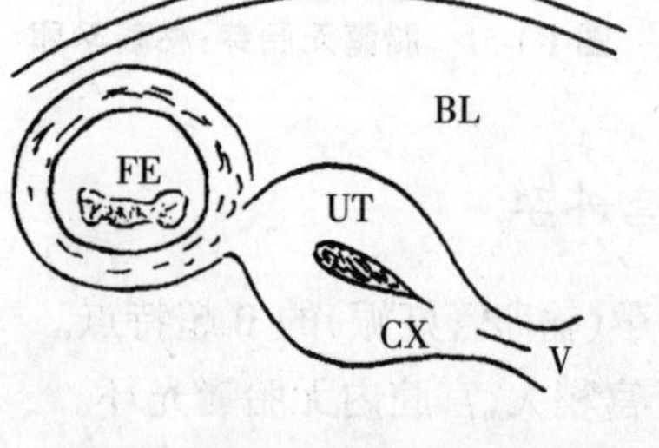

图 1-1-54 残角子宫的胎囊内有一胎芽 FE，子宫内可见梭形增厚宫内膜：残角子宫妊娠

六、宫角妊娠

宫角妊娠的 B 超特点。

1. 胎囊位于子宫一角，随妊娠进展向宫腔内生长，可至足月。

2. 子宫一角突出，产后胎盘滞留时，可呈囊性扩张。

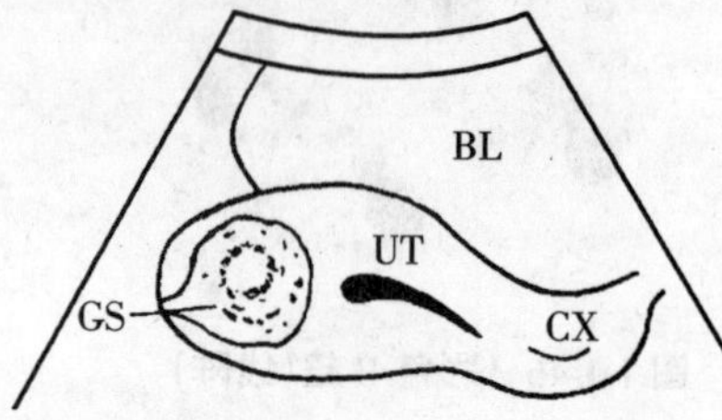

图 1-1-55 宫角处有一胎囊：宫角妊娠

七、宫颈妊娠

宫颈妊娠的 B 超特点。

1. 子宫略大或正常，其内蜕膜厚。

2. 宫颈膨大，大于宫体。

3. 宫内口关闭，胎囊不越过宫内口。

4. 颈管内可见胎囊。

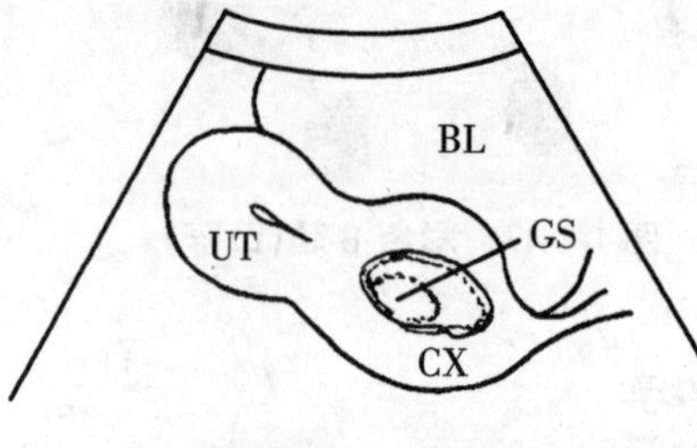

图 1-1-56 子宫呈葫芦状，宫颈扩大，子宫内口关闭，宫颈管扩大，内含胎囊：宫颈妊娠

八、腹腔妊娠

腹腔妊娠的 B 超特点。

1. 子宫增大。

2. 子宫外有胎儿及其附属物。

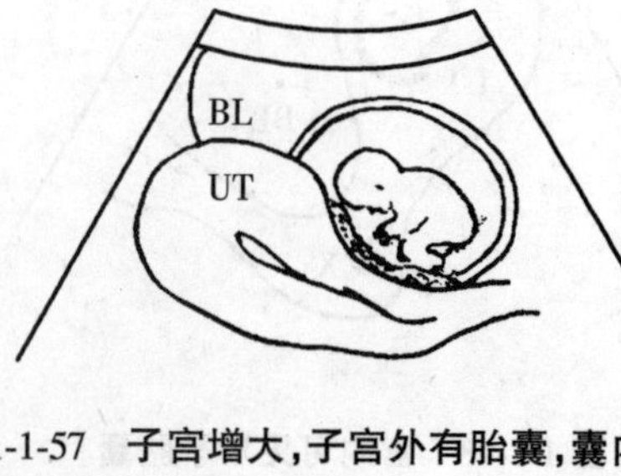

图 1-1-57 子宫增大，子宫外有胎囊，囊内有胎儿

九、畸形子宫合并妊娠

畸形子宫合并妊娠的 B 超特点。

1. 子宫前壁内向下突有一嵴状,即子宫不全纵隔,胎囊内有一胎儿。

2. 双子宫,右侧子宫妊娠。

3. 纵隔子宫,两侧妊娠。

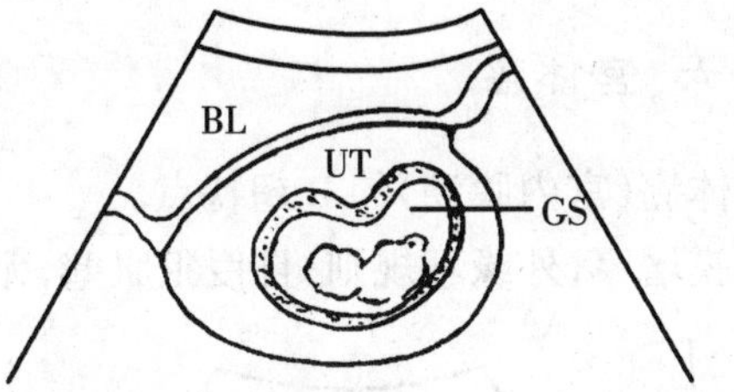

图 1-1-58　子宫前壁内向下突有一嵴状,胎囊内有一胎儿

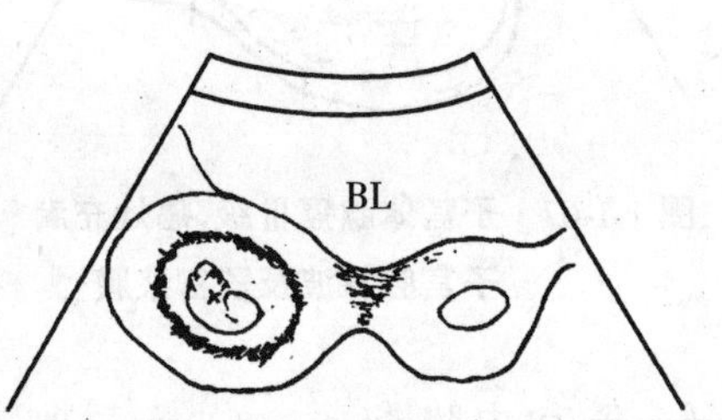

图 1-1-59　双子宫,右侧子宫妊娠

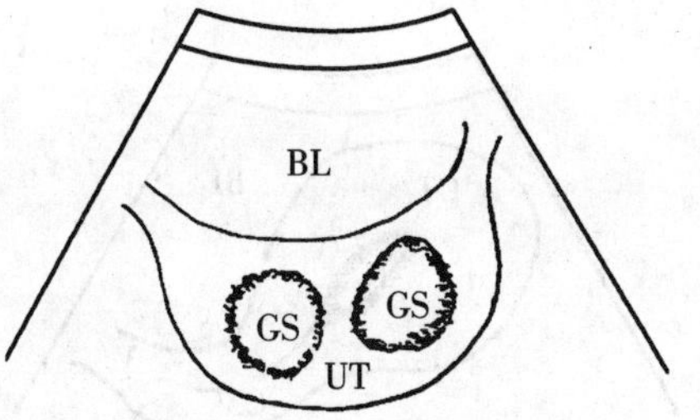

图 1-1-60　纵隔子宫,两侧妊娠

十、葡萄胎

葡萄胎的 B 超特点。

1. 子宫大于孕周,宫内无胎儿。

2. 宫腔内光点与大小不等相间的小暗区构成蜂窝状。

3. 子宫一侧或两侧可见黄素化囊肿,包膜清晰、光滑,囊内可有隔,呈液性暗区。

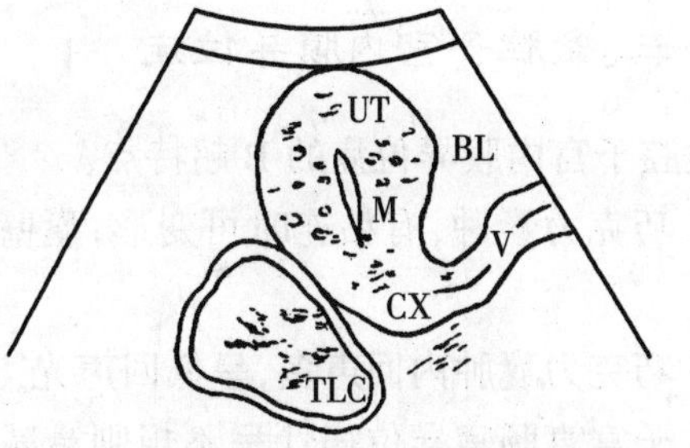

图 1-1-61　宫腔裂隙周围有大量水泡状回声,子宫后方有一黄素化囊肿:葡萄胎

十一、恶葡

恶性滋养叶细胞肿瘤的 B 超特点。

1. 子宫大,复旧差。

2. 子宫肌壁内可见不规则光团,大小不等液性暗区,相互交错。

3. 严重者,子宫外形不规则,增大,可见弥散性蜂窝状回声。

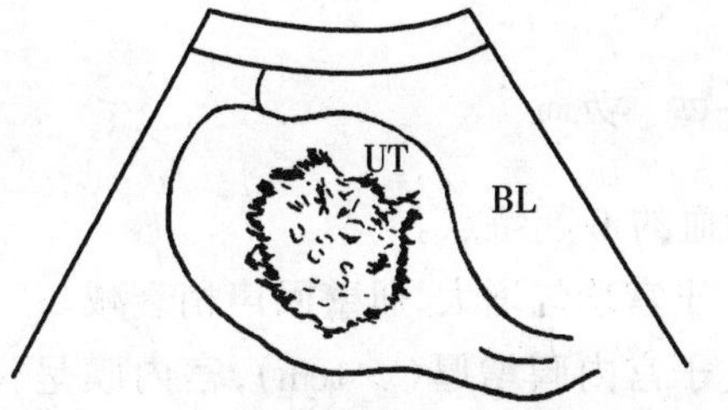

图 1-1-62　子宫肌壁内不规则光团,及大小不等的液性暗区:恶葡

十二、子宫肌腺病

子宫肌腺病的 B 超特点。

1. 子宫饱满,或呈球形、筒形等增大。

2. 子宫肌壁回声较强,且不均匀呈颗粒状粗糙,肌腺瘤与宫壁间无明显界限。

3. 肌壁间可见多个细小衰减区(小血囊)。

4. 宫腔波前移多见,少数呈宫腔波后移。

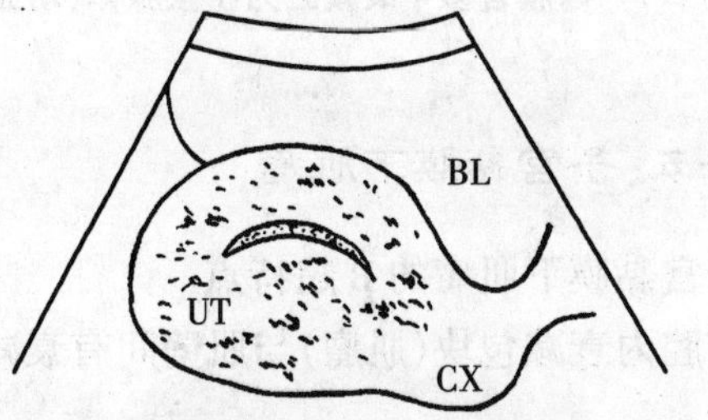

图 1-1-63　子宫增大呈球形,宫波前移,子宫肌壁粗糙回声不均:子宫肌腺病

十三、盆腔子宫内膜异位症

盆腔子宫内膜异位症的 B 超特点。

1. 巧克力囊肿,有粘连时可变形,囊壁厚,不光滑。

2. 巧克力囊肿内回声多,呈低回声光点。

3. 子宫直肠窝异位病灶呈不规则衰减小包块,阴道直肠隔受侵时隔变厚(>0.5cm)或厚薄不均。

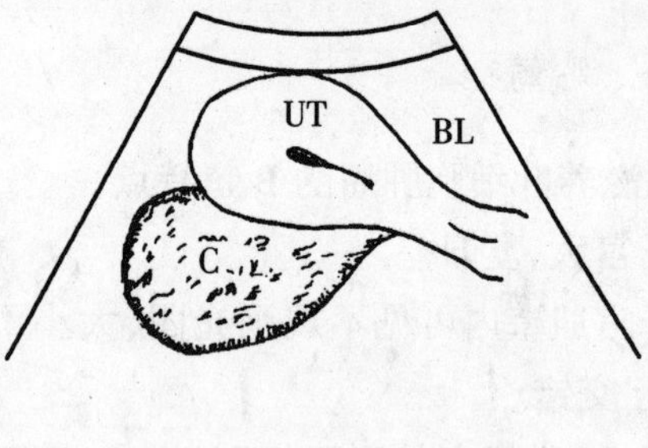

图 1-1-64 子宫后方囊肿内可见密集光点:卵巢巧克力囊肿

十四、功血

功血的 B 超特点。

1. 子宫均匀增大,肌壁回声稍衰减。

2. 子宫内膜增厚(>1cm),宫内膜呈梭状或球状光团。

3. 一侧或双侧卵巢饱满或增大。

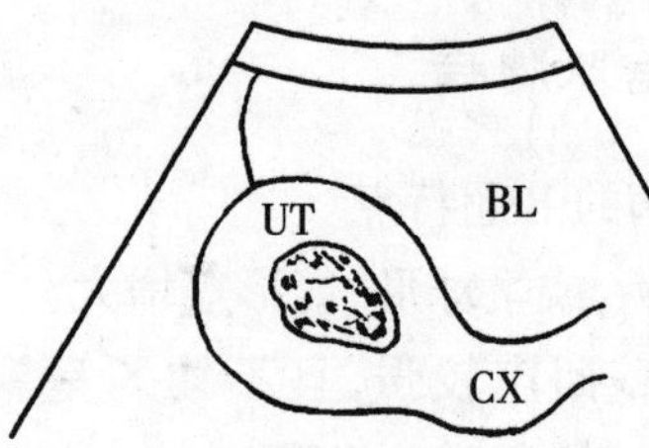

图 1-1-65 子宫增大,宫腔内大光团,为增厚内膜,内膜含多个衰减区为扩张腺体:功血

十五、子宫黏膜下肌瘤

子宫黏膜下肌瘤的 B 超特点。

宫腔内衰减包块(肌瘤)与肌壁间有衰减裂隙。

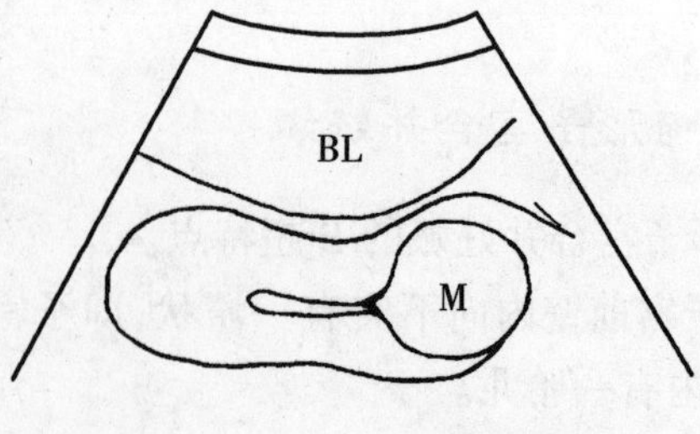

图 1-1-66 子宫颈管扩张,宫内处有一蒂,下方系黏膜下肌瘤

十六、宫体癌

宫体癌(宫内膜癌)的 B 超特点。

内膜增厚,外缘不规则,且侵犯肌壁,无衰减晕。

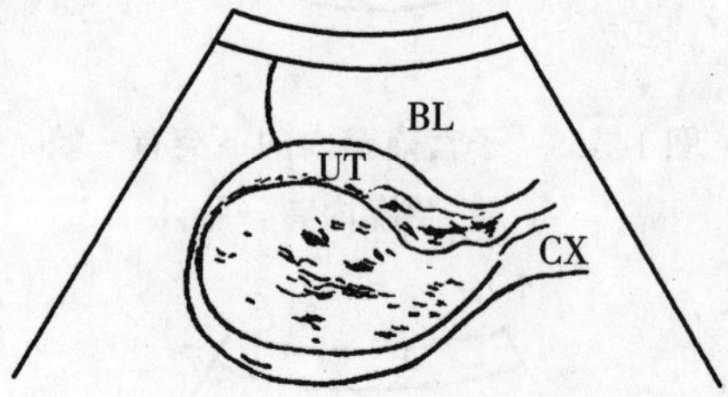

图 1-1-67 子宫体腺癌Ⅲ级,癌灶充满子宫腔将波及子宫浆膜

十七、子宫内膜炎

子宫内膜炎的 B 超特点。

子宫内膜增厚,其边界欠清晰。

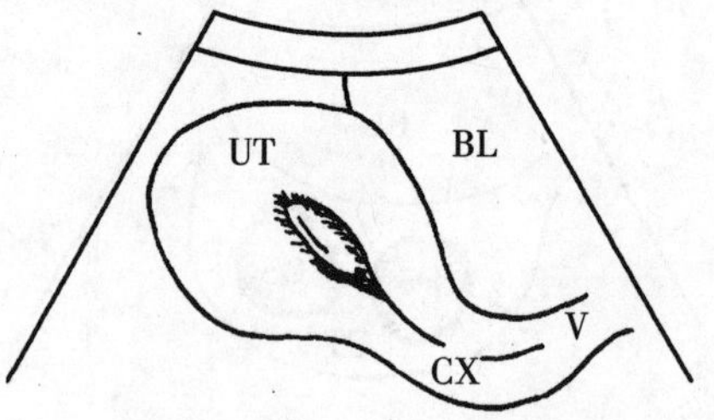

图 1-1-68 宫内膜梭形增厚,边界欠清晰:宫内膜炎

十八、子宫颈癌

子宫颈癌的 B 超特点。

子宫颈肥大,实性,不规则,反光强,含光斑。

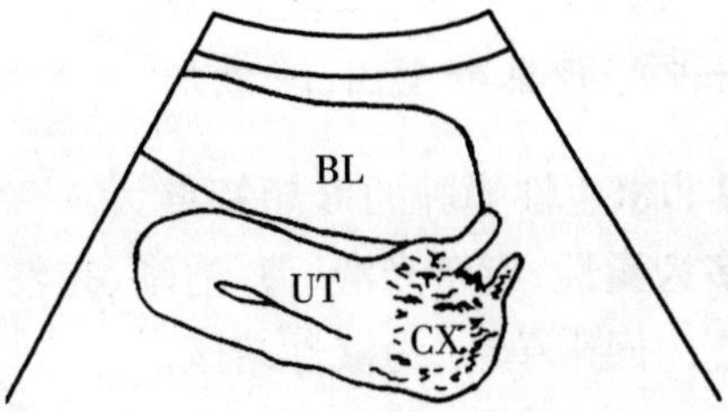

图 1-1-69　子宫颈明显增宽增大，其内被菜花型的宫颈癌组织充满

十九、子宫肌瘤

子宫肌瘤的 B 超特点。

1. 壁间肌瘤，宫体内衰减包块与宫壁间有界限。

2. 子宫肌瘤变性时可呈栅栏状强暗相间回声（玻璃样变）；结缔组织较多时，瘤体呈反光较强的花纹状，囊性呈大小不等的无回声区；红色性变时，肌瘤明显衰减；肉瘤变时，肌瘤迅速增大，内回声变复杂。

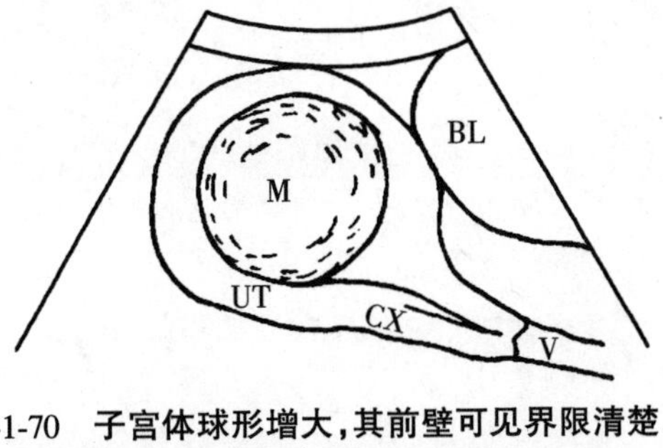

图 1-1-70　子宫体球形增大，其前壁可见界限清楚、反光较强的花纹状瘤体：子宫肌瘤

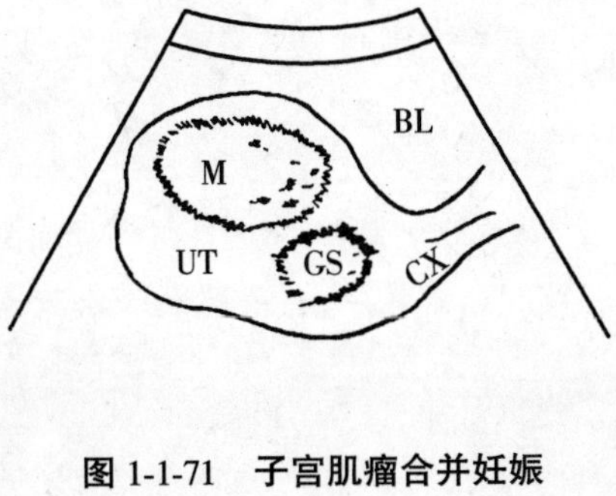

图 1-1-71　子宫肌瘤合并妊娠

二十、输卵管癌

输卵管癌的 B 超特点。

附件区腊肠形偏实性或囊实相混包块。

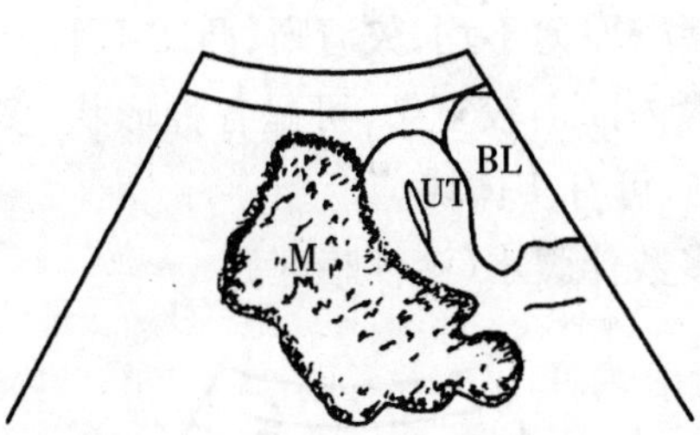

图 1-1-72　子宫后方有一界限欠清楚之实性包块，伴腹水：输卵管腺癌

二十一、输卵管积水

输卵管积水的 B 超特点。

输卵管呈长圆形，内有液性暗区。

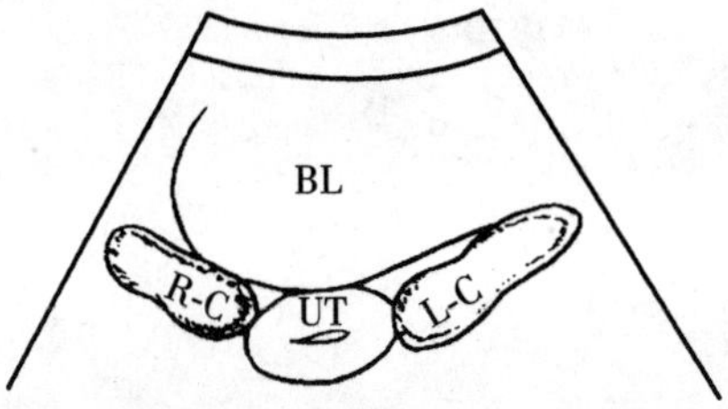

图 1-1-73　双侧输卵管积水呈子宫两侧长圆形囊性肿物

二十二、卵巢良性肿瘤

卵巢良性肿瘤的 B 超特点。

1. 多为囊性，囊壁薄、光滑、清晰、完整。

2. 囊内回声较单纯，分隔薄，且均匀，多为无回声区，内壁光滑，可有小乳头。

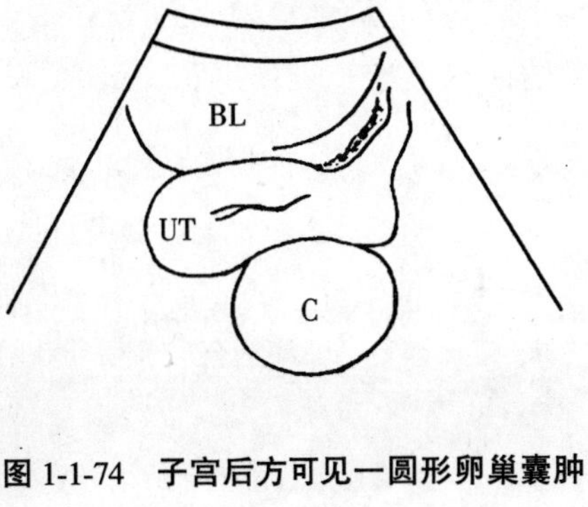

图 1-1-74　子宫后方可见一圆形卵巢囊肿

二十三、卵巢恶性肿瘤

卵巢恶性肿瘤的 B 超特点。

1. 多为实性或囊实性。

2. 囊壁厚薄不均,欠清晰,凸凹不平,不规则。

3. 囊内回声较复杂,可呈各种形状,多隔、分隔厚薄不均,可有实体块。

4. 多数伴腹水(液性暗区)。

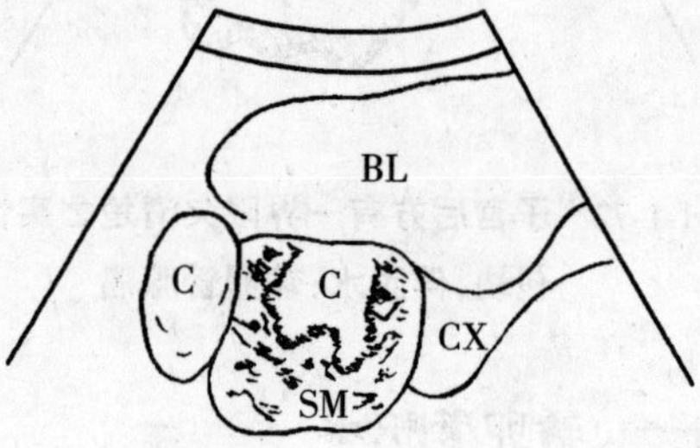

图 1-1-75 在子宫右上方可见一约有分膈的囊肿,纵隔及内壁有实性区:卵巢浆液性囊腺癌

二十四、卵巢非赘生性囊肿

卵巢非赘生性囊肿的 B 超特点。

1. 多为囊性,囊壁光滑、薄、清晰、完整。

2. 囊内回声单纯,为液性暗区。

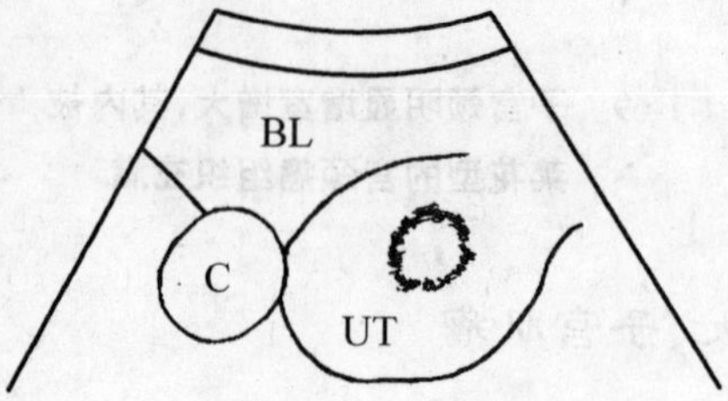

图 1-1-76 妊娠子宫右上方单纯性囊肿:黄体囊肿

第二章

无创、微创血管性介入放射学在妇科肿瘤诊疗中的应用

在妇科肿瘤的诊疗中，应用该技术可进行盆腔动脉造影、动脉栓塞及动脉灌注化疗。

第一节　动脉穿刺及插管技术

一、Seldinger 技术

在局麻下，将套管针刺入股动脉，拔出内针可见针尾有动脉血喷出，再通过套针置入钢制导丝，再沿导引钢丝拔出套针后置入导管，在X线监视造影剂指引下，操纵导管插入所需动脉，进行造影诊断与治疗。

二、置管的分类

1. **亚选择性**　插管至腹主动脉为亚选择性，多用于造影。

2. **选择性**　插管至髂内动脉为选择性(腹主动脉一级分支)。

3. **超选择性**　插管至子宫动脉、卵巢动脉或病灶供血动脉(腹主动脉二级或更小分支)为超选择性。

第二节　盆腔动脉造影(PAG)

一、应用

根据血管位置、形态、数目等，观察指标的异常显影，对肿瘤进行定位、测量和良恶性鉴别，对肿瘤破裂出血及动静脉瘘的诊断有特殊价值。

二、方法

插管到位后，连接高压注射器，进行自动快速摄片造影或数字减影血管造影(DSA)。

1. **腹主动脉末段造影**　注入造影剂，15ml/s，共注入40～50ml。

2. **髂内动脉造影**　以10ml/s，注入20～30ml造影剂。以每秒钟1张摄片，或每秒钟2帧录像，共5～8秒钟。

三、正常盆腔动脉造影

正常盆腔动脉造影分以下三期。

1. **动脉期**　1～3秒钟，动脉显影。

2. **微血管期**　3～5秒钟，毛细血管显影。

3. **静脉期**　5～7秒钟，盆腔静脉显影；7～8秒钟后，造影剂应从盆腔内消失。

四、肿瘤异常显像

1. **动脉期**　出现血管移位、变形、扭曲、扩张及大量异常新生血管团(肿瘤染色)。

2. **静脉期**　出现造影剂潴留及动静脉瘘等异常显像。

5秒钟之内即出现静脉显影，若除外外伤、手术，则为肿瘤转移。

五、恶性滋养叶细胞肿瘤盆腔造影的典型表现

1. 子宫动脉扩张大于2.5mm。

2. 动静脉瘘。

3. 血管多、分支多、走行乱。

4. 出现肿瘤湖(Tumor lake)。

5. 出现肿瘤着色区(Tumor stain),造影剂呈头发团样潴留。

6. 多血管区中心出现无血管区。

7. 卵巢静脉扩张。

8. 有蜂窝状影出现。

PAG对诊断恶性滋养叶细胞肿瘤子宫侵犯、估计预后有价值。对可疑病例,刮宫后行PAG以确定是否需继续化疗。

第三节 盆腔动脉栓塞(TAE)

通过动脉导管,有选择地注入不同的栓塞物质,阻塞特定的血管,以达到治疗目的。

一、TAE应用

控制肿瘤破裂出血,阻塞肿瘤血运,使肿瘤坏死及栓塞化疗(将化疗药与明胶海绵或碘化油相混,灌注后使药物与栓塞剂共同停留在肿瘤内缓慢释放,使肿瘤局部高浓度抗癌药物保持较长时间)。

二、TAE优点

1.TAE操作简便,损伤小,使那些不能承受手术的衰弱患者,获得治疗的机会。

2. 若肿瘤内出血,手术止血困难时,TAE可准确判定肿瘤供血与出血动脉,直接栓塞。

出血的盆腔动脉,较手术结扎髂内动脉止血更快,更可靠。

三、常用栓塞剂

表1-2-1 常用栓塞剂的特点

栓塞剂	自体血凝块	明胶海绵	碘化油	不锈钢圈
保持时间	数小时	小于1个月	数月(6月$^{+}$)	永久性
特点	不良反应少, 血管可再通	安全 血管可再通	灌注方便 便于观察 血管可再通	栓塞可靠 可栓塞大血管

四、TAE常见副反应

1. **发热** 1~2天可自退,体温高于38℃或持续时间久,应考虑感染,给抗生素。

2. **疼痛** 栓塞后组织缺血,引起疼痛。3~6天后渐消。给镇静止痛剂。

3. **肺栓塞** 盆腔动静脉瘘较大,进行栓塞时,可能造成栓塞物质游走致肺栓塞。

4. **下肢麻痹、瘫痪** 由于栓塞物过于细小,广泛栓塞微血管,阻断盆腔神经的营养血管,造成TAE后下肢麻痹。

避免栓塞措施有以下几种。

(1)尽量行超选择性插管栓塞。

(2)有盆腔手术及放疗史者不行TAE。

(3)栓塞髂内动脉时,明胶海绵不应小于1mm×1mm×10mm,以免将营养神经的小血管广泛栓塞。

第四节 动脉灌注化疗

一、应用

1. 宫颈癌。

2. 宫体癌。

3. 妇癌肝转移。

4. 恶性滋养叶细胞肿瘤。

二、优点

1. 高浓度抗癌药直接进入肿瘤供血动脉,作用集中。

2. 减少了抗癌药在到达病灶前被肝肾等脏器破坏、排泄。

3. 减少了抗癌药被血液中某些成分结合而失效的可能。

4. 抗癌药物仍可在静脉中弥散，而达到全身化疗的作用。

三、选择药物

1. **选择敏感药物**　如鳞癌对顺铂（DDP）较敏感，腺癌对 DDP、阿霉素（ADM）较敏感。

2. **药物与肿瘤的亲和力**　如选用 5-FU，而不选用 CTX。因 5-FU 可直接作用于癌组织，而 CTX 必须经肝代谢后，其产物才能发挥抗癌作用。

四、灌注方法

1. **一次性灌注法**　用于选择性、超选择性插管。插管成功后经导管一次性注入大剂量抗癌药。

（1）宫体癌：一次性给予 DDP 100mg。

（2）卵巢癌：一次性给予 DDP 100mg + ADM 40mg，间隔 3～4 周进行 1 次。

由于肿瘤内血管收缩调节欠缺，为提高肿瘤局部药量，在注抗癌药前，先注血管紧张素Ⅱ（AT-Ⅱ），使全身小动脉收缩后［血压 > 20kPa（150mmHg）］再注药，使肿瘤血供增加，药物浓度提高。

2. **持续性灌注法**　在选择性或超选择性插管后，将导管固定并接驳动脉灌注泵。序贯或持续灌注给药。

（1）ADM 10mg、DDP 20mg，6 小时内序贯给入，间隔 4 天 1 次，直到反应最大限度地出现。

（2）5-FU 持续动脉灌注 6～8 天，同时静脉给予 KSM 治疗恶性滋养叶细胞肿瘤。

为提高疗效，可将不必要的侧支动脉栓塞，在肿瘤的主要供血动脉灌注给药。

持续灌注期间，应一直保持导管内液体流量大于 50ml/h，以防导管堵塞。

3. **埋入式周期性动脉灌注法**　插管成功后，将导管与埋植于皮下的树脂贮液盒相接，以后经皮肤穿刺，通过贮液盒给药。

此法适用于晚期患者，且可在门诊长期进行间断的动脉内灌注化疗。

4. **动脉灌注化疗副反应**

（1）化疗药物副反应较静脉化疗轻。

（2）感染。

（3）导管附壁血栓形成。副反应小者，可自行吸收；大者，则可阻塞脉管或脱落向远端游走。

（4）穿刺部位血栓形成。下肢血管栓塞时，下肢疼、肢体褪色、皮温低、足背动脉搏动减弱或消失。

血栓形成不足 7 天，用尿激酶溶栓治疗；超过 7 天或溶栓失败，可选用 Eogarty 导管取栓，或行手术切开取栓术。

第三章

妇科领域内无创、微创治疗方法

第一节　阴道冲洗

【机理】

1. 将集聚在阴道、宫颈表面的致病微生物，异常分泌物冲出体外。

2. 用适当的药液冲洗恢复阴道正常的酸碱度。

3. 清除阴道内异物。

【适应证】

1. 术前准备为清洁阴道进行阴道冲洗。

2. 阴道炎者。

3. 宫颈炎者。

4. 阴道异物，尤其细碎异物需清除者。

【禁忌证】

1. 月经期者。

2. 流产后血未净者。

3. 产后 42 天之内，或恶露未净者。

4. 外阴、阴道或宫颈有伤口尚未愈合者。

【操作步骤】

一、排尿

患者治疗前排空膀胱。

二、体位

患者取膀胱截石位。

三、冲洗

用已备好的冲洗液依次冲洗外阴→阴道→宫颈。

【注意事项】

1. 冲洗液温度应适宜，以 38～42℃为宜，过热可引起烫伤，过冷病人感觉不适，且可引起生殖器痉挛性疼痛。

2. 冲洗时放在阴道内的窥器应不停地转动，使药液能与阴道各部位充分接触。

3. 未婚或无性生活者，尤其对幼女冲洗时，禁用窥器扩张阴道，使用无菌软胶细管置于阴道内冲洗。

第二节　阴道坐浴

【机理】

1. 温热的坐浴水可改善外生殖器局部的血液循环，增强免疫力，有利于炎症消退。

2. 坐浴水内含的药物可杀灭外生殖器的致病微生物。

3. 坐浴可清除外生殖器感染伤口表面的脓性分泌物，净化创面，利于伤口愈合。

4. 温热的坐浴水可提高外生殖器局部血液循环速度，增加了伤口局部营养物质的供应，利于伤口的修复。

【适应证】

1. 阴式手术术前准备，清洁术野，需坐浴。

2. 外生殖器感染伤口，例如，侧切伤口感染、巴氏腺脓肿切开引流术后等，为清除伤口表面脓性分泌物加速伤口愈合进行坐浴。

【禁忌证】

1. 月经期者。

2. 外生殖器伤口出血未止者。

3. 子宫出血者。

4. 外生殖器存在恶性肿物者。

【操作程序】

1. 坐浴前排空大、小便。

2. 脱掉裤子。

3. 洗净双手(肥皂洗手3遍)。

4. 用流水洗净肛门区。

5. 再洗净双手。

6. 将会阴部全部浸泡在坐浴盆内20～30分钟。

7. 坐浴后不用纸或布擦拭阴部之水，令其自然干燥，最后换上一条洁净内裤。

【注意事项】

1. 坐浴盆必须专用，不能兼做它用，更不能用来洗袜子与刷鞋。

2. 每次用前消毒坐浴用盆。

3. 应用中药煎煮的汤剂坐浴时，应先用纱布将全部草药包好，再放在坐浴盆内加水煎煮，煮毕，将包草药的纱布包取出后，再进行坐浴。

4. 坐浴的温度应掌握在38～42℃范围，温度低不舒服，且达不到治疗的目的，温度太高会发生烫伤。

第三节　微波治疗

临床常用的微波治疗机见图1-3-1。

【机理】

1. **加热机理**　微波是指频率在300～3000MHz范围的电磁波，波长1mm至1m。微波作用于机体组织是由微波能改变细胞内分子和电的特性来加热的(即离子热和偶极子加热)物理疗法，即：热效应原理。微波热疗是将生物体置于微波辐射器的近声区的感应场或远场区的辐射场中完成的，它是一种非接触式的加热方式。

2. **对机体的治疗机理**　目前的治疗温度41～47℃，即为非破坏性变化，生理反应如下。

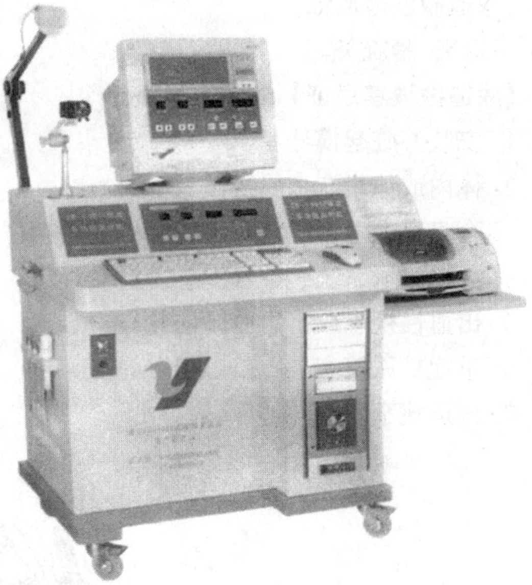

图1-3-1　微波治疗机

(1)增加血液循环：热可刺激局部神经，直接或通过轴突反射扩张血管，使机体血液循环加快。

(2)加强代谢：热加强了分子的运动，使物质经过膜的交换和弥散的过程加强，增强细胞内的物质交换，另外在适宜的热作用下细胞内酶的活性加强，组织代谢也随之加强，再者，热加强了血液循环组织的营养物质的输入及代谢废物的排出。

(3)降低肌肉和纤维结缔组织的张力，改变纤维结缔组织的物质性质，减弱张力，增强弹性。

(4)增强免疫力：机体升温到一定程度时，体内的抗体和补体增加，网状内皮系统的功能加强，大小吞噬细胞功能增强。

(5)膀胱颈平滑肌细胞膜及前列腺尿道含有的α-肾上腺能受体破坏，降低了尿道括约肌的痉挛，从而缓解了梗阻症状。

(6)当病变组织受到较高功率的微波照射时，机体温度会逐渐上升，破坏增生组织，当温度达到41～47℃时可使病灶区的血管扩张，血流加速，改善血液循环，促进局部用药及全身用药的吸收，加快细菌及毒素的排泄。

(7)其生物效应能杀死肥大和增生的细胞，并可直接杀死衣原体、支原体及各种细菌及微生物，从而达到治疗妇科相关疾病的目的。

微波治疗可分为：尿道微波、阴道微波、直肠微波。

【尿道微波适应证】

尿道炎、膀胱炎。

【尿道微波禁忌证】

1. 安装心脏起搏器者。
2. 体内或体表有金属物件者。
3. 全身存在急性感染病灶者。
4. 急性泌尿系统感染者。
5. 出血性疾患或有出血倾向者。
6. 重症糖尿病者。
7. 尿道狭窄者。
8. 心血管代偿功能不全者。

女性尿道、阴道的解剖与生理特点(图 1-3-2)。

女性尿道起于膀胱的尿道内口,经耻骨联合与阴道之间下行,穿过尿道外口,开口于阴道前庭,全长约 6cm。由于女性尿道短,宽而直,且又开口于阴道前庭,故易患尿路逆行性感染。

女性阴道位于膀胱、尿道、直肠之间,上接子宫,下端开口于前庭,阴道的上端较宽包绕着子宫颈周围形成前、后、左、右环状穹窿,后穹窿最深,其顶端是子宫直肠陷凹腹腔最低部位,是阴道内致病菌最易隐匿的场所。

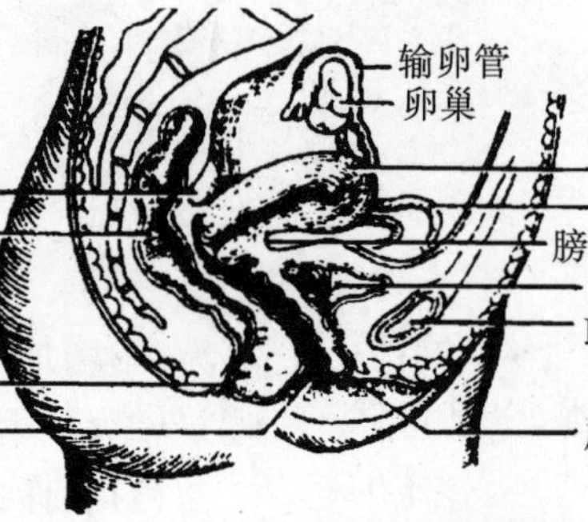

图 1-3-2 女性生殖器解剖图

【尿道微波的操作步骤】

1. 开机预热,使循环水温恒定在 20℃左右,室温低时打开空调。

2. 对初次微波治疗的患者,热情接待,在与其交谈中观察其神情,对有紧张、恐惧心理的病人给予亲切、耐心的解释,使病人认识到这是一种安全有效的治疗方法,使其安心接受治疗。

3. 在治疗前让患者排空膀胱内的尿液。

4. 病人平卧于治疗台上,上衣上卷至脐,脱掉裤子,完全显露阴部,用浸湿的碘伏灭菌棉球消毒尿道外口、阴道口、大小阴唇、会阴部、耻骨上区、大腿中段前内侧皮肤。

5. 术者站立于患者右侧,用左手食指、拇指将尿道口分开,将润滑止痛胶 4g/支 5ml 加上灭菌石蜡油 10ml,缓慢做尿道内灌注,使其在尿道内停留 5～7 分钟,切勿让药液外漏,以使全尿道黏膜得到充分麻醉。

6. 在治疗前将微波辐射导线插入五腔管中孔,一直插到底,再退出 2.7cm,旋紧固定此导线的螺丝,再将测温探头插入五腔管测温口,先插到底,然后再向外退 1cm。

7. 先用润滑剂充分涂于微波五腔管上,用左手分开小阴唇暴露尿道口,右手将五腔管弯头向尿道口内缓缓插入约 10cm。

8. 向气囊内注入无菌生理盐水 10ml,再向膀胱内试插入 1～3cm,五腔管应无任何阻力(在向水管内注入生理盐水时应边注入边询问,患者有无异常感觉,如有胀痛,剧烈尿意应停止,如出现这些现象,应考虑气囊是否未进入膀胱)。

9. 将五腔管轻轻向外牵引,遇到阻力时表示五腔管已达到要求的深度,同时患者感到有尿意,轻加牵引使其固定在这一深度。

10. 将微波辐射导线尾端与微波治疗机相应部位连接,将五腔管末端循环水出入口与机器相应部位连接,然后打开循环水开关。

11. 检查并调好治疗所需的功率,设置治疗温度,一般设置在 40℃,设定时间为 60 分钟。

12. 仔细检查尿道外口应不漏尿,即开始微波治疗。

13. 在整个治疗过程中均需注意观察机器所显示的治疗温度，根据病人对热的最大耐受程度，将温度调控在41～47℃之间。

14. 在治疗过程中五腔管的注药孔内注入药物20～30ml，间隔5分钟注入一次，每次注药4～5ml（治疗用的药物有西药和中药两种，西药侧重于杀菌消炎，中药则侧重于化淤消肿，治疗时根据病因不同选择不同的药物）。

15. 治疗过程中随时观察五腔管周围有无漏尿，如有漏尿需按以下方式操作。

(1)稍用力向外牵拉五腔管，使水囊紧贴于尿道内口，并用适当牵引力，使水管保持在这一位置以免药液外漏。

(2)立即检查水囊是否破裂，如系水囊破裂，需关闭电源停止治疗，重新更换五腔管。

16. 治疗完成后，先不急于拔管，让循环水继续循环10～20分钟，然后将五腔管与机器相连的各管道解脱，抽尽水囊中的10ml生理盐水，术者左手将患者小阴唇分开，右手慢慢退出五腔管，注意管腔有无血迹，以及尿道外口有无溢血等情况。

【注意事项】

一、治疗前注意事项

1. 开机预热，并使循环水温恒定在20℃，检查设备是否运转正常。准备好相关器械药品等。

2. 询问患者有无微波治疗的禁忌证，给患者讲解微波治疗的原理及肯定的疗效。消除患者紧张恐惧心理。讲清操作程序和可能出现的不适感，取得患者的配合。

3. 治疗前让患者排空尿液。

二、治疗中注意事项

1. 尿道微波每次治疗间隔7～10天，一个疗程3～5次。

2. 在治疗过程中，医务人员应观察和随时询问患者感觉（过热、凉、痛、胀等）。

3. 在治疗中如病人有异常情况，医生应及时对症处理。

三、治疗后注意事项

1. 停止治疗后不得立即拔管，循环水继续循环20～30分钟后抽尽水囊腔内注入的生理盐水，再缓慢退出五腔管。此时应观察管壁、管腔有无血迹，尿道外口有无溢血，若有应即时处理。

2. 尿道微波做完后，尿道会感觉到明显刺痛或小便时略带血丝，这些均属于正常现象，此种疼痛可持续2～3天，术后可给患者开口服止痛药，以缓解疼痛，嘱患者回去多饮水，多排尿。

3. 叮嘱患者多休息，多饮水，小便时放松，严禁酒类及辛辣食品。

4. 应及时处理尿道微波引起的尿道损伤及出血并发症。

尿道损伤是泌尿系统最常见的损伤，多发于男性，青壮年居多，女性尿道损伤仅3%。尿道损伤未及时处理或处理不当可发生严重并发症和后遗症。尿道损伤分为尿道内损伤和尿道外损伤，其中尿道内损伤多为医源性，下面重点阐述尿道微波引起的尿道内损伤。

(1)发生原因

①微波管（五腔管）插入尿道的深度不够，气囊打气引起尿道黏膜膨胀性损伤。

②拔五腔管时，气囊内水没有抽或没全部抽出来。

③人为牵拉微波管拽出。

④尿道插管的技术不够熟练或动作粗暴，或有尿道狭窄、畸形等。

(2)病理分期

①损伤期：72小时内主要局部病变是出血、组织破坏及缺损，及时正确的治疗效果好。

②炎症期：操作超过72小时，已有感染迹象，包括72小时已有感染时都称炎症期。

③狭窄期：损伤超过3周，局部炎症逐渐消退，纤维结缔组织增生开始逐渐形成瘢痕，导致尿道狭窄。

(3)损伤的部位及程度：为前尿道和后尿道（膜部），膀胱颈部等，黏膜损伤多为连续性的。

(4)临床表现

①会阴部或下腹部疼痛不适。

②尿道口出血，多为鲜红色，后尿道损伤可见排尿末滴血。

③排尿困难及尿潴留。

④出血较多时，可有休克的表现。

(5)诊断:病史、临床表现及体征可以做出正确的诊断。

怎样鉴别前后尿道出血:前尿道出血较多,即使不排尿也可见尿道外口滴血,而后尿道出血较少,出血多在排尿前后可见少许血尿,尿末滴血。

(6)治疗:前尿道损伤的处理。

①止血药:立止血 1KU 肌注,同时静脉注射。

②压迫止血:压迫尿道止血。

③冷敷止血。

④尿道灌注:冰水 15ml + 肾上腺素 1ml,尿道灌注。

⑤预防感染:给抗生素。

(7)后尿道损伤合并大出血的处理。

①压迫止血:冰水浸纱布填塞阴道内压迫尿道止血。

②止血药:立止血 1KU 肌注,同时给予立止血 1KU 静脉注射。

③如果后尿道压迫 20 分钟后还有大量出血,则放置导尿管气囊压迫止血,导尿管置入尿道后立即用生理盐水进行膀胱冲洗(主要是防止血液进入膀胱内形成血块凝集),直到冲洗无血色为止,导尿管保留 72 小时。

④留置五腔导尿管加冲洗液,接无菌导尿袋;观察 24 小时尿管颜色及冲洗液通畅情况;膀胱冲洗保持尿道通畅。

⑤绝对卧床休息:测 T、P、R、BP 观察生命体征。

⑥输液:止血消炎,防治感染。

a.5%碳酸氢钠 250ml,静脉滴注。

b.5%GS500ml + 止血敏 4g + 止血芳酸 0.4g,静脉滴注。

c.氧氟沙星 0.4g/灭滴灵 100ml,Q8h,静脉滴注。

d.10% GS500ml + VC2.0g + $VB_6$200mg,静脉滴注。

⑦密切观察病情,必要时可输血。

⑧若血压及 Hb 下降,应考虑手术治疗。

⑨防止并发症、后遗症的产生(尿道狭窄等)。

经过以上处理,24 小时可以止血。轻中度的尿道黏膜损伤导尿管保留 3 天,但要防止尿道狭窄的发生。特别是膀胱颈部黏膜损伤严重的,导尿管放置 2 周左右。

【阴道微波适应证】

1. 外阴炎者。
2. 阴道炎者。
3. 宫颈炎者。
4. 宫内膜炎者。
5. 附件炎者。
6. 盆腔炎性包块者。
7. 尿道炎者。
8. 膀胱炎者。

【阴道微波禁忌证】

1. 安装心脏起搏器者。
2. 体内有金属物者。
3. 泌尿系统急性感染者。
4. 要求保胎的妊娠者。
5. 月经期者。
6. 子宫不规则出血者。
7. 罹患急性传染性疾病者。
8. 心、肺、肝、肾功能衰竭者。
9. 出血性疾患或有出血倾向者。
10. 阴道激光术后创面尚未完全愈合者。
11. 宫颈激光术后创面尚未完全愈合者。

【阴道微波操作过程】

1. 开机预热,使循环水恒定在 20℃。
2. 对初次治疗的患者,热情接待,消除其恐惧心理,使其安心治疗。
3. 患者取截石位于治疗床上,用新洁尔灭或碘伏棉球消毒外阴,铺消毒孔巾。
4. 准备好操作中的一切物品,微波导线插到底再抽出 2cm。
5. 常规消毒外阴及阴道。
6. 在无菌操作下,医生带无菌手套右手食指持微波管和输液器(去针头)进入阴道,放置于阴道后穹窿部位,右手食指退出阴道,将微波管气囊,滴入 10ml 生理盐水然后向外拉,将气囊固定在阴道口,然后用无菌纱布在阴道口把微波导线及输液器绑在一块或用胶布固定,让输液器不易漏出。
7. 配好用药,一般根据病情决定用药品种,用药液一般在 30 ~ 50ml。
8. 挂上所用药品,并接好微波管各接头,及循环水开关,打开循环水。
9. 检查并调好治疗所需功率及设置治疗所需

温度，起始温度为40℃，最高温度不超过44℃。

10. 具体温度根据病人耐受性及年龄等因素调解。

11. 治疗分两个阶段，第一个阶段20分钟，中间间断5分钟后继续治疗20分钟。

12. 治疗中需保持阴道连续用药，以阴道口无药液流出为适宜滴速，具体用药由医生决定。

13. 治疗后，抽出气囊内的盐水，再缓慢地拔出微波导管及输液器。

14. 擦干患者外阴，并交代术后注意事项。

【注意事项】

1. 在整个治疗过程中要不断观察微波显示的治疗温度，并不断询问患者感觉如何，随时检查阴道口是否有液体漏出，如有应按以下方式操作。

(1)查看药液滴速是否太快，并调整滴速。

(2)查看输液管是否脱落，并调整好插管深度。

(3)治疗期间禁止同房。

(4)保持外阴清洁、干燥。

(5)多饮水，促进代谢。

(6)不吃辛辣食物，禁饮酒。

【直肠微波适应证】

1. 附件炎者。

2. 盆腔炎性包块者。

【直肠微波禁忌证】

同阴道微波禁忌证。

【直肠微波的操作过程】

1. 治疗前嘱患者排空大、小便。

2. 治疗前打开主机和微波电源，使循环水温度恒定在20℃左右。

3. 对初次微波治疗的患者，热情接待，耐心为患者解释，使其增加信任感，安心接受治疗。

4. 患者仰卧，上衣卷至脐部以上，下衣退至大腿中段，肛周皮肤以新洁尔灭或碘伏液消毒。

5. 将微波辐射天线插入微波管内插到底，再将测温天线同样插入微波管内，并准备好操作所需物品。

6. 术者带手套以液体石蜡涂擦微波管及肛门，左手食指、拇指充分暴露肛门，右手将微波管轻柔地插入肛门内约10～12cm，并用胶布将微波管固定在肛门皮肤上以免导管滑落。

7. 将微波导线及测温天线连接到主机上，打开循环水开关。

8. 检查设置各项参数，温度设在40℃，时间为40分钟。

9. 在治疗过程中，应注意观察机器所显示的治疗温度，根据病人对热的耐受程度，将温度调控在40～45℃之间，并应随时观察和询问患者感觉。

10. 达到预先设置的治疗时间后，机器自行停止治疗，拔管时应慢慢退出微波管，并清洗干净，消毒备用。

11. 配合全身用药可达最佳效果(如静脉滴液相关药品)。

【注意事项】

1. 在治疗中如果造成肛管及肛门灼烫，应及时进行处理。

2. 其他注意事项同阴道微波。

第四节　TDP治疗

特定电磁波治疗器简称为TDP。

因其疗效高，见效快，用途广，被国内众多患者及港澳同胞誉为“神灯”。

【机理】

TDP能发射出一种特定的电磁波，且混有生物体必需的30多种微量元素。此电磁波作用于生物体时，可引起生物体内所含相应元素的谐振而发生有益的生物效应。对生物有促进新陈代谢，改善微循环，促进生长、发育和修复的作用，并能提高生物体内某种生命活动的“催化剂”——酶的活性，增强机体免疫机制和自我调节的功能。

此特定电磁波治疗还具有化淤消炎、止痒、止痛、安眠、止泻、减少组织渗液，促进上皮增长，调解生理机能等效用。

【适应证】

1. 外阴炎者。

2. 外阴溃疡者。

3. 外阴白斑者。

4. 慢性盆腔炎者。

5. 腹腔内炎性包块者。

6. 不明原因的腹痛者。

7. 有阴部手术伤口者。

8. 有腹部手术伤口者。

9. 月经不调者。

10. 痛经者。

11. 经肿瘤综合治疗，改善症状，提高机体抗病能力者。

12. 小儿肺炎者。

13. 小儿腹泻者。

14. 新生儿硬肿症者。

【禁忌证】

1. 月经期者。

2. 妊娠期者。

3. 子宫不规则出血者。

4. 急性炎症者。

5. 室温≥30℃时。

6. 患者体温≥38℃时。

【操作规程】

1. 直接照射病变区。

2. 或结合经络穴位照射。

3. TDP 距病灶应保持 30～40cm 的距离。

4. 被照射部位皮温在 40℃左右，以患者自觉舒适为度。

【注意事项】

TDP 放置处与治疗部位距离过远时，局部温度低，影响疗效；若二者距离过近，则局部温度高，可引起照射部位红斑状灼伤。故在照射过程中应随时调整照射距离。

第五节 激光治疗

【机理】

激光(laser)，本质是电磁波。

影响激光生物效应的因素有：激光波长、激光功率密度及生物组织本身。

一、热效应

激光照射组织使其温度升高即热效应。

由于照射在皮肤上激光的功率密度和照射时间不同，可使皮肤发生温热感、红斑、水泡、凝固、气化、炭化等变化。故可利用激光的热效应治疗疾病。

激光在医学领域的应用上，根据治疗目的的不同，可分为强激光治疗和弱激光治疗。

弱激光热效应的意义在于用人工的方法给予生命物质以能量，使之在生命过程中增加作功的本领，从而有能力改变病理状态，使之恢复健康。

强激光热效应的意义则在于有目的的故意造成生物组织的局部损伤，以达到所期望的组织之间的粘连焊接，分离及各种赘生物的祛除。

二、生物刺激效应

弱激光具有生物刺激效应。

照射时不会对生物组织直接造成不可逆性损伤的激光为弱激光。是否导致生物组织损伤，既与生物组织特性有关，又和激光功率大小、照射时间长短、照射面积有关。

1. 对机体免疫功能的影响。弱激光可以促进或抑制免疫细胞的免疫活性。

2. 对神经的刺激作用。弱激光刺激作用可使受伤神经组织再生，且可引起神经功能变化。

3. 促进血红蛋白的增加及亚铁血红素的合成。

4. 蛋白酶的活性随激光功率增加而增加，但达到最大值后，酶活性随激光功率密度增加而下降。

5. 白细胞噬菌作用增强。

6. 能促进创伤愈合。弱激光照射伤口，能促使上皮细胞、成纤维细胞和附件再生，能使各类细胞核内 DNA 含量增加，能促进伤口内巨噬细胞浆内酶含量增加，从而能显著地促进伤口提前愈合。

7. 促进受照处皮肤毛囊数目增加，毛发生长速度加快。

8. 小剂量照射可促进纤维形成素的发育，糖原的合成，改善血液循环，可加速皮片生长。

9. 能促进骨折愈合。

10. 有消炎作用。

【适应证】

一、二氧化碳激光

1. 手术切割。

2. 凝固病变。

二、氦氖激光

利用弱激光刺激效应引起的生物效应以消炎镇痛。

【禁忌证】

1. 急性血管功能障碍者。

2. 中风前症状者。

3. 急性炎症伴有脓毒症状者。

4. 癌前期病变者。

5. 日光疗法有禁忌证者。

6. 局限性角化过度者。

【治疗方法】

一、激光手术治疗

1. 激光手术特点

(1)出血少或不出血。

(2)手术时间短:激光手术刀切割能力强,故手术时间短,且其切割同时有止血作用,避免止血过程,从而缩短了手术时间。

(3)手术精确度高:激光手术刀可对组织精雕细琢,且对正常组织损伤极小,有利伤口愈合。

(4)可适用于腔内或体内手术而不用开腔或剖腹:激光手术刀可利用导光纤维、内窥镜、外科显微镜,将光束导入组织内,如子宫腔、胸腔、腹腔、尿道、胃肠等,进行手术,而不用开腔或剖腹。

(5)避免交叉感染:激光手术无接触,故可避免交叉感染。

(6)避免癌细胞在手术过程中转移:激光手术刀在手术的同时封闭了毛细血管与淋巴管,从而防止了癌细胞转移。

(7)术后反应轻:激光手术后,一般无水肿,术后疼痛极轻或无疼痛。

2. 激光手术治疗方法

(1)激光束经聚焦后,在焦点处功率密度最大,离焦点越远则功率密度越低,不同的病变采用不同的激光束的密度。术者通过推拉激光刀改变聚焦和受照部位的距离来调节激光束功率密度。

(2)凝固术:提升激光刀头,使作用处光斑较大,让激光束作用于凝固区,使组织的温度在55~100℃之间(图1-3-3)。

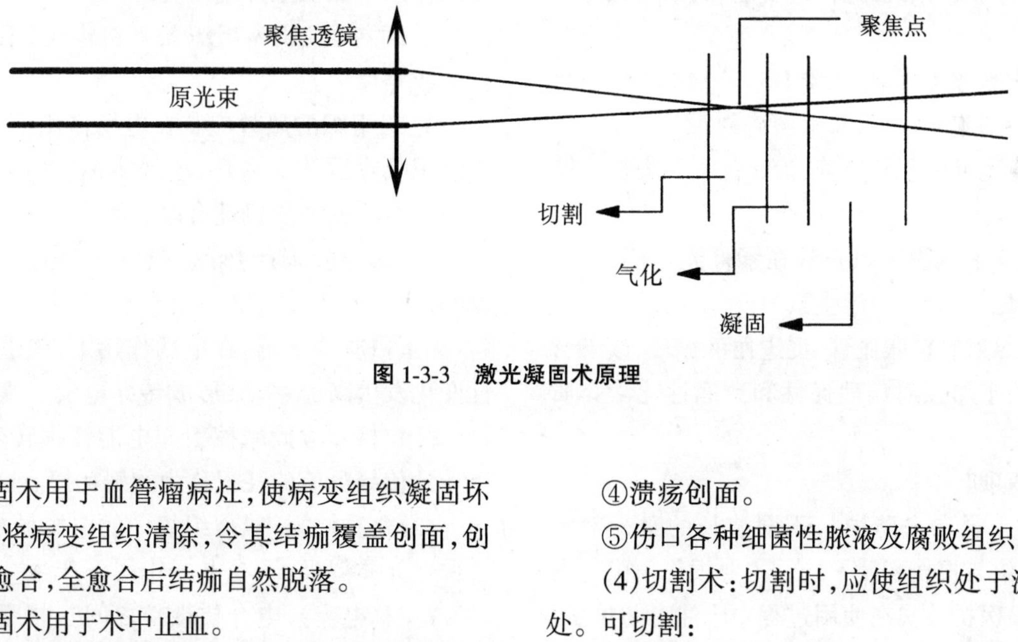

图1-3-3　激光凝固术原理

①凝固术用于血管瘤病灶,使病变组织凝固坏死,不立即将病变组织清除,令其结痂覆盖创面,创口在痂下愈合,全愈合后结痂自然脱落。

②凝固术用于术中止血。

(3)气化术:令激光束工作于气化区,或不聚焦,只用原光束,将光束在气化的目标上来回扫描,逐层气化,直至彻底清除病变组织,对于较小的病损,或对于需考虑美容效果的部位,则用较低激光功率,较小光束面积的激光进行精雕细刻进行气化。

①体表赘物。

②烧伤。

③褥疮。

④溃疡创面。

⑤伤口各种细菌性脓液及腐败组织。

(4)切割术:切割时,应使组织处于激光束焦点处。可切割:

①皮肤。

②皮下脂肪。

③筋膜。

④肌肉。

⑤硬膜。

⑥脑。

⑦外周神经。

⑧板骨。

⑨肿瘤。

二、激光理疗

用弱激光直接照射病灶为激光理疗。

由于不同光谱范围的光适应证与禁忌证不同故临床上又分为红外光治疗与紫外光治疗等。

1. 红外光治疗 红外波段的生物效应主要是热效应,其主要作用是改善局部血液循环,促进局部渗出物的吸收,减弱肌张力,镇痛和消炎。

(1)治疗浅表神经炎与神经痛,纤维组织炎类疾病。

(2)治疗栓塞性静脉炎、血栓闭塞性脉管炎等周围血液循环障碍类疾病。

2. 紫外光治疗 紫外光的生物效应主要是光化效应,此种光化效应对细胞产生如下影响:

(1)小剂量紫外光可刺激细胞的 DNA 与 RNA 的活性增加,消炎、止痛,从而有利于伤口愈合。

(2)大剂量的紫外光可抑制 DNA 与 RNA 的活性,添加光敏剂后可加强此种抑变能力,故可治疗增殖性皮肤病。

(3)更大剂量紫外光可致 DNA 与 RNA 蛋白变性,酶失活使细胞死亡,用来杀菌清创。

(4)紫外光可致色素沉着,治疗色素脱失性皮肤病。

人体皮肤中 7-脱氢胆固醇在紫外光作用下,经光化异构变化,可转变为维生素 D。

紫外光照射有扩张血管,促进血液循环,改善营养代谢,有利于加强对病理炎性和致痛性化学介质的清除。

【注意事项】

1. 医护人员自身防护 不同波长的激光对眼睛损害的部位与损伤程度不同。主要损伤角膜与视网膜。因此,医护人员在使用过程中应注意防护。

2. 二氧化碳激光的防护

(1)激光手术时,手术区周围的组织应该用湿纱布覆盖。

(2)最好用黑色镀铬的手术器械,以免反射伤人。

(3)尽量避免使用橡胶、塑料制品的手术器械。

(4)手术区不应放酒精、干棉球等易燃物,以免发生火灾。

(5)医护人员在操作时应戴防护镜,以防止激光漫反射对人体造成损害。

(6)二氧化碳激光手术时,切割、气化病变组织会产生难闻的对人体有害的烟雾,故操作室内应安装排烟装置。

3. 氦氖激光的保护 为避免激光直射人眼,应戴专用激光防护镜或戴浅蓝色墨镜保护眼睛。

第六节 电场透热疗

【机理】

一、定义

应用频率为 13.56MHz 的高频电磁场,通过空气耦合,高频电能在患者病灶处转化为热能,使组织温度升高而治疗疾病的方法称电场透热疗。

二、电场的生物物理学特性

1. 活体组织的导电特性致使机体在高频振荡电流作用下能发生导电效应。

2. 对神经、肌肉组织无兴奋作用,不会引起肌肉的收缩反应。

3. 对组织的热效应。在电场作用下,其电磁能被组织吸收后转变为热,这种热称为内源热。电场作用于组织的产热机理有以下两种。

(1)欧姆耗损产热:组织体液中的电解质离子(如 K^+、Na^+、Mg^{2+}、CL、HCO^3 等)和带电荷的胶体颗粒(如蛋白质分子等)在电场作用下,随着其正负极性变化发生高速移动,形成传导电流。高速移动的带电微粒相互碰撞摩擦引起电能耗损转变为热,这种导致传导电流的耗损称为欧姆耗损。

(2)介质耗损产热:组织中的电介质成分(包括各种电介质偶极子)在电场作用下产生“高速转动”(形成位移电流),电介质微粒之间互相摩擦产生的耗损称介质耗损,这种耗损同样可转变为热,称介质耗损产热。

电场热疗法由于采用电容场法作用,能在导电的电解质成分形成传导电流,产生欧姆耗损产热;又能在介质成分导电形成位移电流,产生介质耗损产热,因此在组织中的热分布比较均匀。

电场对组织的热效应可以使局部组织血管扩张,组织细胞的通透性升高,局部组织温度升高,血液循环加快，组织营养代谢增强，从而产生一系列的治疗作用。

4. 对组织的非热效应。通过高频电磁振荡，使组织中的带电微粒、偶极子、细胞之间的摩擦接触增强，促使组织内各种成分的交换，改变组织的理化过程，使神经纤维再生速度加快，白细胞吞噬作用增强。

三、电场透热的治疗作用

1. 抑菌、抗癌的作用　高频电磁波作用于人体组织（局部），其电能被组织吸收转变为热，使局部组织温度升高，对不耐热的细菌（淋球菌、肺炎球菌等）有抑菌作用。由于癌细胞对温度敏感、故有抗癌作用。

（1）抑制 DNA、RNA 和蛋白质的合成。

①高热可降低（^{3}H）胸腺嘧啶，（^{3}H）尿嘧啶及（^{14}C）氨基酸等前驱体合成 DNA、RNA 和蛋白质。

②高热杀灭癌细胞是通过改变细胞膜的通透性，引起低分子蛋白外溢，核染色质蛋白含量相对上升，使染色质结构发生改变，导致细胞破坏。

③肿瘤细胞处于 S 期（DNA 合成期）对高热最敏感，而处于 M 期（分裂期）对放射线最敏感。因此，电场透热治疗与放疗相结合，疗效显著。

（2）可激活溶酶体，导致细胞的破坏。

（3）使癌细胞骨架排列紊乱、失去完整性，导致细胞破坏。

（4）可激活免疫系统。

（5）通过热量堆积作用杀灭癌细胞。

2. 对神经系统的作用　电场对中枢神经系统及外周感觉系统有抑制作用，故有止痛效果。小功率还能促进神经再生。

3. 对心血管系统的作用　电场对局部血管作用可使血管扩张，血流加快。

4. 对内分泌腺的作用　电场作用于肾上腺区，可促进肾上腺功能加强。

5. 对血液和免疫系统的作用　电场能使红细胞和血红蛋白数量增加，尤其 α、β、γ 球蛋白升高，使体内抗体和协同抗体杀菌或溶解细菌的补体增加，凝集素、调理素也增加，使巨噬细胞吞噬功能增强。

6. 对炎症的作用

（1）对亚急性和慢性炎症主要是利用热效应使局部组织血管扩张，血液、淋巴循环增强，血管和组织细胞通透性增高，局部组织营养好转，促进炎症产物的吸收和组织再生。

（2）其次利用其热外效应，以改善神经状况、增强免疫系统功能、消除病灶组织酸中毒、减少炎症渗出物、促进组织再生。

7. 解痉作用　电场的热效应可使横纹肌的紧张度反射性降低，特别是处于痉挛状态的肌肉降低更明显。

【适应证】

适用于妇科外阴炎、盆腔炎、附件炎、阴道炎、子宫颈炎、前庭大腺炎、外阴血肿、痛经等，以及其他各科炎症。

在进行热疗时还应配合基础疗法，如完全脱离基础治疗，靠单独热疗则效果较弱。

【禁忌证】

1. 心血管代偿功能不全者。

2. 植入心脏起搏器及体内有金属假体的患者。

3. 出血性疾病和有出血倾向者。

4. 神经原性膀胱及体温调节障碍、知觉障碍的患者。

5. 膀胱结石者。

6. 结核活动期的患者。

【并发症及不良反应】

极少数人会出现Ⅰ°～浅Ⅱ°烫伤，部分肥胖的人会出现脂肪结块。但上述情况不做任何处理，数周后可自行吸收、恢复正常。

【主要病症的治疗方案】

对盆腔炎的治疗：30 分钟/次，隔天一次，3～5 次 1 个疗程，一般做 2 个疗程（参考温度 37～39℃）。

第七节　超声雾化治疗

【机理】

超声雾化治疗系利用超声波方法使液体生成 1～5μm 的细小微粒，而形成气溶胶（aerosol），适于药物气溶胶喷入或吸入治疗。超声雾化机见图 1-3-4。

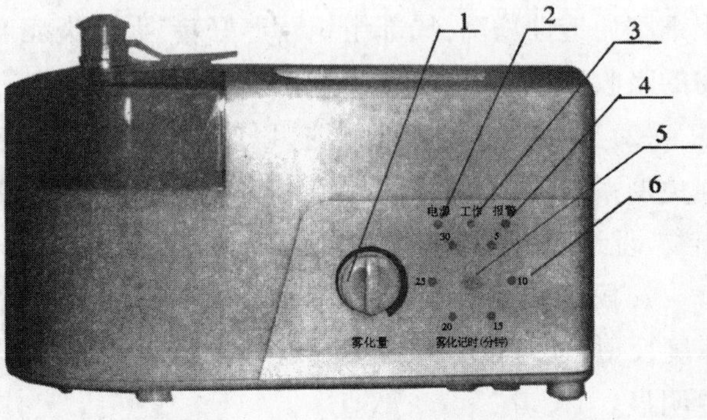

图 1-3-4 超声雾化机操作面板

1. 雾化量旋钮 2. 电源指示灯 3. 工作指示灯 4. 水位报警指示灯 5. 功能按键 6.10 分钟定时指示灯(其余数字为相应时间定时指示灯)

【工作原理】

主要工作过程:由电源电路将交流电压降压处理为直流电压,向其他相关电路提供电源。雾量调节电路控制雾化量输出大小。定时控制电路控制超声振荡电路工作时间,定时显示电路提供定时显示。超声振荡电路产生超声波振荡。风量调节为机械装置,调节雾粒吹出速度。报警系统:当雾化器水槽缺水时,仪器将发出连续声音报警,并由红色水位报警指示灯发光提示。其工作原理见图 1-3-5。

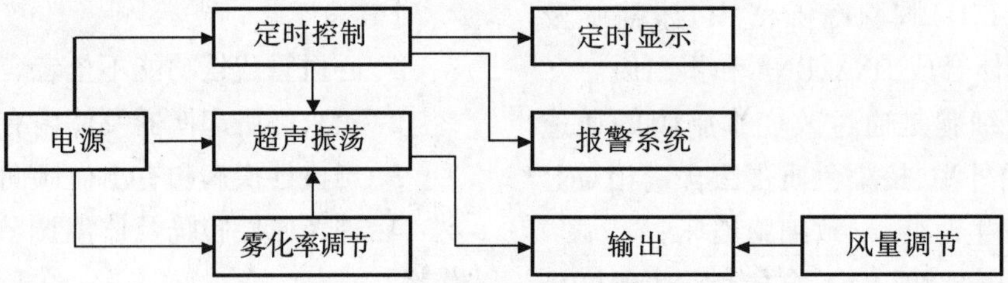

图 1-3-5 工作原理方框图

【适应证】

1. 外阴炎者。
2. 阴道炎者。
3. 宫颈炎者。

【禁忌证】

1. 月经期者。
2. 子宫出血血未净者。
3. 产后或流产后血未净者。
4. 怀孕要求保胎者。

【操作步骤】

1. 做好雾化前的仪器准备。

(1)向雾化器的水槽加入不少于 200ml,但不超过液位传感器顶部的蒸馏水或纯净水。

(2)将主机电源线插头插入供电网电源插座(必须接地良好)。

2. 向雾化器中加入药液。

3. 接通电源。

4. 启动功能键,开始雾化。

5. 使雾化管对准治疗部位,进行雾化治疗。

【注意事项】

1. 雾化管距离治疗部位 10cm 左右,不要直接接触。

2. 连续雾化治疗时,必须注意水槽的水位和雾化杯中的药液,应及时加水及药液,避免仪器损坏。

3. 应尽量避免水槽的水和雾化杯的药液溢出,以免引起电气绝缘性能降低而造成人身伤害。

4. 雾化器为医疗专用机器,其治疗药液的种类、用量及用法,必须依照专职医生的处方和医嘱进行使用。

第八节 盆 疗

【概念】

1. **盆腔炎定义** 女性内生殖器及其周围的结缔组织、盆腔腹膜发生炎症时,称为盆腔炎。范围包括子宫内膜炎、输卵管卵巢炎、盆腔腹膜炎、盆腔结缔组织炎及盆腔脓肿。

2. **盆腔炎治疗简称盆疗** 盆疗主要是采用近

代的盆腔治疗仪进行治疗。

盆腔炎治疗仪将光、电、药综合一体，集物理疗法和针灸的传统治疗优点，将药物定向针对性，经腹部、阴道黏膜治疗，直接激活经络，增强局部免疫功能，提高白细胞、巨噬细胞的吞噬能力，电磁场增加了药物离子化的驱动力，阴道的药物迅速离解，通过引导黏膜进入盆腔，使炎症局部药物处于高浓度，在光疗电磁场作用下，达到抑菌、杀菌、消炎及恢复功能的作用。

由于电磁场效应，红外光辐射效应，药物效应，使病变部位微循环得到改善并加速氧化进程，改善供给受损或病变的细胞修复和再生，促进和提高子宫、卵巢供血，卵泡成熟排卵，阴道紧缩，提高性功能，输卵管炎症消失并通畅。盆腔炎治疗仪实用、安全、有效。

【原理】

盆腔炎治疗仪的临床应用原理，可归纳为以下几方面。

1. **热疗**　在热能的作用下，机体的反应是小动脉和毛细血管扩张，出现主动性充血，改善机体与感染做斗争的条件，使细菌生长困难。

细菌分泌毒素在热环境中被破坏，抗体形成增加，细胞吞噬功能活跃，局部代谢旺盛，肌张力降低。

使组织干燥的作用，能使渗出物结成保护性假膜，制止渗出。

2. **脉冲电刺激**　单纯电刺激作用可激活人体的经络系统，也即激活了人体的免疫系统，另外对于局部穴位起到刺激作用，对治疗慢性附件炎有辅助作用。

3. **药物导入**　本仪器所配药物在电压的作用下，可将药物直接导入病灶局部，并在局部保持高浓度，另外导入机体的是起主要作用的纯离子部分，通过这种作用，不损伤皮肤，无胃肠刺激，不产生其他作用，药物在体内保留时间长，发挥作用的时间也长。

【特点】

1. 可以将药物直接导入病灶局部，并在局部保持较高浓度。

2. 导入机体的是纯离子，即能起主要作用的部分。

3. 药物在机体内保留时间长，使药物更好的发挥作用。

4. 不损伤皮肤，无疼痛也无胃肠刺激。

5. 脉冲电与药物在治疗过程中常有相加作用。

6. 脉冲电对下腹部经络穴位的刺激可加强治疗作用。

【适应证】

1. 慢性盆腔炎者。

2. 由慢性盆腔炎引起不孕症者。

【禁忌证】

1. 有严重的心、肝、肾功能不全者。

2. 月经期者。

3. 妊娠期者。

4. 生殖器官有恶性肿瘤者。

5. 其他脏器有肿瘤者。

6. 高热或伴有出血倾向者。

7. 急性盆腔炎者。

8. 急性阴道炎者。

9. 活动性结核者。

10. 过敏体质者。

11. 未婚无性生活者。

12. 阴道缺如者。

13. 阴道严重瘢痕粘连者。

14. 低位阴道完全横隔者。

15. 处女膜闭锁者。

16. 外阴、阴道伤口尚未愈合者。

【操作步骤】

一、排空膀胱与直肠

患者自解大小便。

二、体位

患者平卧于治疗床上。

三、暴露治疗区域

脱掉裤子，充分暴露会阴部。

四、消毒

常规用0.5%碘伏棉球消毒外阴与阴道。

五、放置“电极”

将阴道治疗探头（电极）外套无菌橡皮套（可用

避孕套),套外涂灭菌滑润剂。治疗者左手将患者小阴唇分开,右手操治疗探头轻轻顺阴道后壁将治疗探头置于阴道内。

腹部治疗板(电极)置于患者小腹部,并固定稳妥。

六、治疗

1. 导入强度(VOLTDGE)28~40间。

2. 腹部辐射强度(LNTV∧RED)8~11间。

3. 阴道温度(TEMR)37~38℃间。

4. 根据病情采用不同方式(MODE)进行治疗。

5. 每次治疗30分钟,10次为一疗程。可连用2个疗程。

输卵管阻塞不孕者可连用3个疗程。

【优点】

盆腔炎治疗仪治疗盆腔炎的优点:

1. 抗菌药物直接进入病灶不易产生抗药性。

2. 对人体肝脏、肾脏、骨髓造血系统、胃肠道及神经系统无不良作用。

3. 治疗盆腔炎安全、有效。

【注意事项】

1. **局部加剧反应** 个别患者,在治疗时,局部出现热、痛加剧的现象。主要为局部血液循环旺盛或代谢增强,加速了病灶的活动与修复过程,这种反应可以很快消失,炎症吸收好转,故也称一时性反应。如反应持续时间较长,可调整电压幅度及温度,必要时可暂停,不影响继续治疗。

2. **全身性加剧反应** 治疗过程中,有时可造成全身不适,性情烦躁,食欲不振,失眠和倦怠等,有可能为理疗过敏,应减少剂量或延长间隔时间。

3. **治疗适时** 空腹、饭后半小时内或过度疲劳者不宜用强力的理疗。

4. **治疗适度** 治疗人员应守护在患者身旁,根据患者对治疗的反应,随时调整治疗强度。

第四章

异位妊娠的保守治疗

第一节　输卵管妊娠的保守治疗

受精卵在输卵管里着床、发育，形成输卵管妊娠。

【诊断依据】

1. 输卵管妊娠未破裂前

(1)可仅有下腹隐痛。

(2)阴道检查时发现子宫正常大小或稍大，一侧有包块。

2. 输卵管妊娠流产或破裂后

(1)突发一侧下腹剧痛。

(2)肛门坠痛(血液刺激子宫直肠窝所致)。

(3)有闭经史。

(4)阴道不规则流血。

(5)阴道可排出片状或整块三角形管型蜕膜。

(6)出现晕厥或休克。

(7)腹腔移动性浊音阳性。

(8)阴道检查时发现子宫正常或稍大、稍软、宫体漂浮感，后穹窿饱满，触之宫颈剧痛，子宫一侧可触及胀大的输卵管。

(9)后穹窿穿刺，抽出不凝血。

(10)尿妊娠试验阳性。

(11)血 HCG 升高。

(12)诊刮发现宫内膜呈蜕膜变化，出现阿-斯反应。

(13)人流时吸空，应想到有宫外孕的可能。

(14)腹腔镜检，可见到输卵管血肿，腹腔内有血液。

(15)典型的输卵管妊娠，B 超所见为宫腔内无胎囊，输卵管有包块，子宫直肠窝与髂窝有液性暗区(积血)。

B 超未发现异常，也不能完全排除输卵管妊娠。

【处理】

一、保守治疗

此治疗的关键是早期诊断。

连续血清 HCG 测定、B 超或腹腔镜检查能较早地诊断出未破裂的输卵管妊娠。

保守治疗的指征如下述。

(1)输卵管妊娠直径小于 4cm。

(2)输卵管浆膜层完整。

(3)无活动性出血。

(4)临床经过稳定(血压、脉搏正常，无剧烈腹痛，血色素在正常范围)。

相对禁忌证如下。

(1)胎心存在。

(2)血 HCG 高。

1. 药物治疗

(1)MTX：作用于滋养层细胞，抑制其生长，使异位妊娠停止发育而被吸收，用法如下述。

①肌注：MTX 1mg/kg(并用甲酰四氢叶酸钙

0.1mg/kg,解救)。

副反应:有胃肠道反应、骨髓抑制、肝损、皮炎等。

②口服:可作为保守手术治疗输卵管妊娠失败后持续输卵管妊娠者的第二线疗法,以代替二次手术。

剂量:0.3~0.4mg/(kg·d),4~5天1疗程。此法安全有效。

③在腹腔镜或B超监测下,经腹或经阴道将MTX注入输卵管妊娠部位。

注入剂量为每次10~100mg。

注药方法如下。

a.腹腔镜下注药:用22号针头,将1/80 000肾上腺素10~20ml注入输卵管系膜,以收缩系膜血管,使其局部贫血,再将4ml含100mgMTX注入输卵管妊娠部位。

MTX给药30小时口服甲酰四氢叶酸钙15mg。

用药后间隔查HCG,直到HCG消失。根据HCG下降及临床症状可加用MTX肌注,一次或多次,每次50mg,附加总量100~200mg。每次肌注后,口服甲酰四氢叶酸钙15mg。

b.B超下注药:在B超指引下,经阴道穹窿穿刺进入异位妊娠胎囊,先吸出胎囊内液体或部分内容物,再将1mg/kg剂量或50mg MTX注入囊内。

此法优点是妊娠部位MTX浓度高、副反应小,安全有效。

④经宫颈输卵管插管注药:B超或X光监视下,准确将导管插至输卵管妊娠部位后注药。

相对禁忌证如下。

a.血HCG>5 000mlU/ml。

b.胎心存在。

c.腹腔积血。

(2)氯化钾:可使胚胎心跳停止而死亡。

经阴道注入有胎心的输卵管妊娠部位。

氯化钾的优点是无全身副作用。缺点是其对滋养层无作用,可继续妊娠而无胎儿发育。引起输卵管破裂。

(3)MTX与氯化钾同用。

(4)前列腺素PG_{2a}:PG_{2a}可增加输卵管蠕动和输卵管系膜动脉痉挛,并可使黄体产生的孕酮减少。

将前列腺素PG_{2a}0.5~1.5mg注入输卵管妊娠部位,其缺点是用量大时可产生心血管副作用。

(5)RU486:系黄体期孕酮拮抗剂,可抑制滋养层发育。故可口服治疗输卵管妊娠。

a.RU486 150mg首次顿服。间隔3~4天后再服RU486。

b.RU486 50mg,2/日,连服3日。

c.或RU486 25mg 3/日,连服3日。

服RU486期间间断查尿妊娠试验、血HCG及B超。

此法安全有效,成功率可达99%。

(6)高渗葡萄糖:可使妊娠局部组织脱水,滋养层坏死,治疗输卵管妊娠安全、有效,成功率约为80%。

禁忌证:血HCG>2 500mIU/ml。

2.CO_2**激光治疗**　腹腔镜下CO_2激光治疗输卵管妊娠。手术时间短,易止血,可再次妊娠。

3.**中药治疗**　原则为辨证施治。

(1)少腹血淤型:多见于腹腔内少量出血,输卵管流产型。停经后阴道排出少量紫色血,伴血块,阵发下腹痛。舌质暗淡,脉细数。

治则:活血化淤止血。

方药:丹参20g、赤芍10g、桃仁9g、三七3g(冲服)、血竭1.5g(冲服)、阿胶12g。

水煎服。

(2)休克型:多见于输卵管妊娠破裂,腹腔内出血多者。下腹剧痛拒按,面白舌淡,脉细无力。

治则:补气固本,佐以活血化淤。

方药:红参15g、丹参30g、赤芍9g、桃仁9g、附子6g、元胡9g。

水煎服。

(3)包块型:陈旧性宫外孕多属此型。

治则:活血祛淤,破症消积。

方药:丹参30g、赤芍10g、桃仁9g、三棱9g、莪术9g、山楂9g、党参12g、紫草30g(孕卵存活者加此药)、牛膝9g。

水煎服。

外敷药,以加速包块消散。

麝香(后入)0.06g、檀香9g、血竭9g、樟脑3g、银珠9g。

将上药共研细末,置瓷杯中,加热,调成糊状。根据腹部包块大小,将药摊于布上,趁热外敷腹部。

4. 保守治疗注意事项

(1)严格选择指征。

(2)治疗过程中严密观察患者的临床症状与生命体征。

(3)连续监测血 HCG。

(4)连续通过 B 超了解病情变化。

(5)如发现患者出现腹腔内出血、休克等征象,应即时输血、输液,边抢救,边准备开腹探查术,不能等待休克好转后再手术,谨防贻误抢救时机。

(6)不用升压药物。

二、手术治疗

【适应证】

1. 输卵管妊娠流产或破裂,腹腔内出血,需行急症开腹探查抢救手术。

2. 陈旧性宫外孕包块,保守治疗无效者。

3. 输卵管妊娠虽未发生破裂或流产,但无保守治疗条件者。

【注意事项】

1. 施术时抽吸腹腔积血的同时探查输卵管妊娠的部位。

2. 尽快将妊娠输卵管用手捏住,或用卵圆钳夹住。

3. 切开或切除输卵管妊娠部位,并认真止血。尽量保留输卵管伞部。

4. 如输卵管无病变,应保留。

5. 若已有子女,在闭腹前应征求家属及患者本人的意见,其要求绝育时,可同时行绝育术。

6. 闭腹前应用温盐水认真清洗腹腔,以减少术后腹腔粘连。

7. 有条件者,在腹腔可放置防粘油或透明脂酸钠等防止术后腹腔粘连药物。

8. 术后尽早翻身。

9. 有条件可采取自体输血,但术前曾行后穹窿穿刺或镜检红细胞破坏率大于 30% 时,不宜行自体输血。

经保守治疗未成功而发生输卵管妊娠破裂者,腹腔内出血量通常不多,尤其服用 RU486 杀胚者,故常可通过腹腔镜施术。

第二节　卵巢妊娠的保守治疗

卵巢妊娠保守治疗的诊断依据同输卵管妊娠。

【处理】

保守治疗的关键是早期诊断,早期治疗。

连续查血 HCG、B 超,必要时腹腔镜检能较早地诊断出未破裂的卵巢妊娠。

保守治疗的指征如下。

(1)卵巢妊娠的包块小于 4cm。

(2)卵巢妊娠周围的包膜未破裂。

(3)腹腔内无活动性出血。

(4)临床经过稳定(无剧烈腹痛,无晕厥、休克,血压、脉搏在正常范围,血化验无异常,血色素在正常范围)。

一、药物治疗

1. RU486　首选,系黄体期孕酮拮抗剂,可抑制滋养层发育。有下述几种服法。

(1)RU486:150mg,首次,顿服,3 天后再次下一疗程。

(2)RU486:50mg,3/日,连服 2 日。

(3)或 RU486:25mg,3/日,连服 2 日。

服 RU486 期间,间断查尿妊娠试验、血 HCG 及 B 超。

此法安全有效,成功率达 99%。

2. MTX　抑制滋养层细胞生长,使异位妊娠停止发育,继之被逐渐吸收。用法如下述。

(1)肌注:MTX 1mg/kg,用甲酰四氢叶酸钙 0.1mg/kg 解救。

副反应:恶心呕吐,食欲下降,肝损,骨髓抑制,皮炎等。

(2)在腹腔镜或 B 超监测下,经腹或经阴道将 MTX 注入卵巢妊娠胎囊内。

注入剂量为每次 10~100mg。

MTX 给药 30 小时,口服甲酰四氢叶酸钙 15mg。

用药后间隔查血 HCG,直至 HCG 消炎。根据 HCG 下降及临床症状可加用 MTX 肌注,一次或多次,每次 50mg,附加总量 100~200mg,每次肌注后,口服甲酰四氢叶酸钙 15mg。

(3)在 B 超下注药:经阴道穹窿穿刺进入异位妊

娠胎囊，先吸出胎囊内液或部分内容物，再将 1mg/kg 剂量或 50mg MTX 注入囊内。

此法优点是妊娠部位 MTX 浓度高，副反应小，安全有效。

二、微创手术治疗

卵巢妊娠保守治疗失败发生腹腔内出血，通常出血量不多，尤其应用 RU486 者，可在腹腔镜下清除卵巢妊娠病灶以止血。

第三节 宫颈妊娠的保守治疗

孕卵种植在子宫颈管内（宫颈内口与外口之间）着床、发育为宫颈妊娠。

【诊断依据】

1. 有停经史（通常停经 3 个月以下）及早孕反应。

2. 阴道不规则出血。

3. 阴道检查，子宫正常大或稍大，子宫增大小于闭经日期，质地不软或稍软，宫颈变软、变大、变厚、变蓝，可呈产后宫颈状。

4. 人工流产或刮宫扩张宫口时，有难以控制的阴道出血，应考虑为宫颈妊娠。

5. B 超诊断标准，即胎盘和整个绒毛囊。包括活胚胎位于子宫颈内口水平以下，宫颈内口水平即子宫动脉进入子宫入口水平，宫腔空虚，宫颈管明显松弛，并呈桶状。

6. B 超不能确诊者，可用核磁共振检查确定胚胎着床部位，协助诊断。

【处理】

一、MTX 疗法

MTX 系叶酸拮抗剂。

1. **MTX 序贯疗法**　治疗方案为第 1、3、5、7 天给 MTX 1mg/kg，第 2、4、6、8 天给予四氢叶酸 0.1mg/kg，8 天（4 剂）1 疗程。

若胎心未消失，胚囊未缩小，或 HCG 持续高水平，间隔 6 天后再做第二疗程化疗。

2. **MTX 大剂量化疗**

（1）MTX 100mg/m^2，静推，翌日用四氢叶酸 100mg/m^2 解救。

（2）MTX 100mg/m^2，静推后，再给 MTX200mg/m^2 静滴维持 12 小时。继之，四氢叶酸 15mg，每 12 小时口服 1 次，共用 48 小时解救。

3. **注意事项**

（1）化疗前查肝、肾功能、血尿常规，无异常时方可用 MTX。

（2）用药后注意化疗副反应，若出现恶心、呕吐、口腔黏膜炎、咽喉痛、胃炎、SGPT 升高及骨髓抑制等症状，应及时采取相应的治疗措施。

4. **MTX 羊膜囊内注射**　在阴道 B 超指引下，用 20～21 号穿刺针经宫颈壁刺入羊膜囊。吸出羊水，以 15～20mg/ml 的浓度注入 MTX12.5～50mg，待胎心消失后退针。

此法 MTX 用药量少，成功率高，引发阴道大出血等副作用少。

二、放线菌素 D 疗法

可直接插入 DNA 螺旋，防止 DNA 与 RNA 的合成，属最有效化疗药物之一。

此药副反应轻，可有轻度恶心、呕吐。

适用于孕 6～10 周活胎、血清 β-HCG > 10 000IU/ml、MTX 治疗失败的病例。

三、氯化钾 + MTX 疗法

在阴道 B 超监视下，经宫颈壁穿刺羊膜囊，必须保护羊膜囊完整，才有可能成功，首先向羊膜囊内注射氯化钾 2mmol，待胎心消失后吸出羊水，再注入 MTX1mg/kg，次日用四氢叶酸 0.1mg/kg 解救。

四、氯化钾疗法

在阴道 B 超监视下，用氯化钾 3～5ml（6～10mmol）注射于羊膜囊或活胎体内，胎心很快消失，胚囊逐渐退化。

胎心消失后应抽出羊水，以防氯化钾吸收引起高钾血症。

在注射氯化钾后 30～60 分钟再行 B 超检查，以排除罕见的心搏复跳。

用氯化钾治疗宫颈妊娠，不需刮宫及其他处理。

五、血管栓塞治疗

宫颈妊娠刮宫前，或应用药物保守治疗过程中，发生大出血者，可在放射显像下行动脉插管，用可吸收明胶行髂内动脉前行支或子宫动脉栓塞，以减少出血，效果显著。

六、刮宫＋填塞疗法

根据停经时间长短，可单独应用此法，或化疗过程中大出血，或在血管栓塞条件下应用。

方法是刮宫后用碘纱条填塞，或用带水囊的Foley氏导管压迫，以止血及防止宫颈内积血，其水囊大小可根据需要调整。

在压迫止血的同时，给予麦角新碱0.2～0.4mg，宫颈局部注射，或甲基麦角新碱0.2mg，每日3次，口服，连服30天，以促进宫颈收缩，利于止血。

宫颈妊娠组织多，尤其IVF＋ET后宫颈，宫腔内同时妊娠时，在化疗后血清β-HCG降至正常或接近正常水平时，宜轻柔刮宫，以彻底清除妊娠组织，防止粘连。

七、宫腔镜下切除术

由于化疗药有副作用，造成血清β-HCG下降缓慢，需长期随访，在羊膜腔内注药实施有相当困难时，Ash等首次提出宫腔镜下切除宫颈妊娠。操作方法如下。

1. 全麻，可采用丙泊酚静脉麻。

2. 患者取膀胱截石位。

3. 将10U血管加压素溶于30ml盐水中，将此液分别注于宫颈3、6、9、12点。

4. 在宫颈与阴道黏膜连接处、胚胎着床侧(3点处)，缝扎子宫动脉宫颈支以预防出血。

5. 扩张宫颈管至10mm后，置入宫腔镜，宫口松者不需扩张。

6. 在宫腔镜直视下，用切除环完整地切除异位妊娠组织，再电凝胚胎着床部位，烧灼功率100W。

此法优点在于出血少，术后血清β-HCG很快降至正常水平。

对于孕周长胚胎组织占满整个宫颈管及血管充盈的宫颈妊娠，用此法易致大出血。以选择MTX羊膜腔内注射为宜。

八、宫颈环扎术

用宫颈钳向下牵拉宫颈，用大圆针、2号尼龙线，由宫颈11～10点、膀胱附着点稍下处，穿入宫颈浆肌层。

用宫颈钳将宫颈向上牵引，继续在宫颈8～7点、5～4点、2～1点，做袋状缝合。每段露出的线段均应套上一小段橡皮管(共套4段)，以防缝线嵌入宫颈组织(图1-4-1)。

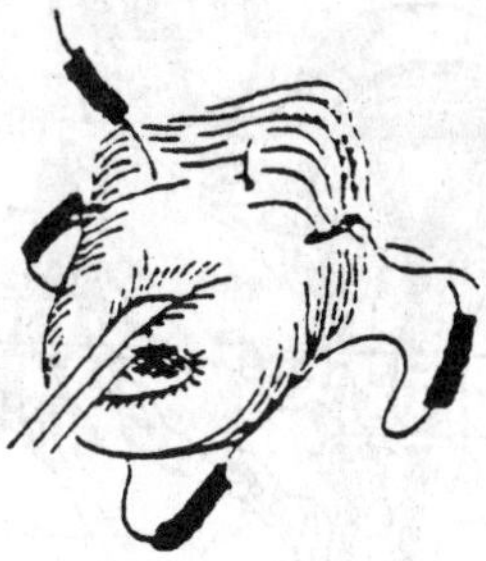

图1-4-1

九、结扎两侧子宫动脉下行支

在宫颈根部3点、9点两处用1号肠线，大圆针各缝合一针结扎子宫动脉下行支(图1-4-2)。

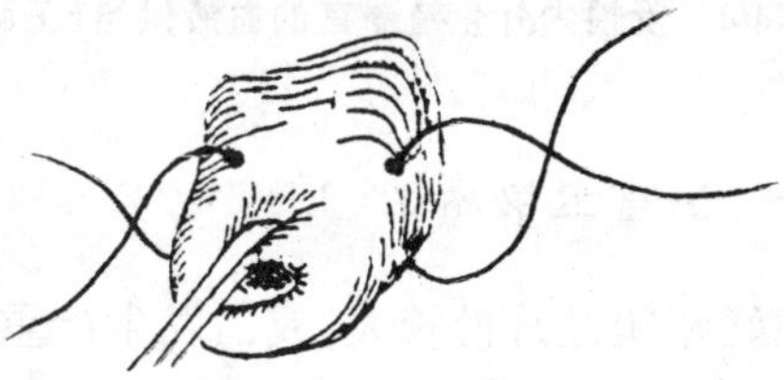

图1-4-2

十、结扎两侧髂内动脉

结扎两侧髂内动脉见图1-4-3。

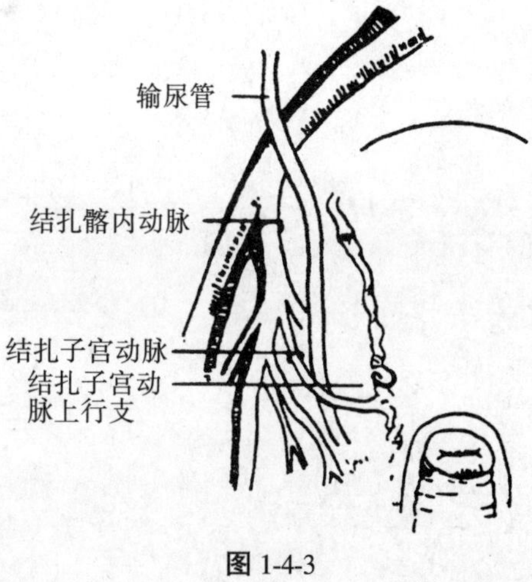

图1-4-3

以上这些手术常在剖宫术或出血多时,配合其他治疗选用。另参照女性内外生殖器官的血液供给(图 1-4-4)。

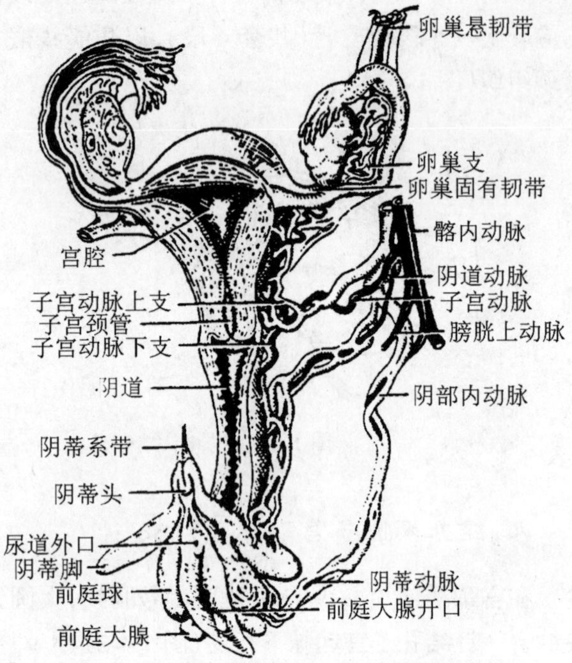

图 1-4-4 女性内外生殖器官的血液供给(正面)

十一、子宫全切术

宫颈妊娠闭经月份较大,或已发生严重阴道流血,无条件采用上述保守治疗方法,或经上述保守治疗无效,患者已有子女,可考虑行子宫全切术。

患者在 50 岁以下,且卵巢无异常者,应保留卵巢。

术前应备大量血液,并做好抢救准备。

术后病理可见滋养叶细胞深入宫颈壁,胎盘附着处有宫颈腺体。

【注意事项】

1. 化疗或氯化钾注射治疗宫颈妊娠后,血 HCG 在注射后的前 5~6 天可继续上升,随之逐渐下降,最长可达 78 天降至正常。宫颈管内妊娠组织回声可于药物治疗后 9 周才完全消失。

2. MTX 在组织内可存在 8 个月,故化疗 8 个月后才能再妊娠,以防引起胎儿发育异常。

3. 由于先天因素或手术操作,可能损伤宫颈内口组织致宫颈功能不全,故再次妊娠后应警惕有无宫颈功能不全。

4. 接受辅助生育技术 IVF + ET 者,应注意排除宫颈妊娠的可能。

5. 阴道 B 超是诊断早期宫颈妊娠的重要手段,故对疑诊病例,应行阴道 B 超检查。

6. 宫颈妊娠保守治疗后,可再次怀孕,但应注意再次宫颈妊娠的可能。

第五章

妇科领域内无创、微创与无痛手术

第一节 丙泊酚——无痛手术新型静脉麻醉药物

新型静脉麻醉注射药丙泊酚为丙泊酚注射液，商品名为静安，英文名：Propofol Injection 为白色均匀乳状液体。每毫升乳剂含丙泊酚 10mg，其他成分为大豆油、纯化卵磷脂、甘油、油酸、氢氧化钠和注射用水。

一、作用

丙泊酚是一种起效迅速的短效全身静脉麻醉药，起效时间约为 30～40 秒。由于药物被迅速代谢和清除，其麻醉时间很短，约 4～6 分钟。

在通常的维持状态，通过单次重复注射或连续静脉输注丙泊酚，没有发现明显的蓄积。

由于大脑迷走神经紧张的影响和交感神经的抑制，在麻醉诱导期间，可能引起心动过缓和低血压。在麻醉维持期间，血液动力学通常恢复到正常。

丙泊酚可透过胎盘屏障。

二、用法

1. 应根据病人反应及术前用药实行个体化给药，麻醉时除了使用本品外，必要时补充镇痛药。

2. 连续应用不得超过 7 天。

3. 本品应采用滴注法实施麻醉诱导（每 10 秒约 20～40mg），直到临床体征显示麻醉作用已经产生。

4. 大多数小于 55 岁的成人诱导剂量按体重计算为 1.5～2.5mg/kg。

5. ASA Ⅲ-Ⅳ患者，特别是心功能不全的患者，需要量也明显减少，诱导应更缓慢进行，同时给予本品的速度应更加缓慢（每 10 秒约 2ml 或 20mg）。

6. 重复单次注射给药时，单次剂量为 25～50mg（相当于本品 2.5～5ml）。

7. 本药不用于 16 岁以下少女的镇静。

8. 输注本药可以不用稀释，也可用 5% 葡萄糖或 0.9% 氯化钠稀释后装于玻璃输液瓶内滴注。

9. 药品使用前应摇动混匀。

10. 稀释时，稀释比不应超过 1:4，即 1 份本品原液：4 份 5% 葡萄糖或 0.9% 氯化钠（至少每 ml 含 2mg 丙泊酚），并于稀释后马上使用，最迟不得超过 6 小时。

11. 为减少注射部位疼痛，可在注射前用不含防腐剂的 1% 利多卡因与之混合使用（本品与利多卡因的比例最多为 20:1）。

三、副反应

1. 本药引起注射部位红肿时，肌松药中如阿曲可宁和美维松可从同一部位注射。

2. 可能出现低血压和短暂的呼吸暂停，这与药物剂量、术前用药或使用其他药物有关。偶尔发生低血压时，需要减慢给药速度和（或）进行液体替换治疗,必要时用血管收缩药进行治疗。

3. 偶尔发生心动过缓和心搏停止。

4. 丙泊酚麻醉诱导时可能出现轻微躁动。

5. 极少数病例使用丙泊酚出现癫痫样活动,如惊厥和角弓反张,个别病例延迟数小时到数天后发生。

6. 癫痫患者使用丙泊酚时,个别病例出现惊厥。

7. 麻醉维持期间偶尔出现咳嗽。

8. 个别病例出现肺水肿。

9. 在麻醉恢复期间,极少数病例可能发生恶心、呕吐、头痛、寒战或发冷、欣快感。

10. 长期应用丙泊酚,极少数病例出现术后发热及尿颜色改变。

11. 极少数病例使用丙泊酚后发生过敏反应,包括 Quincke 氏水肿、支气管痉挛、红斑和低血压。

12. 在罕见的病例中,当异丙酚在 ICU 用于镇静超过按体重计每小时 4mg/kg 的剂量时,有发生横纹肌溶解、代谢性酸中毒、高钾血症或心脏衰竭的报告,有时甚至死亡。

13. 极少发生血栓症与静脉炎。

14. 可引起局部注射部位的疼痛,故可与利多卡因合用或选择前臂大静脉或肘静脉穿刺以减轻。与利多卡因合用时,可能出现以下不良反应:头晕、呕吐、困倦、惊厥,心动过缓、心律不齐和休克。

15. 当发生静脉处渗漏时,个别病例可能出现严重组织反应。

16. 意外用药过量,可能引起呼吸循环抑制。呼吸抑制可通过含氧的人工通气处理。循环抑制时应将患者身体保持水平,如果严重,应使用血容量扩充剂和升压药。

四、药物相互作用

1. 本药与常用的术前用药、吸入麻醉剂、镇痛剂、肌松剂或局部麻醉药一起使用,未发生药理学上的配伍禁忌。

2. 区域麻醉合并全身麻醉时,所需丙泊酚药量减少。

3. 此药与苯二氮卓类药物、副交感神经阻滞剂或吸入麻醉药合用时,可延长麻醉时间并降低呼吸频率。

4. 应用阿片类药物作为术前用药后,使用此药时可能发生呼吸暂停,并且暂停次数逐渐增加及暂停时间逐渐延长。

5. 此药和琥珀胆碱或新斯的明合用后,可能出现心动过缓或心跳骤停。

6. 由于以上这些药物本身容易降低呼吸功能或引起低血压,与此药合用时可加强这些作用。

7. 需特别强调的是,丙泊酚与术前用药、吸入麻醉剂或镇痛剂合用时能加深麻醉并增加心血管方面的不良反应。

8. 与中枢神经系统抑制剂,如乙醇、全身麻醉药、麻醉性镇痛药等合用时,可加深镇静作用;与肠外使用的中枢抑制剂合用时,可能发生严重的呼吸及心血管抑制。

9. 应用芬太尼后,丙泊酚的血药浓度可短暂性升高。

10. 接受环孢菌素治疗的患者,使用脂肪乳剂(如本品)后可发生白质脑病。

第二节 小阴唇粘连分离术

【适应证】

幼女外阴炎导致小阴唇粘连遮盖尿道口与阴道口,粘连处薄,透光。

【手术步骤】

一、消毒术野

外阴用 0.1%碘伏消毒。

二、麻醉

可不麻醉或用 0.5%地卡因表面麻醉。

三、分离粘连

1. **徒手分离法** 术者戴无菌手套,将一小块新洁尔灭棉球敷于小阴唇粘连处,然后用食指轻轻按压此棉球,逐渐分离开此粘连。

2. **用钳分离法** 手分离不成功时,则用小止血钳伸入粘连的小孔,轻轻向两侧钝性分离。

3. **粘连切开术** 徒手分离失败后,可在表面麻醉下,用尖刀切开粘连。切时,应先将一槽状探针插入粘连处下方,沿槽切开较安全(图 1-5-1,图 1-5-2)。

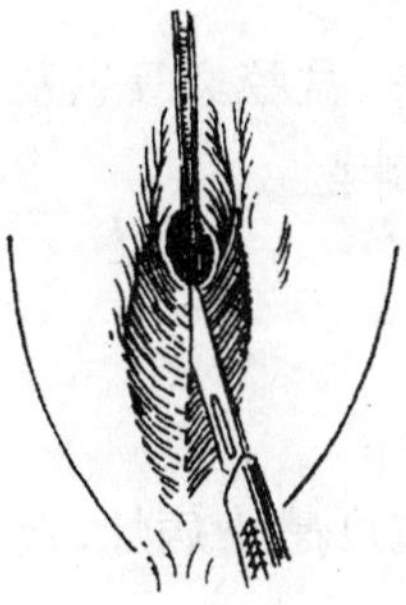

图 1-5-1

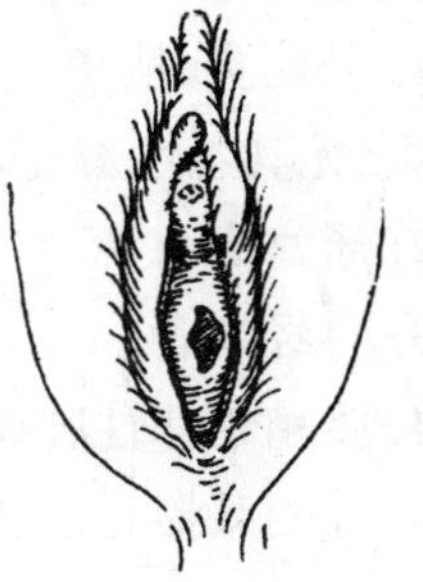

图 1-5-2

【注意事项】

术后，应保持阴部洁净，大、小便后用消毒液(0.1%碘伏液或醋酸氯乙啶液)冲洗阴道口，外敷百多邦软膏。

第三节　处女膜切开术

【适应证】

1. 青春期一经确诊患有处女膜闭锁，应立即手术，以避免日后经血潴留诱发炎症及子宫内膜异位症。

2. 无孔处女膜，即处女膜闭锁引起的阴道、子宫、输卵管积血(图 1-5-3，图 1-5-4，图 1-5-5)。临床以周期性腹痛为特点，检查时可见阴道口膨隆，呈紫蓝色。B 型超声波检查可见典型的宫腔、输卵管、阴道，甚至盆腔积血征象。

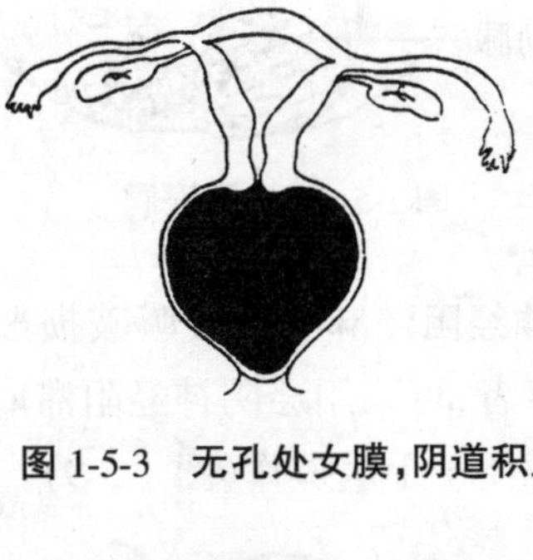

图 1-5-3　无孔处女膜，阴道积血

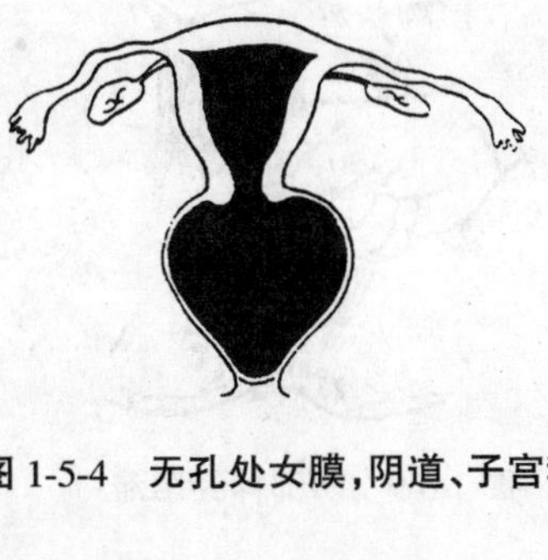

图 1-5-4　无孔处女膜，阴道、子宫积血

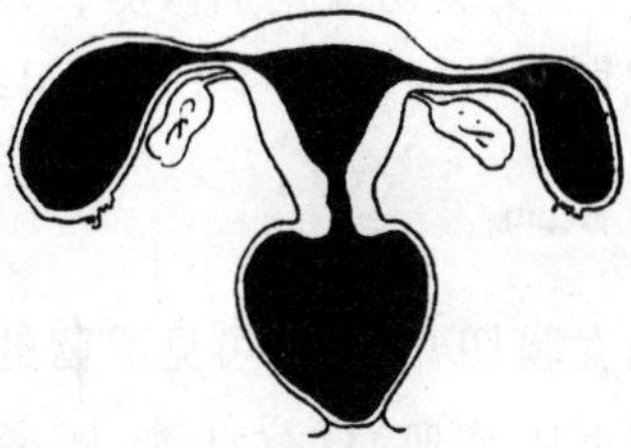

图 1-5-5　无孔处女膜，阴道、子宫、输卵管积血

【手术步骤】

一、体位

受术者取膀胱截石位。

二、消毒

常规消毒外阴。

三、铺巾

铺无菌巾。

四、导尿

排空膀胱。

五、麻醉

1. **采用局麻**　利多卡因局部浸润麻。

2. **全麻**　精神紧张，恐惧疼痛者可采用丙泊酚静脉麻。

六、切口

在闭锁的处女膜突出部做 X 形切开(图 1-5-6)，切开后的阴道口应能通过两指以上，剪去切口周围

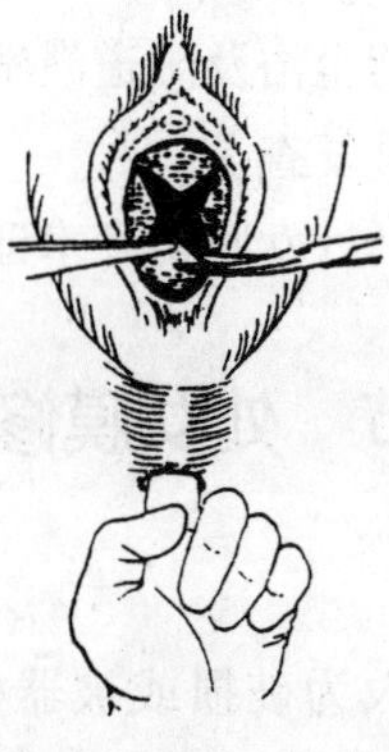

图 1-5-6

多余的黏膜，将处女膜切缘稍加修剪，形成近似圆形阴道口。注意切勿剪掉过多的处女膜组织。

七、排出积血

闭锁的处女膜切开后，即可见潴留的经血流出，用纱布拭净阴道内积血，查看宫颈，如宫口闭合，应用小号扩张器予以扩张，使宫腔积血溢出。

八、缝合切口边缘

用2-0号铬制肠线间断缝合其边缘，如处女膜很薄而无出血，亦可不缝(图 1-5-7)。

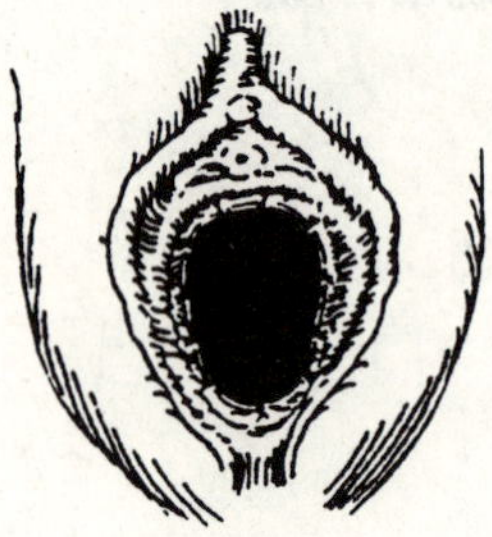

图 1-5-7

【注意事项】

1. 若处女膜闭锁部位较高，且隔厚，可用金属导尿管插入尿道及膀胱，并伸食指入肛门做指示，以指导正常切开闭锁处，可避免误伤尿道、膀胱及直肠。

2. 施术者手不得揉压小腹及宫体，不做双合诊检查，以减少经血的逆流及子宫内膜异位症的发生。

3. 术后即可坐起、站立或下床活动，以利积血排出。

4. 保持外阴清洁，每日清洗外阴，阴部置无菌垫。

5. 术后半月禁坐浴及阴道灌洗。

6. 术后一个月复查。

7. 未婚者开具处女膜切开术证明 1 份。

第四节 处女膜修补术

【适应证】

1. 处女膜被人为破损或被器械或硬物误伤破裂者。

2. 要求修复处女膜破裂者。

【禁忌证】

1. 外阴炎、阴道炎、宫颈炎、盆腔炎等生殖道炎症严重，尤其急性炎症未被控制者。

2. 子宫出血者。

3. 月经期者。

4. 生殖道恶性肿瘤者。

5. 体内某器官系统存在重度感染病灶，或发烧者。

6. 重要脏器心、脑、肺、肾、肝脏功能严重失调未被纠正前。

【手术步骤】

一、体位

受术者取膀胱截石位。

二、术野清毒

用 0.1%碘伏消毒外阴、阴道及宫颈。

三、麻醉

1. **局麻** 用 1%利多卡因在处女膜破损周围行局部浸润麻(图 1-5-8)。

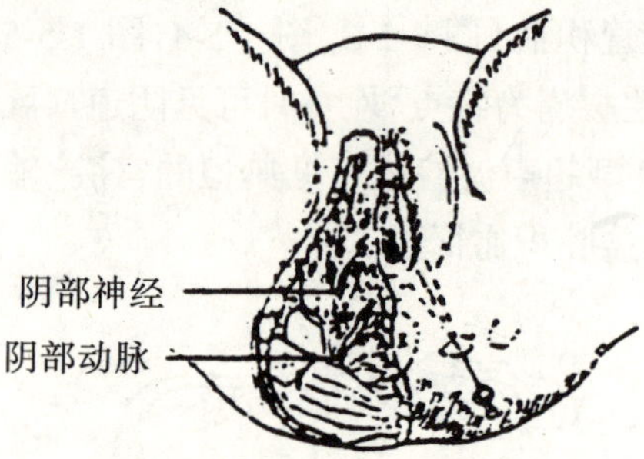

图 1-5-8 皮下浸润

2. **会阴神经阻滞麻** 处女膜破损严重，尤其阴道口极度狭窄者，可采用会阴神经阻滞麻 + 局麻，以利阴道口松弛便于手术操作(图 1-5-9)。

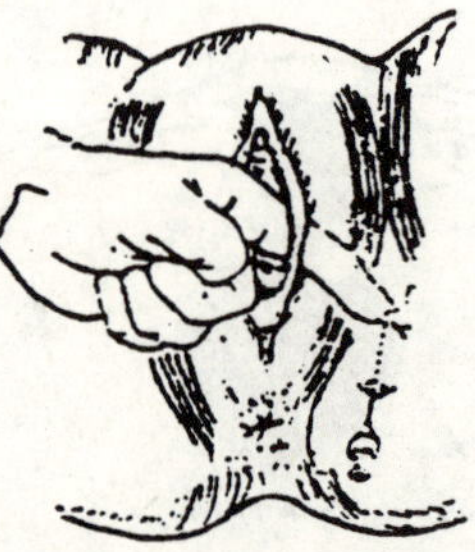

图 1-5-9 阴部神经阻滞

3. **骶管麻**　处女膜修补难度大的手术可采用骶管麻

四、修补处女膜破损处

1. **单纯对合修补**

(1)修剪处女膜破损边缘(图 1-5-10)。

用眼科小剪刀将处女膜破裂处的边缘剪去 1mm,形成新创面。

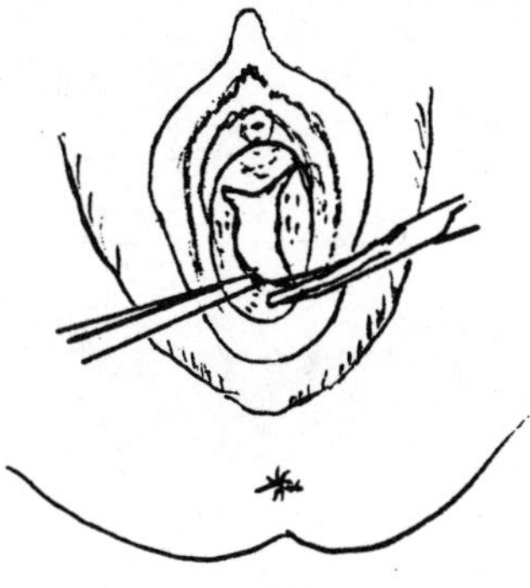

图 1-5-10　修剪处女膜破损边缘

(2)用小圆针,4-0 肠线间断对齐缝合(图 1-5-11)。

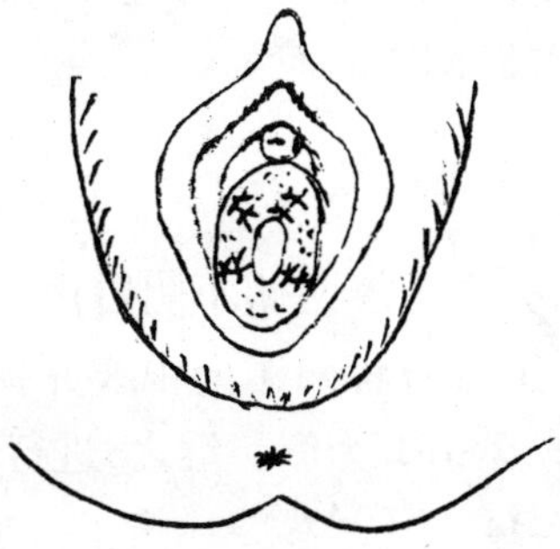

图 1-5-11　处女膜单纯对合修补术后

2. **重叠加固缝合修补**　处女膜较薄,且较松弛,可选用此法进行修补。

(1)处女膜破裂处相邻的两页 a 与 b,在 a 页外表面用刀轻轻刮掉 0.1mm 的表层组织,宽约 3mm,在 b 页的内表面同法刮掉 0.1mm 的表层组织,宽约 3mm(图 1-5-12)。

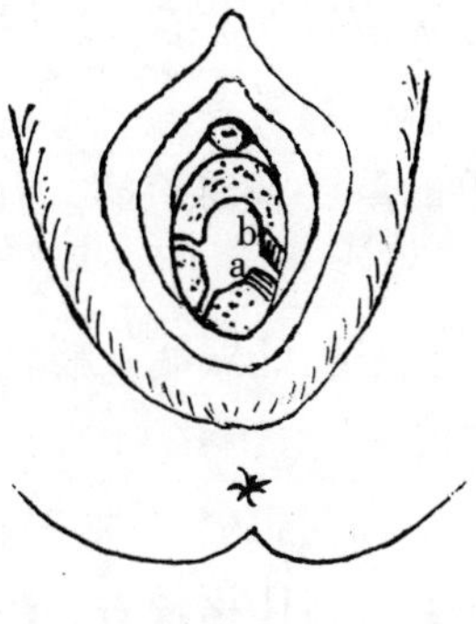

图 1-5-12　刮掉 a 页外表面,b 页内表面组织

(2)将 b 页的内表面,覆盖在 a 页的外表面上,两页重叠 3mm,重叠部位用 4-0 肠线间断将两层缝在一起(图 1-5-13)。

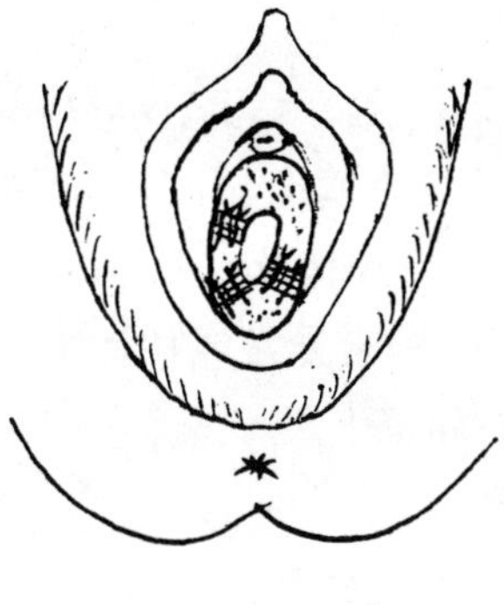

图 1-5-13　a 与 b 两页重叠后,用 4-0 肠线间断缝合

【注意事项】

1. 术后应保持会阴局部清洁、干燥。每日更换洁净纯棉内裤。

2. 每次排尿后禁止用手纸擦阴道口。

3. 术后 7 日内禁止洗外阴。每日应到医院由医务人员用无菌生理盐水冲洗阴道口。必要时喷洒庆大霉素液防止感染。

4. 术后 2 周内避免激烈运动,尤其应避免跑跳等影响处女膜伤口愈合的动作。

第五节　阴道缩窄术

【适应证】

1. 阴道内腔松弛者。

2. 无禁忌证者。

3. 夫妻双方均要求行阴道缩窄术者。

【禁忌证】

1. 各种类型的外阴、阴道炎或溃疡者。

2. 急性盆腔炎或慢性盆腔炎急性发作者。

3. 生殖器有恶性病变者。

4. 合并严重的重要脏器疾病，不能承担麻醉与手术者。

5. 经前期、行经期、妊娠期及哺乳期不宜施术。

【术前准备】

1. **病史** 详细询问病史、手术史、麻药过敏史。

2. **体检** 仔细进行体格检查，除一般体格检查及妇科检查外，还应检查与手术及麻醉相关的重要脏器。

3. **实验室检查**

(1)验血常规：血色素、白细胞、血小板计数、凝血四项。

(2)验尿常规。

(3)做肝功及甲、乙、丙、丁、戊肝检测。

(4)阴道分泌物查滴虫、霉菌。必要时查淋菌、病毒、加德纳杆菌、支原体及衣原体。

4. **备血** 血化验有异常或估计术中出血多时，应备血，并做输血准备。

5. **交待病情**

(1)术前必须向患者交待病情、手术性质、手术效果及可能发生的困难与后果，同意后方能手术。

(2)患者有某些合并症或有风险时，应征得家属同意签字后，方可手术。

6. **阴道准备** 术前3天可用1/10 000碘液阴道灌洗，或用0.5%碘伏液阴道擦洗。

7. **备皮** 术前剔除阴毛。

8. **麻醉前用药** 根据病情与需要适当给予麻醉前用药。

9. **净肠** 术前排空直肠。必要时用开塞路射肛排出直肠内蓄便。

10. **排空膀胱** 去手术室前自行排尿以排空膀胱。

【手术必备条件】

1. 无禁忌证。

2. 月经干净3~7天。

3.3天内无房事。

4. 术前准备已齐。

5. 家属及患者双方已签字，均对阴道缩窄术后可能出现的异常理解。

【麻醉】

1. 利多卡因局部浸润麻。

2. 双侧会阴神经阻滞麻配合利多卡因局部浸润麻。

3. 丙泊酚静脉全麻。

4. 骶麻。

【手术步骤】

一、体位

受术者取膀胱截石位。

二、消毒

常规消毒外阴、阴道。

三、铺巾

铺无菌巾。

四、导尿

排空膀胱。

五、暴露术野

将两侧小阴唇用缝线暂时缝在外阴两侧皮肤上，以利充分暴露阴道内腔。

六、切开阴道后壁

将鼠齿钳分别夹着两侧小阴唇内下(约在前庭大腺管开口之下方)，将两钳向中线并拢，以两指伸入阴道，感到松紧适宜为度。继之，进行阴道后壁黏膜划界(图1-5-14)。

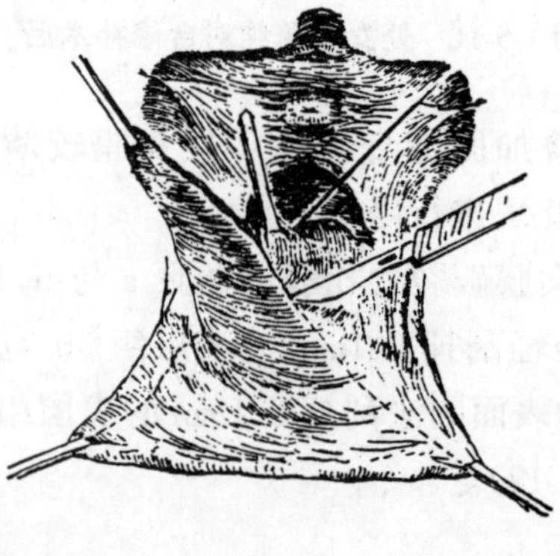

图1-5-14

七、横行切开阴道与会阴处

将鼠齿钳向两侧拉开，以剪或刀切开会阴皮肤与阴道后壁黏膜交界线（图 1-5-15，图 1-5-16，图 1-5-17）。

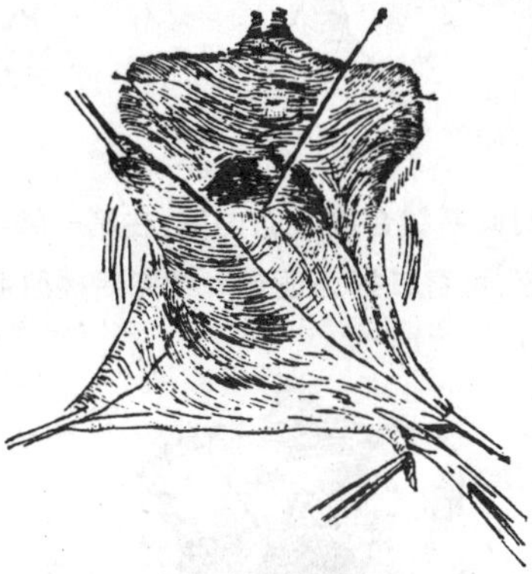

图 1-5-15

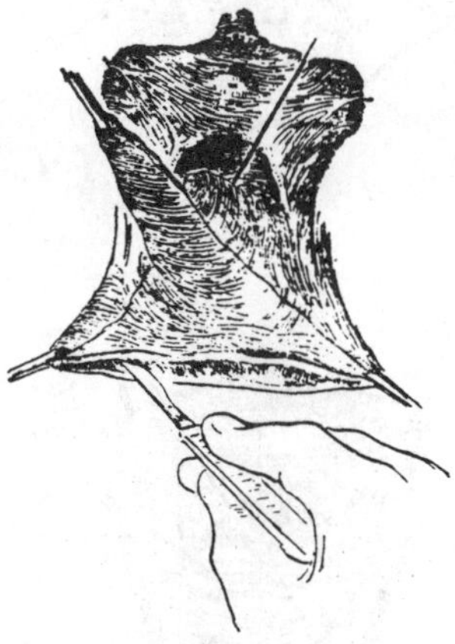

图 1-5-16

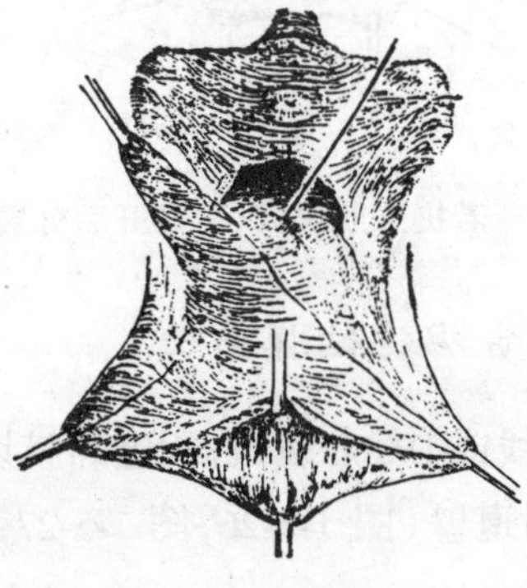

图 1-5-17　在阴道与会阴处横切开

八、分离阴道后壁黏膜

分离阴道后壁黏膜：用两把鼠齿钳分别钳住横切口的上、下缘，作为牵引。在会阴体与阴道壁之间用剪刀稍加分离，随即用弯剪刀，分离阴道后壁与直肠，剪刀应紧贴阴道壁，以避免损伤直肠（图 1-5-18，图 1-5-19）。

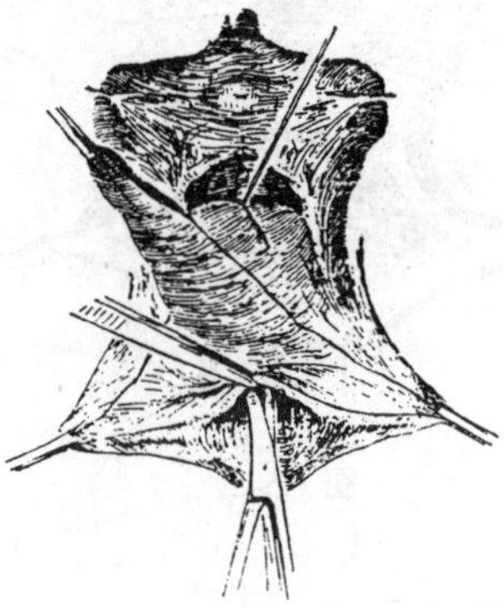

图 1-5-18

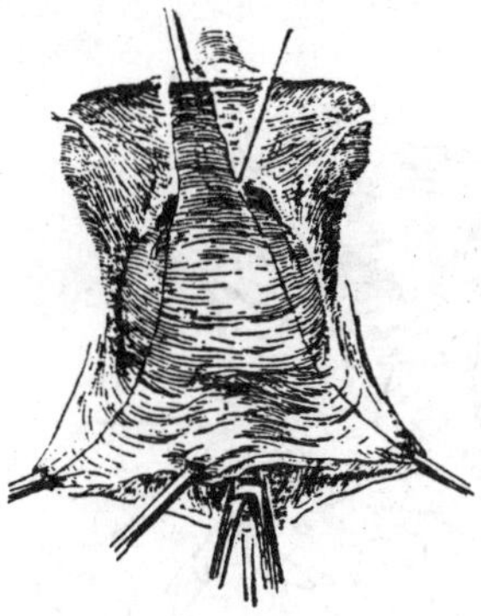

图 1-5-19

九、剪下阴道后壁黏膜

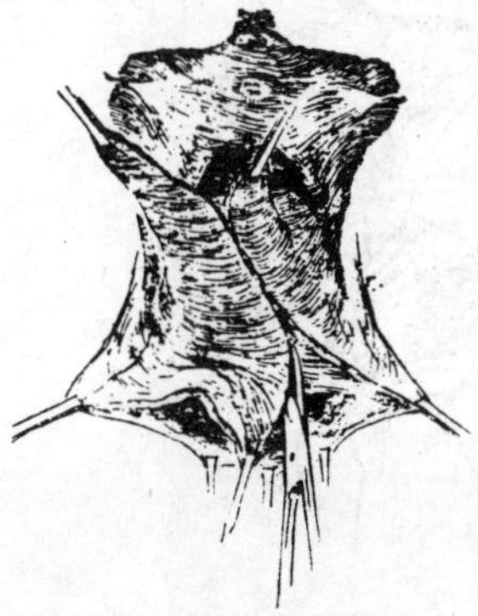

图 1-5-20

十、缝合直肠前筋膜

用 0 号铬制肠线或 Dexon 线间断缝合直肠前筋

膜(图 1-5-21)。

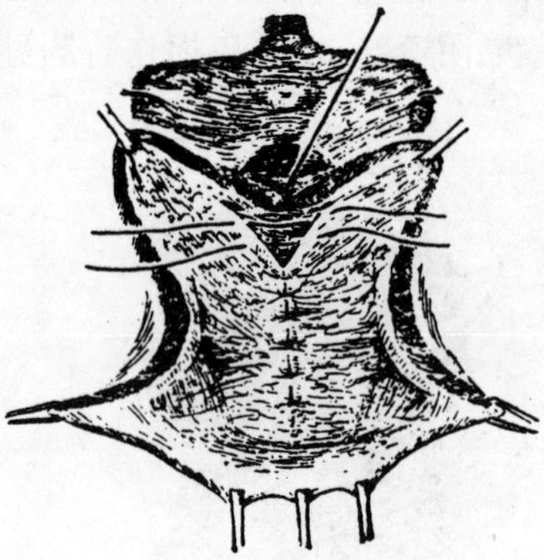

图 1-5-21

十一、缝合提肛肌

缝合提肛肌步骤(图 1-5-22,图 1-5-23,图 1-5-24,图 1-5-25)。

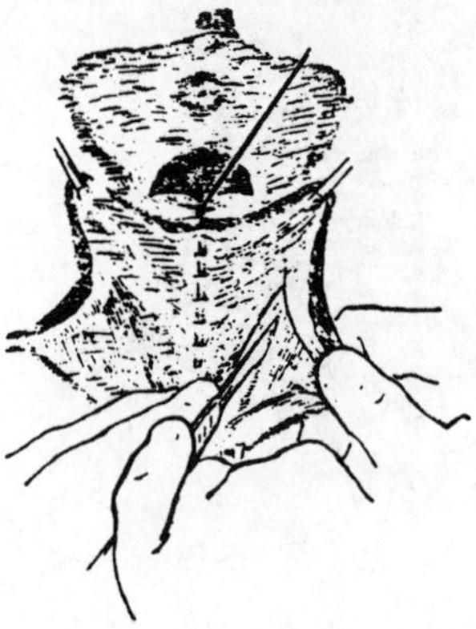

图 1-5-22 游离提肛肌

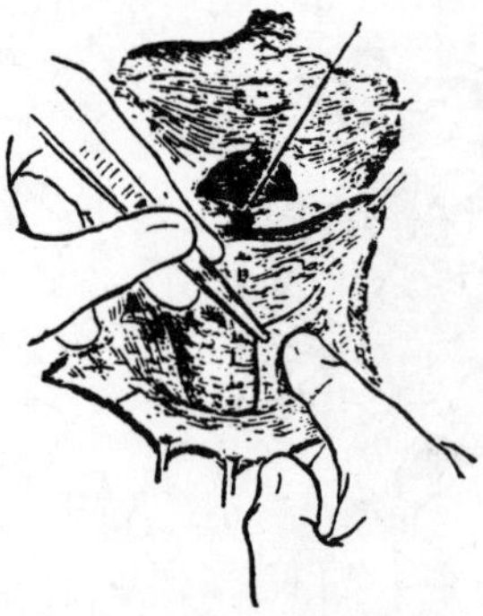

图 1-5-23 用丝线间断缝合两侧提肛肌和筋膜

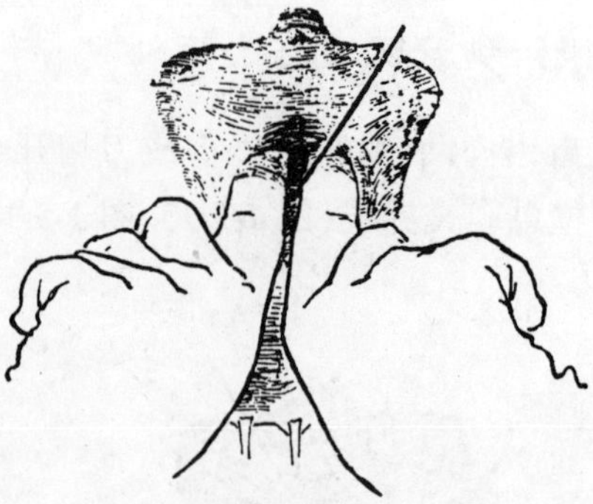

图 1-5-24 相对间断缝合提肛肌内缘,在第一缝线结扎前,应先测试阴道腔,可容二指为适宜。缝完后提肌肛肛裂缩小

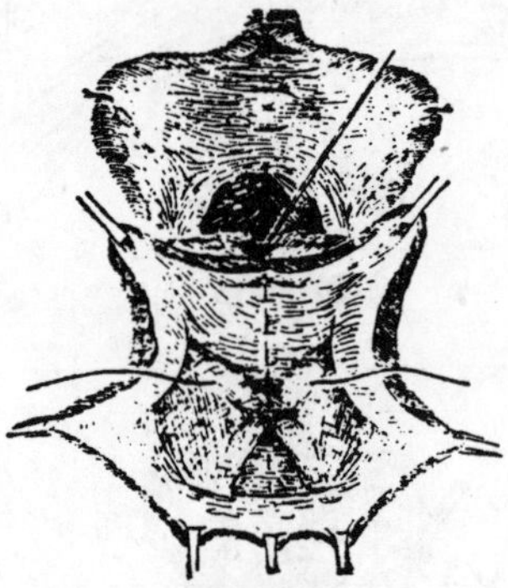

a

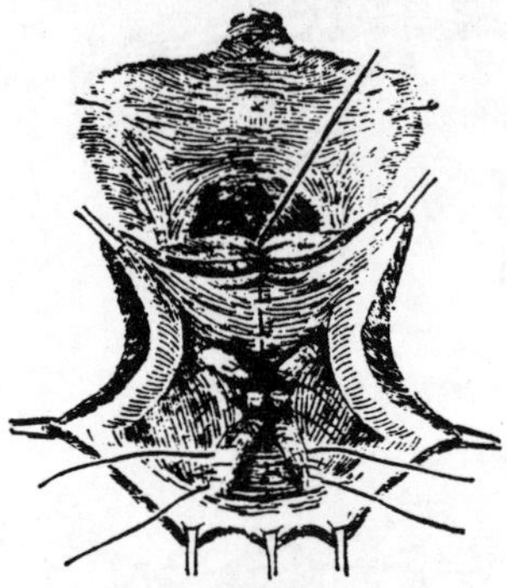

b

图 1-5-25 若提肛肌很紧,可切开后分层缝合

十二、缝合阴道黏膜切口

用 1-0 肠线或 Dexon 线,自阴道黏膜切口顶端开始间断缝合阴道壁(图 1-5-26,图 1-5-27,图 1-5-28,图 1-5-29)。

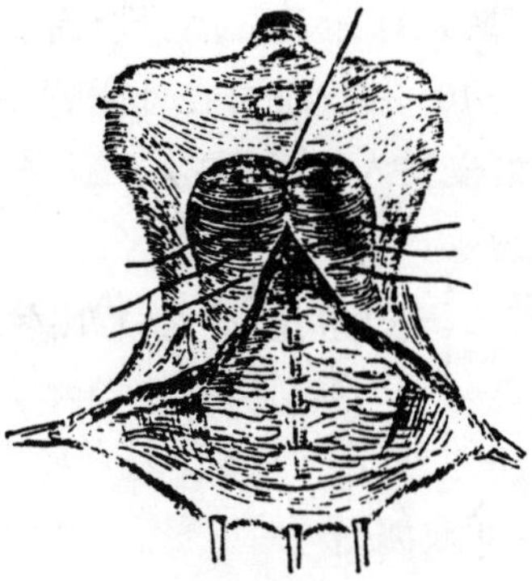

图 1-5-26

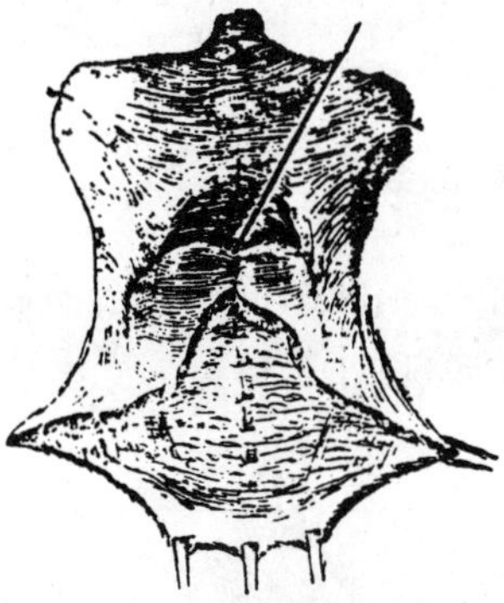

图 1-5-27

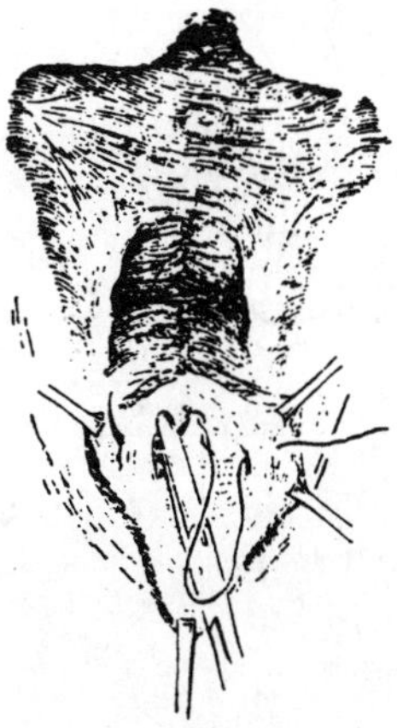

图 1-5-28

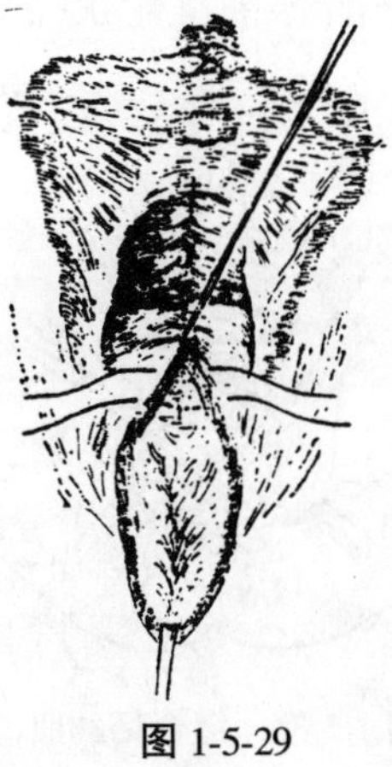

图 1-5-29

用 0 号铬制肠线或 Dexon 线间断缝合阴道出口处黏膜(图 1-5-30)。

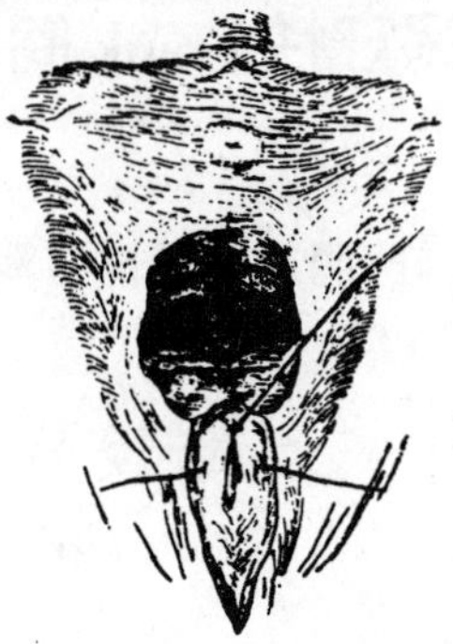

图 1-5-20

用丝线间断缝合会阴部的皮肤,或用肠线行皮下埋藏连续缝合(图 1-5-31)。

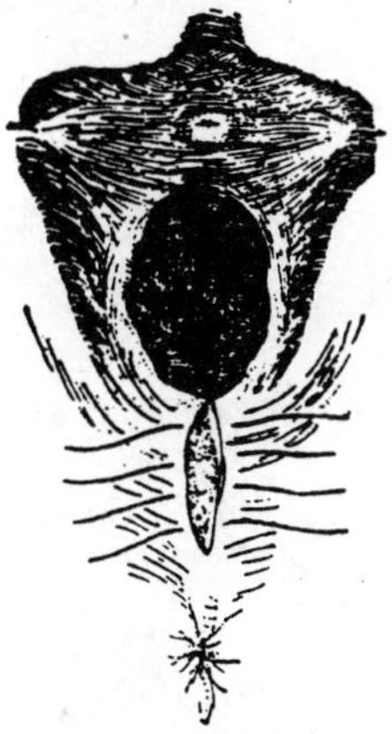

图 1-5-31

手术修补后,阴道口和会阴恢复正常状态,阴道口应能通过二指(图 1-5-32)。

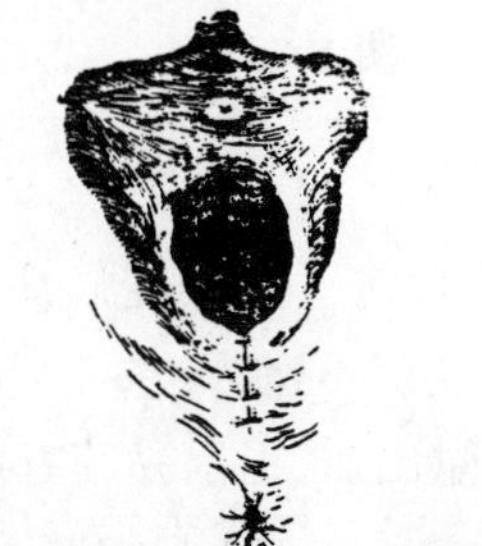

图 1-5-32

【注意事项】

1. 应按解剖层次打开阴道后壁黏膜,避免损伤直肠。

2. 充分止血。

3. 缝合时,禁忌穿透直肠壁,以防术后形成肠瘘。

第六节 保守性 Frank 间歇顶压术

【适应证】

外阴发育良好,阴道前庭部有浅在陷窝的先天无阴道者。

【手术步骤】

一、体位

受术者取膀胱截石位。

二、用具

应用一只外径 0.8cm 的试管。

三、方法

医生将试管对准阴道前庭中央,朝背侧(略向头侧)方向顶压。教会病人按示范动作自行操作,每天至少 3 次,每次至少 30 分钟(图 1-5-33)。

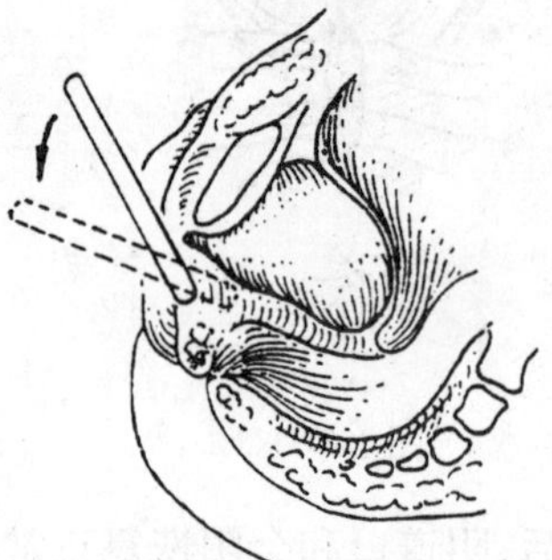

图 1-5-33

【注意事项】

1. 向阴道内所施压力强度以病人感到阴道部位有撑开感或有轻度不适为度,不宜到有剧烈疼痛程度。如出现微量出血,提示黏膜有擦伤,所施压力过大,应调整用力。

2. 向阴道内施加压力时,避免扩张尿道。

3. 指导病人沿阴道轴方向施压力扩张。

4. 逐渐增加扩张阴道之试管直径。一般在 6~8 周内人工腔穴长度可达 5~6cm,这时可换用直径 1.5cm 的试管。最后改用直径 2~3cm 试管扩张直到结婚。

5. 当人工腔穴深达 7cm 后,可在夜间睡眠时持续放置试管 8~10 小时,也可在外阴置一小棉垫,用丁字带固定,整夜置入,次晨取出。

第七节 会阴Ⅲ度裂伤修补术

【适应证】

新鲜会阴Ⅲ度裂伤。

【麻醉】

会阴神经双侧阻滞麻醉。

【手术步骤】

一、缝合直肠裂口

用 0 号铬制肠线,纵行间断缝合直肠裂口,注意不要穿透直肠黏膜(图 1-5-34)。

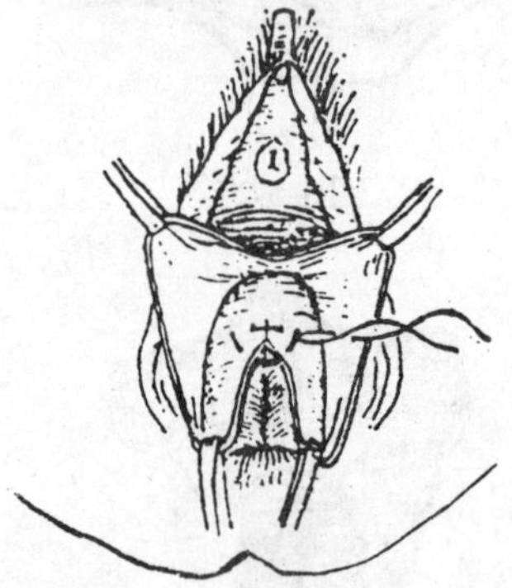

图 1-5-34 缝合直肠壁裂口

二、缝合肛门括约肌

用鼠齿钳自两侧凹陷处夹取肛门括约肌断端,并向中线牵拉,用 1 号铬制肠线行“8”字形缝合,缝合后肛门周围皮肤即皱缩呈轮状(图 1-5-35)。

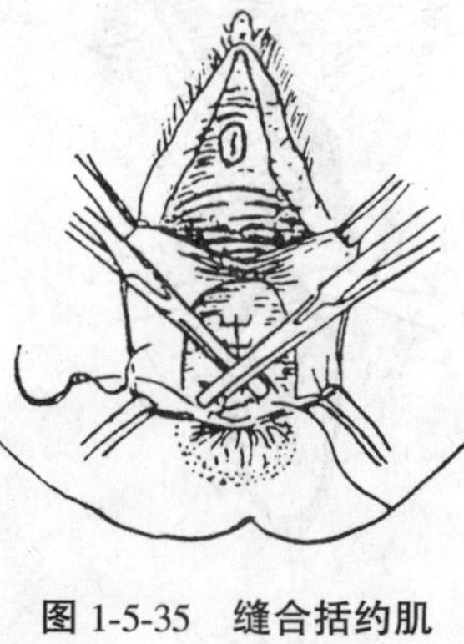

图 1-5-35 缝合括约肌

三、缝合直肠筋膜

用0号铬制肠线，间断缝合数针（图1-5-36）。

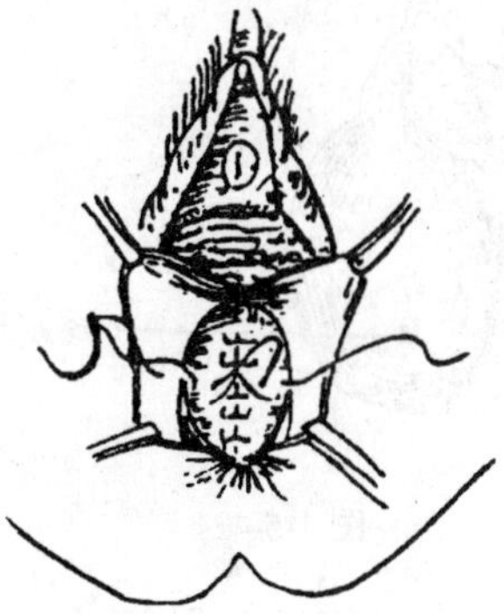

图1-5-36　缝合直肠筋膜

四、缝合肛提肌

用1号铬制肠线间断缝合肛提肌（图1-5-37）。

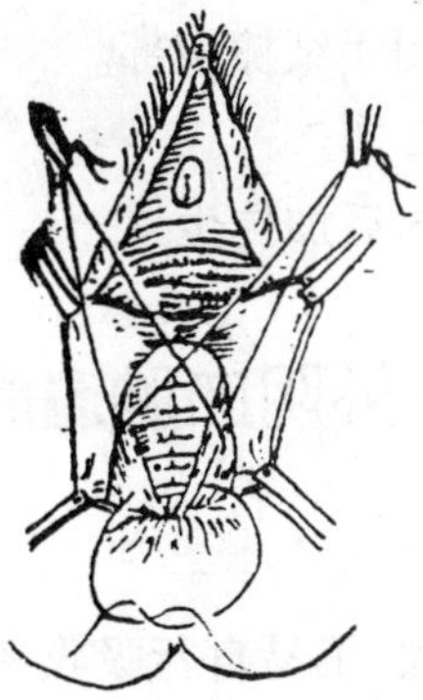

图1-5-37　缝合肛提肌

五、缝合阴道黏膜

用0号或1号铬制肠线间断缝合阴道黏膜，至处女膜痕迹处对齐（图1-5-38，图1-5-39）。

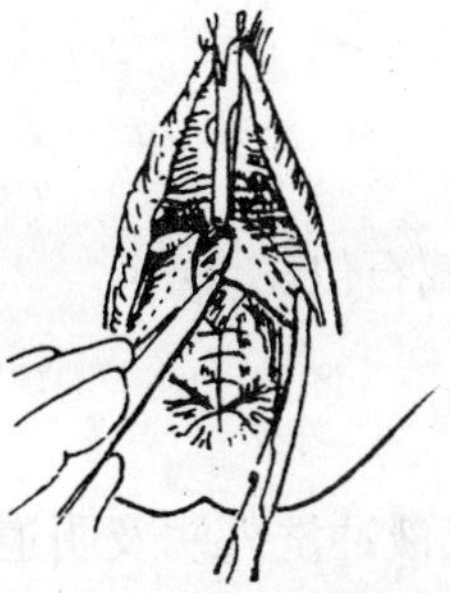

图1-5-38　修剪阴道黏膜

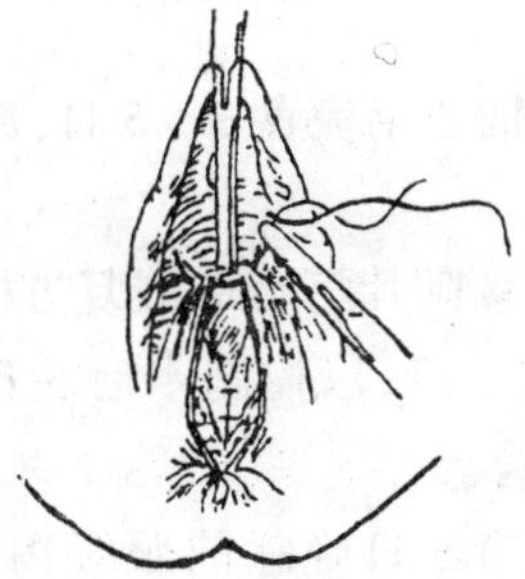

图1-5-39　缝合阴道黏膜

六、缝合皮下脂肪

用0号肠线间断缝合皮下脂肪（图1-5-40）。

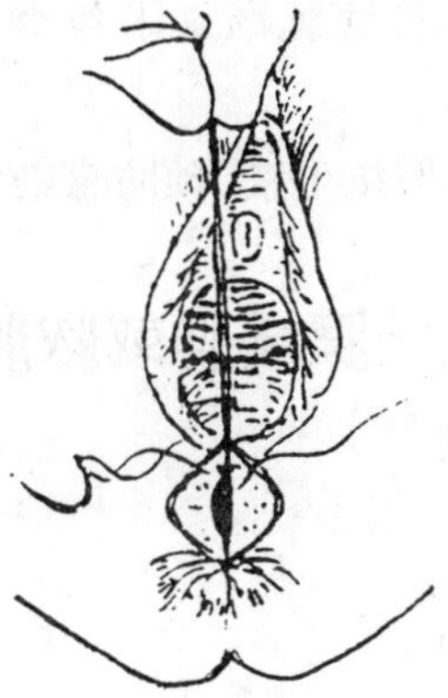

图1-5-40　缝合皮下脂肪

七、缝合皮肤

用1号丝线间断缝合皮肤，或用4-0肠线行皮下埋藏缝合（图1-5-41）。

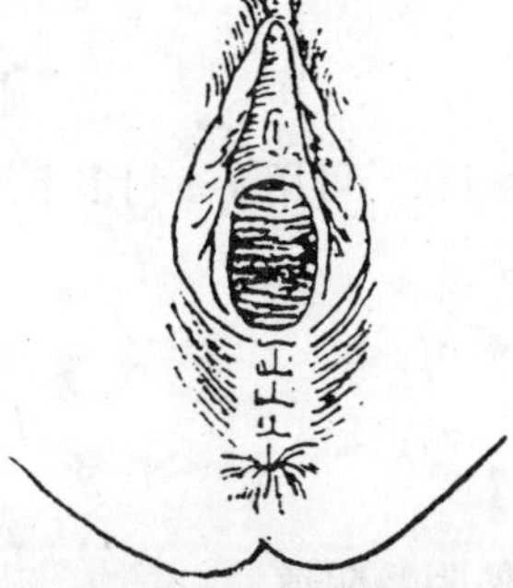

图1-5-41　缝合皮肤

【注意事项】

1. 缝合各层时应严密，勿留死腔，以利创口愈合。

2. 缝合各层时均勿穿透直肠黏膜，缝毕应做肛门检查，若误穿直肠黏膜，应立即拆除，重缝。

3. 术后保持会阴清洁，每日用新洁尔灭棉球擦洗2次。

4. 进食无油渣半流食3~5日,减少排便,以利伤口愈合。

5. 口服10%阿片酊4ml,或复方樟脑酊2~4ml,每日3次,连服3日,以控制术后5日内不排便,利于会阴伤口愈合。

6. 于术后第5日晚睡前服缓泻剂,例如,液体石蜡油30ml,以软化大便,利于排出。

7. 最好在排便后拆除会阴缝线,以避免排便困难引起愈合不牢的伤口裂开。

8. 阴道内填塞的油纱卷于术后24小时取出。

9. 保留尿管长期开放4日,第5日改为每4小时开放1次,术后第6日拔出尿管。

10. 尿道口每日滴氯霉素眼药水2次(保留尿管期间)。

11. 术后给口服抗生素,预防感染。

第八节 巴氏腺囊肿或脓肿抽吸术

【适应证】

1. 巴氏腺囊肿。

2. 巴氏腺脓肿。

【禁忌证】

行经期者。

【手术步骤】

一、体位

受术者取膀胱截石位。

二、麻醉

1. 局部浸润麻。可用1%利多卡因在穿刺局部行局部浸润麻。

2. 或不行麻醉。

三、消毒

常规消毒外阴及阴道

四、铺巾

铺无菌巾。

五、穿刺

在巴氏腺囊肿的偏下端,突出部薄弱处波动明显的部位,用20ml无菌注射器穿刺抽吸囊内液体(图1-5-42)。

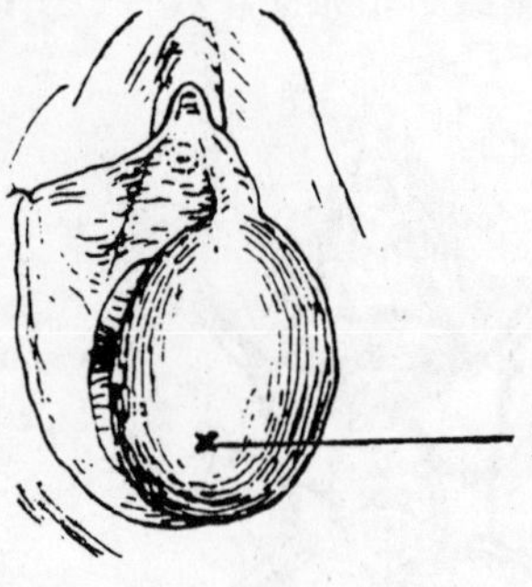

图1-5-42

1. 囊内排出内容物若为脓液应做细菌培养及药敏测定

2. 无论囊内液性质如何,均用甲硝唑液反复充分冲洗囊腔。

【注意事项】

1. 术后保持阴部清洁,干燥。

2. 排尿后不要用手纸擦阴部。

3. 术后禁房事2周。

4. 巴氏腺脓肿术后加抗生素。

第九节 外阴血肿清除术

【适应证】

1. 外阴血肿较大、不易自行吸收者。

2. 外阴血肿经保守治疗无效,且血肿继续增大者。

3. 外阴血肿继发感染者。

【术前准备】

仔细检查血肿部位、大小,确定有无伤及尿道、膀胱、直肠、阴道。

【手术步骤】

一、体位

受术者取膀胱截石位。

二、消毒术野

可用0.5%碘伏液冲洗外阴及阴道。

三、铺巾

铺无菌孔巾。

四、麻醉

1. 局麻：用 0.5% 利多卡因，血肿周围局部浸润麻醉。

2. 阴部神经阻滞麻(双侧)。

3. 硬膜外阻滞麻醉：外阴血肿大，范围广，尤其合并尿道、膀胱、肠管等邻近器官损伤者，选用硬膜外阻滞麻醉。

五、导尿

排空膀胱。

六、切开

在外阴血肿壁最突出的薄弱处做纵行切口，直达血肿腔内(图 1-5-43)。

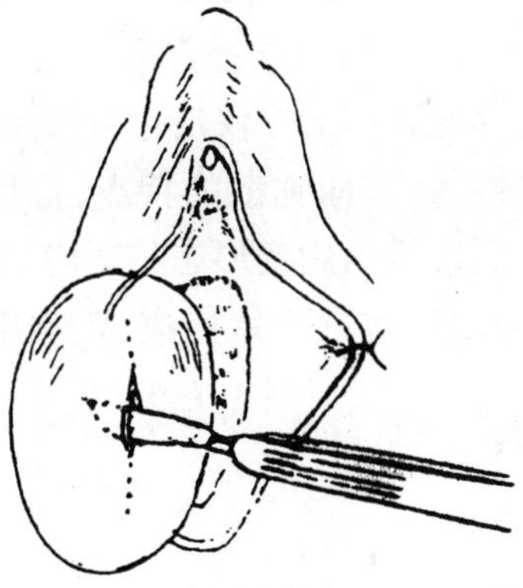

图 1-5-43

七、清除血肿

用手指、纱布将血肿腔内血块清除干净(图 1-5-44)。

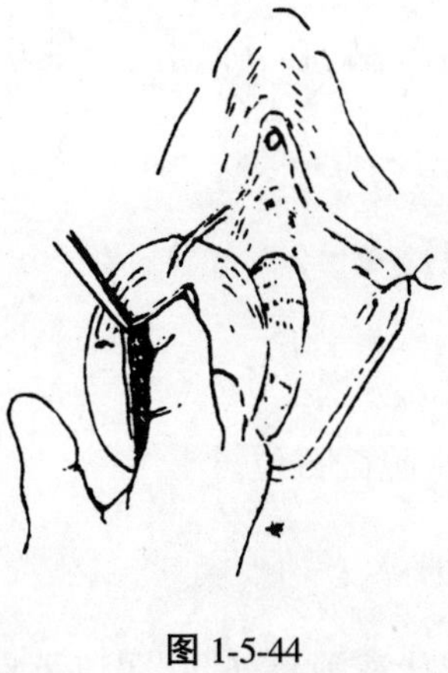

图 1-5-44

八、致病菌培养

外阴血肿继发感染时，取血肿腔内液进行致病菌培养及药物敏感度测定。

九、止血

1. 用 1 号细丝线结扎血肿腔内活动性出血点。

2. 血肿腔内轻度弥漫性渗血用盐水纱布压迫止血。

3. 重度的血肿腔内渗血，可用止血纤维填塞压迫止血。

十、冲洗血肿腔

用甲硝唑液或生理盐水内加庆大霉素 16 万 U 冲净血肿腔。

十一、缝合腔壁

充分止血后，可用 0 号肠线做间断缝合，关闭血肿腔，不留空腔。

十二、放置引流

1. 外阴血肿较大伴有少量渗血或继发感染，在闭合腔壁时可放置橡皮引流条直达腔底。

2. 若外阴血肿已有感染或已化脓，清除血块，充分止血，清洗血肿腔后，放置引流，不行缝合。

【注意事项】

1. 已缝合创口用无菌纱布覆盖，外加数层纱布或无菌棉垫，用丁字带压紧固定。

2. 安放留置导尿管 3～4 天，以防尿液污染伤口。

3. 大、小便后用 0.1% 碘伏液擦洗阴部至伤口愈合。

4. 术后 24 小时转动橡皮膜引流条，48 小时拔除。

第十节　阴道囊肿抽吸术

【适应证】

阴道壁内囊肿者。

【禁忌证】

1. 生殖器急性炎症者。

2. 月经期者。

3. 不规则子宫出血,血未净者。

【术前准备】

1. 查阴道分泌物排除滴虫、霉菌、淋菌等致病微生物感染。

2. 外阴、阴道、宫颈用 0.5% 碘伏消毒 3 遍以上。

3. 进手术室前排空膀胱。

4. 向患者及家属在术前交待清楚,抽吸治疗阴道壁囊肿术后有复发的可能,复发时需再次抽吸或行囊肿剥除术。并令患者及家属签字。

【手术步骤】

一、体位

受术者取膀胱截石位。

二、消毒

常规消毒外阴及阴道、宫颈。

三、暴露术野

用窥器扩开阴道、暴露阴道壁囊肿,再次用 0.5%碘伏液消毒阴道及宫颈。

四、抽吸囊肿

用 20ml 注射器在阴道壁囊肿最隆起处穿刺抽吸囊内液,直至抽空囊肿。

五、压迫囊腔

抽吸完毕时用 0.5%碘伏纱布填塞阴道以压迫囊肿并预防感染(图 1-5-45)。

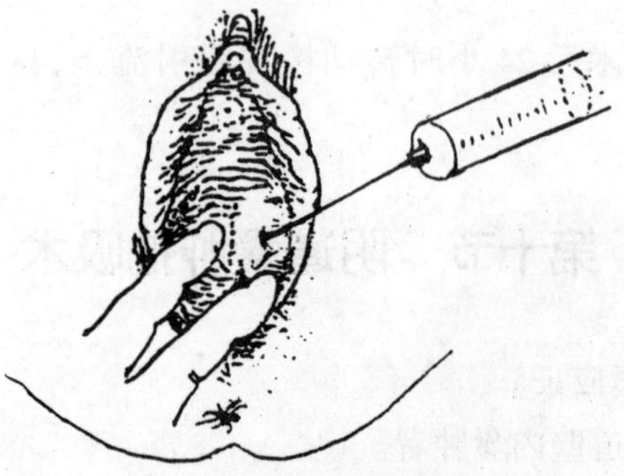

图 1-5-45 阴道囊肿抽吸术

【注意事项】

1. 抽出之囊内液送细胞学检查及致病菌培养加药敏测定。

2. 若囊内液为脓性,则用甲硝唑液反复冲洗囊肿。

3. 术后 24 小时取出阴道内填塞之碘伏纱布。

第十一节 宫颈波姆光治疗术

波姆光是由可见光、近红外光和部分中红外光组成的一种综合光,由光电子转化为热能选择性的穿透病变组织,达到治疗目的,治疗中患者无痛苦,无不良反应,安全可靠。

【机理】

波姆光热治疗仪的生物效应主要是通过光与生物组织相互作用,产生光热疗法和光化效应,使宫颈糜烂组织产生蛋白凝固,这种热效应对生物体不产生有害影响。MS 光热治疗仪治疗宫颈糜烂,具有穿透性好,选择性强、方向弥散的特点,这恰好与宫颈糜烂中间深,周边浅的病变形态相适应,且组织损伤轻,修复快,治愈后宫颈不留疤痕,正常生理功能不受影响。

【适应证】

慢性宫颈炎。

【禁忌证】

1. 急性生殖器炎症未被控制前。

2. 子宫出血者。

3. 月经期者。

4. 生殖道恶性肿瘤者。

5. 体内某器官系统存在重度感染病灶,或发烧者。

6. 重要脏器、脑、心、肺、肝、肾脏功能严重失调未被纠正前。

7. 妊娠期者。

【手术步骤】

一、体位

受术者取膀胱截石位。

二、术野消毒

用 0.1%碘伏液消毒外阴、阴道及宫颈。

三、暴露宫颈

放置窥器充分暴露宫颈糜烂面，用碘伏液消毒阴道、宫颈后再用干棉球将宫颈擦拭干净，保持宫颈局部干燥、清洁。

四、选择功率

根据糜烂面调节治疗仪的光功率，一般6～10W。

五、照射

将照射光头轻轻伸入阴道内，不接触阴道壁及外阴部，使照射头与宫颈糜烂面垂直，距创面0.5～10cm，照射时间1～5分钟（根据创面大小而定）从宫颈口中央向周围匀速移动照射头，至糜烂区黏膜形成白色膜为止，取出照射头及窥器。

六、术毕喷药

术毕在变为灰白色的糜烂面上喷呋喃西林粉或云南白药。

【注意事项】

1. 照射时间不宜过长、过度，照射过度，显黄色可造成术后出血。

2. 避免光斑直接照射外露的避孕环尾丝。

3. 术后嘱患者禁盆浴，禁游泳2个月。

4. 禁性生活2个月。

5. 保持外阴清洁。

6. 术后阴道有流血水、黄水半月者为正常，如出血量大，随时到医院止血治疗。

7. 如无异常，术后4～8周后复查。

第十二节　宫颈电烙术

【适应证】

1. 慢性宫颈炎（中、重度）者。

2. 宫颈非典型增生（轻度）者。

3. 宫颈良性小型赘生物者。

【禁忌证】

1. 全身疾患：肝脏疾患，心脏病，肾疾患，活动性肺结核，高血压等。

2. 血液病：血小板减少，高度贫血等。

3. 妊娠者。

4. 子宫不规则出血者。

5. 炎症：急性盆腔炎、细菌性阴道炎、霉菌性阴道炎、滴虫性阴道炎、老年性阴道炎及淋菌、支原体、衣原体感染等。

6. 良、恶性肿瘤：盆腔肿瘤、癌变、宫颈及宫体或卵巢瘤等恶性肿瘤。

【术前准备】

1. 患者须经妇科门诊检查，排除盆腔急性炎症及霉菌性阴道炎、滴虫性阴道炎及老年性阴道炎等。必要时做PCR。

2. 常规做宫颈刮片细胞学镜检。

3. 宫颈刮片有核异质者，行阴道镜检，必要时活检，以排除癌变。

4. 患者如有阴道炎或宫颈充血严重者，应先上药。可用洗必泰液冲洗或用消炎Ⅰ号、Ⅱ号粉喷涂，待炎症好转后，再行电烙。

【电烙时间】

1. 产后3个月。

2. 流产后2个月。

3. 放置宫内节育器1个月后。

4. 在月经后3～7天内，无性交史者可行电烙治疗。

【手术步骤】

一、排尿

术前排空膀胱。

二、体位

受术患者取膀胱截石位。

三、擦拭

用窥器暴露子宫颈，以3%苏打水棉球及干棉球拭净宫颈及阴道黏液。

四、电烙

电烙的深度，根据糜烂情况及程度而定，一般深度为1～3mm左右，必要时可达5mm，电烙范围一般需超过糜烂面约1～2mm，达正常组织。宫颈管内进入深度约0.5～1cm。电烙由下唇6点处开始，顺序向左右进行，然后转至上唇（图1-5-46）。

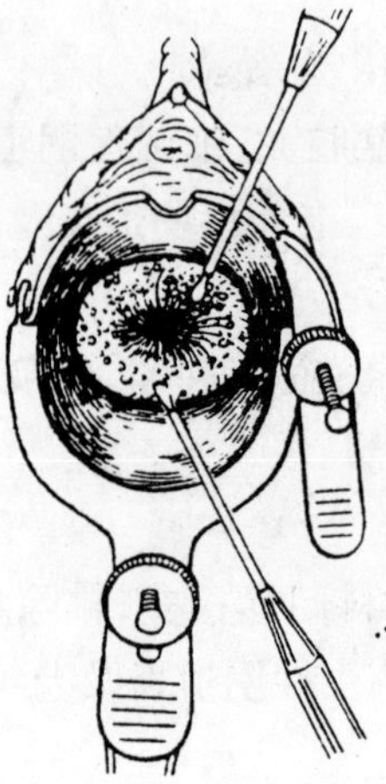

图 1-5-46

【注意事项】

1. 未产妇及宫颈口较紧者,应边扩宫,边电烙。希望妊娠者尽量避免烧灼颈管内,以防宫口狭窄。

2. 电烙时应将所有的纳波囊肿彻底破坏。

3. 电烙范围应超过糜烂面。

【术后处理】

1. 电烙完毕后,患处涂抹红汞溶液,并填放消炎膏纱球一个,嘱患者 8 小时以后取出。

2. 用 1:5 000 高锰酸钾液或清水洗外阴,保持外阴清洁。

3. 电烙后,由于局部组织坏死脱落,常出现白带增多,白带呈黄白色水样,有腥臭味。电烙后 1 周左右常有血性分泌物或少量出血,有异常应随时就诊。

4. 宫颈重度糜烂者,电烙后给予抗生素及止血药物 3 天。

5. 电烙后 6 周内有阴道活动性出血者,尽量不做阴道检查,可用窥器检查,用棉球或用止血粉纱球填塞压迫止血。

6. 宫颈电烙后 2 个月,月经干净后 3 ~ 7 天,复查未治愈者,可进行第 2 次电烙。

7. 复查时发现宫口狭窄,应用 1 ~ 2 号宫颈扩张器,扩张宫口。

8. 电烙后 2 个月内,禁性生活及盆浴(可行淋浴)

第十三节 宫颈激光治疗术

【适应证】

1. 慢性宫颈炎。

2. 阴道、外阴等赘生物,例如,尖锐湿疣等。

【手术步骤】

一、排尿

术前排空膀胱。

二、体位

受术患者取膀胱截石位。

三、消毒

常规消毒阴道、宫颈。

四、调整机器

插上电门,启动电源开关,脚踩踏板,电流调节至 25 ~ 28mA,将功率一般调至 40W。

五、烧灼

用原光束对准宫颈病灶进行烧灼,由内侧向外侧螺旋形烧灼,光斑 0.3 ~ 0.4cm,激光头在阴道口距离宫颈口 4 ~ 6cm,烧灼范围超越糜烂面 1 ~ 2mm,深度 2 ~ 3mm,烧灼后宫颈呈线锥形(图 1-5-47)。

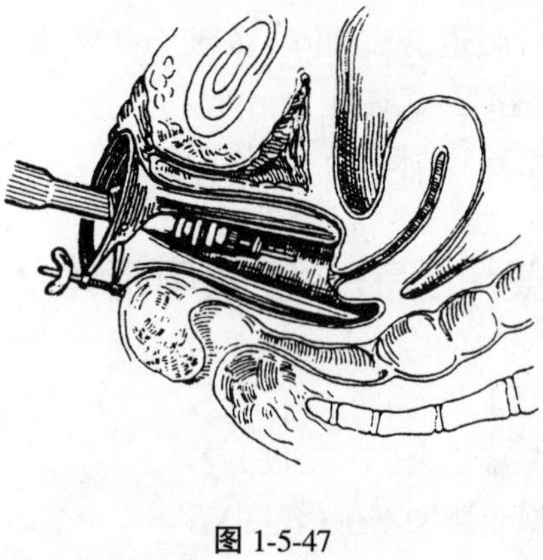

图 1-5-47

【注意事项】

1. 及时吸出激光烧灼过程中所产生的烟雾,以防影响视野及治疗效果。

2. 激光烧灼过程中,术者应戴防护眼镜,禁止用眼睛直接对着激光。

3. 术毕，用龙胆紫液涂抹患处，将1个京万红膏纱托或消炎膏纱托敷在患处，嘱患者第二天上午取出。

第十四节　宫颈冷冻治疗术

冷冻治疗术系利用快速降温装置从病灶组织中移除水分，形成冰晶，造成病灶组织脱水，电解质浓缩，破坏病灶细胞，使病变组织冷冻后坏死脱落。常用冷冻剂为液氮(N_2)。冷冻探头的温度可固定在-196℃。

该法治疗宫颈糜烂的1次治愈率较电烙术高。术后很少出血，糜烂愈合后发生宫颈管狭窄或粘连较少，对今后妊娠及分娩无影响。

【适应证】

1. 中、重度慢性宫颈炎。

2. 轻度宫颈非典型增生。

【禁忌证】

宫颈浸润癌。

【手术步骤】

一、放置探头

将探头置于宫颈糜烂处，用力按压使其接触紧密。探头必须覆盖病灶面并略超过其范围(图1-5-48)。

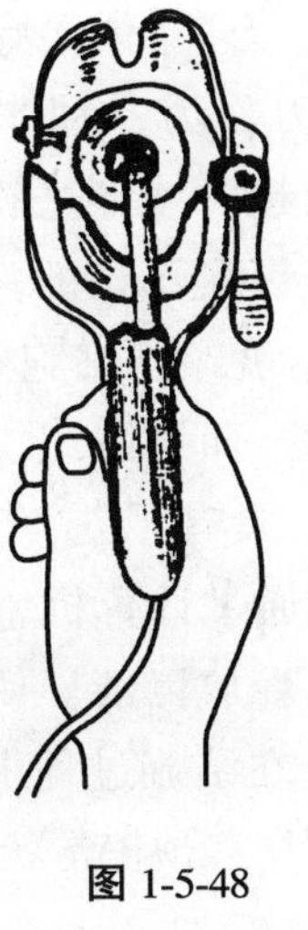

图1-5-48

二、探头种类

一般探头种类分三种(图1-5-49)。

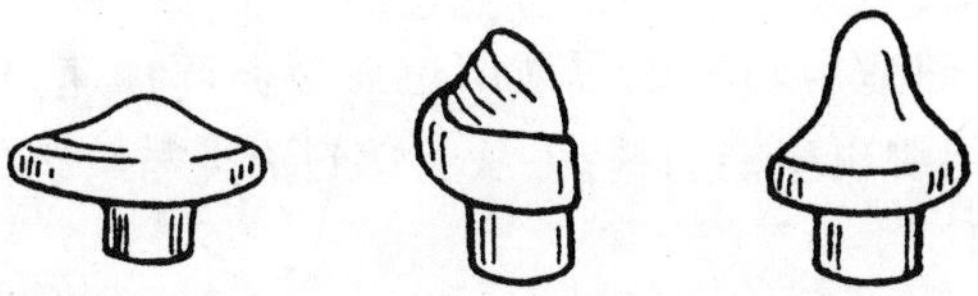

a. 圆形探头　　b. 半圆形探头　　c. 锥形探头

图1-5-49　探头种类

三、重复冷浆

采用重复冷冻法，即冻—融—冻，冷冻3分钟，自然复温5分钟，再冷冻3分钟，(3-5-3重复)。

四、准确计时

探头接触宫颈组织，启动冷源，时间的计算是从探头周围出现冷霜后开始。复温为自然复温。

五、补充冷冻

冷冻后如有残留病灶应补充冷冻。冷冻完毕，宫颈涂以1%龙胆紫。

【注意事项】

1. 冷冻探头对准病灶，防止探头触及阴道壁而发生冻伤。尤其阴道壁松弛者，应倍加小心。

2. 操作时应严格掌握冷冻时间，必须使冷冻达到足够的范围和深度。

3. 冷冻探头大小及形状应尽量与病变区相适应，并应接触紧密。

4. 冷冻过程中慎防液氮外溢触及正常组织而造成冻伤。

5. 冷冻术后主要反应是阴道大量水样分泌物，待被冻表层水肿细胞脱落后，阴道分泌物逐渐减少。若分泌物有臭味，应局部或全身应用抗生素。

6. 冷冻1周后，宫颈痂皮开始脱落，并有新生上皮生长，需1~3个月完全愈合，此期应禁止性生活和盆浴。

第十五节　宫颈微波治疗术

微波治疗的原理是热效应与非热效应。

热效应有烧灼宫颈病变组织的作用。当微波辐射15秒钟时，被照部位局部温度开始上升，当温度达到60~80℃时，局部组织即已达到烧灼，破坏的程度。

非热效应可使被辐射部位血液循环加速，代谢增强，组织再生能力提高，从而达到消炎与组织修复的作用。

【适应证】

同宫颈电烙术。

【禁忌证】

同宫颈电烙术。

【手术步骤】

一、准备微波治疗仪

1. 检查微波治疗仪各旋钮是否处于“零”位。

2. 接上电源。

3. 调整工作频率为2450±0MHz，最大输出功率为50W。

二、操作微波辐射器

1. 手持微波辐射器，放入阴道内接触宫颈。

2. 脚踏开关。

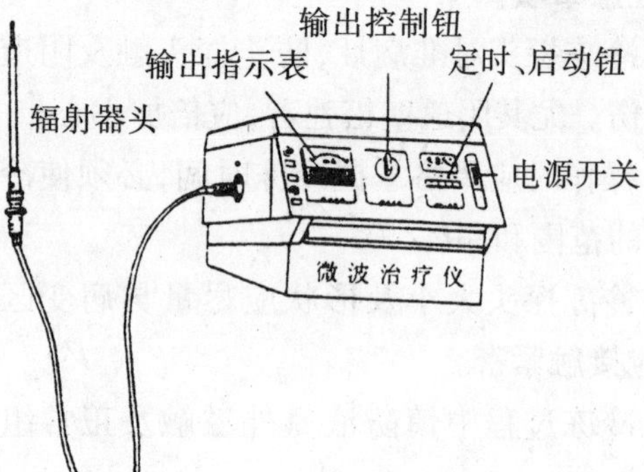

图 1-5-50 微波治疗仪

三、做微波辐射

1. 将辐射器头置于宫颈前唇或后唇糜烂区做微波辐射，可由内向外，由糜烂区向正常区边缘逐步移动，直至整个宫颈糜烂面受到辐射为止（图 1-5-51）。

2. 糜烂中心部位比边缘区辐射时间稍长些，一般辐射时间以局部组织变为灰白色或微黄色为宜。

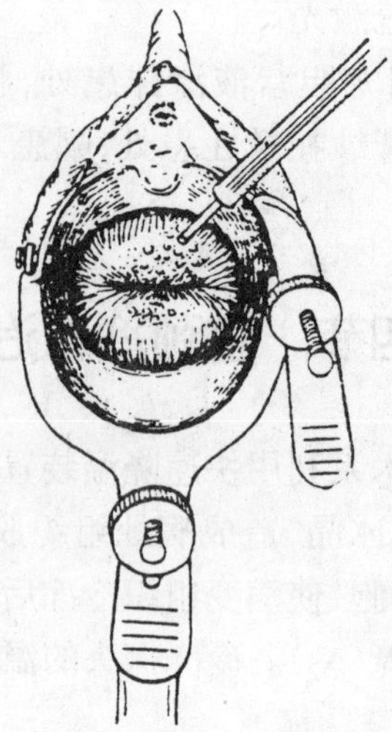

图 1-5-51

【注意事项】

1. 微波治疗的操作者应戴防护眼镜，以防止角膜损伤。

2. 在微波辐射治疗过程中，应随时擦去宫颈分泌物，保持宫颈干净，以提高微波治疗的效果。

3. 应在微波治疗仪关闭状态下，放进或取出辐射器头，以免烧伤周围组织。

第十六节　LEEP 刀治疗宫颈疾患

【概念】

“LEEP 刀”修复宫颈，消除炎症。

目前韩国“LEEP 刀”立体治疗宫颈疾患是一种很好的方法，LEEP 刀作为一种非侵入性的治疗方法，可将体外发射的超声波穿过软组织而聚集到体内的病变组织，由于聚集部位的强大能量存积。结果导致蛋白变性及病变组织细胞不可逆性坏死。而达到破坏病变之目的，而周围组织以及超声波通过的组织则没有损伤。具有无创、安全性较高、无放射性等优点。LEEP 刀通过计算机精确定位将超导针介入病灶中心部位，释放巨能。使糜烂组织在热凝中脱水、凝固、失活，在结痂过程中脱落、消失，使肉芽组织重新生长，恢复宫颈正常状态，从而达到治疗目的。

LEEP 刀治疗宫颈疾患不破坏宫颈结构，无组织炭化、无纤维化现象，不影响宫颈黏液分泌，对生育功能无不利影响。

【LEEP 刀治疗仪】

前后板功能指示如下(图 1-5-52,图 1-5-53)。

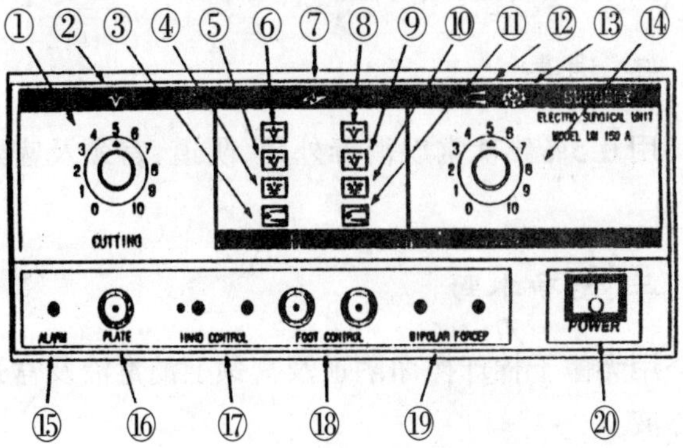

图 1-5-52　前面板控制和连接

1. 切割功率调节钮	11. 双极模式指标灯
2. 切割模式工作灯	12. 双极模式工作灯
3. 双极模式开关	13. 单极凝血工作灯
4. 混切Ⅱ模式开关	14. 凝血功率调节钮
5. 混切Ⅰ模式开关	15. 报警灯
6. 纯切模式开关	16. 病人极板插孔
7. 切割工作灯	17. 手控刀笔插座
8. 纯切模式指标灯	18. 脚控刀笔插座
9. 混切Ⅰ模式指示灯	19. 双极镊连线插座
10. 混切Ⅱ模式指示灯	20. 电源开关

REAR

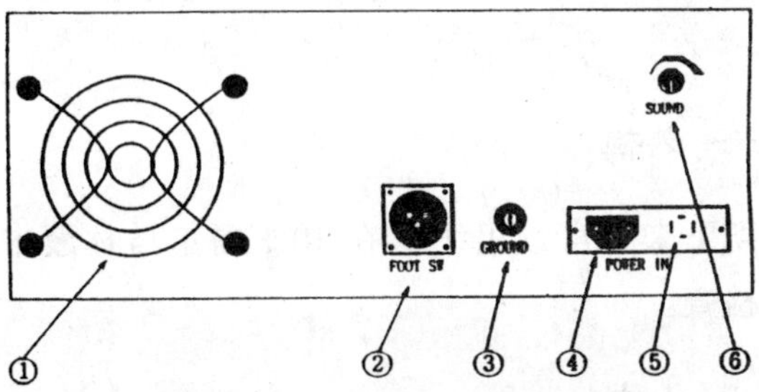

图 1-5-53　后背板控制和连接

1. 风扇	4. 电源线插座
2. 脚踏开关插座	5. 保险丝
3. 地线接柱	6. 工作音量调节钮

【操作说明】

一、单极操作

1. 手术前,按要求将负极板与病人连接好。

2. 将负极板连线插入主机负极板插孔。

3. 将手控或脚控刀笔连接于主机前面板插座。

4. 将脚踏开关连接于主机背面插座。

5. 打开电源开关

6. 选择切割模式(纯切、混切Ⅰ或混切Ⅱ)。

7. 通过切割功率调节钮设定切割功率。

8. 通过凝血功率调节钮设定凝血功率。

9. 按下脚踏开关或手控钮起动操作(切割或凝血)。

二、双极操作

1. 手术前,按要求将负极板与病人连接好。

2. 将负极板连线插入主机负极板插孔。

3. 采用双极模式时,单极的手控刀笔不会有功率输出。

4. 将双极镊子与连线接好,并将连线的另一端与主机的双极插孔连接好。

5. 将脚踏开关与主机背面的插孔连接好。

6. 将主机电源开关打开。

7. 选择到双极模式开关。

8. 通过凝血功率输出旋钮,选择到所需的功率。

9. 通过脚踏开关启动双极功能。

10. 如果输出功率不够,可通过功率输出旋钮调整到满意位置。

(注意:一定要按由小到大的方式调整)

【适应证】

1. 宫颈糜烂,尤其经各种治疗方法无效或复发的宫颈糜烂者。

2. 宫颈息肉者。

3. 宫颈纳氏囊肿或宫颈囊肿者。

4. 宫颈良性赘生物者。

5. 宫颈尖锐湿疣者。

6. 宫颈非典型增生者。

7. 宫颈白斑者。

【禁忌证】

1. 宫颈恶性肿物或体内其他脏器存在恶性肿瘤者。

2. 外阴、阴道、宫颈急性炎症者。

3. 生殖系统慢性炎症未经控制者。

4. 严重高血压者。

5. 心律不齐、心功能不良、各种类型心脏病、新发生或未被控制的心力衰竭及携带心脏起搏器者。

6. 严重支气管哮喘者。

7. 肺感染或肺结核活动期者。

8. 急性传染病未治愈者。

9. 子宫结核未经有效治疗控制者。

10. 肝功能明显异常者。

11. 肾功能不全者。

12. 严重糖尿病者。

13. 严重贫血、血小板减少及其他出血性疾病者。

14. 水、电解质平衡紊乱者。

15. 瘢痕体质者。

16. 子宫不规则出血者。

17. 月经期者。

18. 3天内有房事者。

19. 体温超过37.5℃者。

【术前准备】

1. **交待病情** 术前必须向患者及家属反复交待治疗宫颈疾患的必要性,不治疗的危害性,LEEP刀治疗宫颈疾患的特点,治愈率可达99%以上及术后需要患者及家属怎样配合治疗。

2. **家属签字** 术前患者及家属必须书面签字。

3. **化验检查** 查血常规、凝血四项、尿常规。

4. **查阴道分泌物** 清洁度、滴虫、霉菌、淋菌、加德纳杆菌、衣原体、支原体、线索细胞以及其他致病微生物。必要时做药物敏感度测定。

5. **宫颈刮片** 细胞学检查除外宫颈恶性疾患。巴氏涂片五级分类法和电脑辅助细胞学分析系统(CCT),除对宫颈癌前病变、宫颈癌有筛查作用外,还能查出HPV、HSV、滴虫、霉菌。

6. **阴道镜检** 进一步除外宫颈恶性病灶的存在。在阴道镜下可观察到宫颈上皮病变及血管病理性变化。在阴道镜下取宫颈活检,可提高确诊率。

7. **测心电图** 了解心、肺功能。

8. **测定生命体征** 术前测血压、脉搏、体温。

9. **阴道准备** 术前用0.1%碘伏液冲洗阴道,每日一次,或用0.5%碘伏液涂擦外阴、阴道、宫颈及宫颈管3天。

10. **排空膀胱** 入手术室前排空膀胱。

【手术条件】

1. 适合LEEP刀手术指征。

2. 无禁忌证。

3. 月经干净3~7日。

4. 术前准备已齐。

【手术步骤】

一、体位

受术者取膀胱截石位。

二、消毒

用0.5%碘伏常规消毒外阴、阴道、宫颈及宫颈管。

三、洁净术野

用无菌干棉球擦净阴道及宫颈上消毒液及宫颈管黏液。

四、调整治疗仪

1. 接通电源。

2. 将功能键设置为混切Ⅱ的位置。

3. 功率调至3~5挡位之间。

五、放置负极板

将负极板置于受术者腰骶部,与皮肤直接紧贴。

六、切割病灶

根据病变的程度和范围选用不同的电极,开始切割。

七、送检

切下来的宫颈组织泡在10%福尔马林液中送病理检查。

八、止血

切割满意后,止血时将功率调至8~10挡位之间。使用球形电极进行止血。

【注意事项】

一、术中注意事项

1. 消毒阴道和宫颈时,最好用0.5%碘伏液,因此液消毒作用可靠,且无易燃性。

2. 消毒剂最好不用酒精,因酒精是可燃性溶液,即使用酒精消毒在切割前也必须将其擦干净,否则由于酒精易燃烧可烧伤阴道正常组织。

3. LEEP电刀也绝不能在可燃性麻醉剂(如醚类),可燃性手术准备液(如酒精),或在富氧环境下

(氧气筒开放状态)使用。

4. 受术者身体凹处,如脐窝使用可燃性溶液(酒精、乙醚等)与阴道内使用可燃性溶液有同样的危险。如使用此类溶液后,在开机治疗前必须彻底擦干。

5. 负极板应尽量放置在导电范围大并与受术者连接完好,且受术者连接部供血良好,同时,负极板尽可能靠近施术部位。

6. 受术者身体与负极板相连接处,必须保持清洁,干燥,无毛发。负极板不能连接在受术者伤疤或骨骼凸出处,或其他有可能引起打火的接触面积较少的部位。

7. 使用 LEEP 电刀切割宫颈时,重要的是用平稳轻柔的压力进行一种平滑而无间断的动作手法。切割应均速进行,不能太慢,否则组织切面产生的热量会引起烧焦,导致组织热损伤。切割的速度也不能太快,太快则使切面产生拖拉阻力,不易切下组织,且出血多。

8. 切割前宫颈组织用 0.5%碘伏液消毒后变湿润,宫颈组织太干燥切割时易被烧焦。

9. 切割时使用的功率挡次不要太高,一般选择在 3~5 之间,正确的输出功率,切面热量作用于组织细胞最小。

10. 止血时功率可调至最大。输出的功率越大,切面热量越高有利于止血。

11. 切割前先准备好刀具,摆好姿势后,再踩开关,刀具绝不可以接触阴道壁组织,否则会引起烧伤。

12. 严格无菌操作。电极、导线和永久刀等均应高温、高压消毒。电极也可采用自我消毒灭菌法,即在启动切割按钮后,将电极在生理盐水浸湿的纱布中来回移动,不必太用力,可听到蒸汽的嗞嗞声,蒸汽对电极产生消毒作用。注意此种消毒方法不要伤及术者自己的手。

13. 创面出血应立即采取有效的止血方法。

(1)电凝止血:对活动性出血点电凝止血。

(2)药纱压迫止血:创面渗血应采取浸药的纱布压迫止血。

①用爱宝疗浓缩液纱布直接敷于渗血创面 5 分钟,血管收缩可止血。

②碘伏棉球压迫止血。

(3)止血贴止血:用特制的止血纱布贴贴在渗血创面,止血效果常较佳。

二、术后注意事项

1. 预防感染,酌情给予抗生素 3~5 天。

2. 预防出血,手术当天及痂皮脱落时给予止血药。

3. 一周后应复诊或电话随访,检查手术创面和查询病理结果。

4. 术后 1~2 个月复诊,检查创面愈合情况,必要时外用药物以促进上皮修复。

5. 术后 2 个月禁止性生活、盆浴及阴道冲洗。

6. 若术后病理为以下情况,须严密随访:宫颈上皮内瘤样病变(CIN)、原位癌、宫颈 CIN 合并尖锐湿疣、宫颈尖锐湿疣、宫颈湿疣扁平型等。

7. 术后 7~10 日,宫颈创面脱痂开始少量出血,约 4~6 天自行停止,若出血多于月经量则回医院止血治疗。

8. 术后 2~3 天开始出现阴道排液,持续约 2~4 周。

9. 术后一个月禁骑自行车、提重物等。

第十七节　宫颈息肉摘除术

【适应证】

宫颈息肉。

【禁忌证】

1. 外阴及阴道滴虫性、霉菌性、淋菌性、细菌性、病毒性炎症。

2. 急性盆腔炎或慢性盆腔炎急性发作。

3. 3 日内有房事。

4. 经期或经前期。

【手术步骤】

一、体位

受术者取膀胱截石位。

二、消毒

窥器暴露宫颈,常规消毒宫颈、阴道。

三、摘除息肉

1. **蒂细的小息肉**　对蒂细的小息肉,可用止血钳夹持息肉，将蒂部向一个方向扭转，即可扭断息肉（图 1-5-54）。

蒂根若有活动性出血，局部涂以硝酸银烧灼止血或用爱宝疗液涂擦止血或用纱布压迫止血。

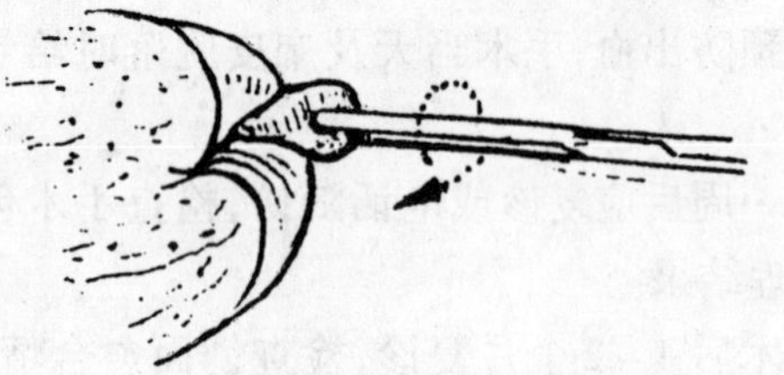

图 1-5-54

2. **蒂较粗大的息肉**　以鼠齿钳夹住息肉，轻轻向下牵引，暴露息肉蒂的根部。用血管钳夹住息肉后结扎或用丝线缝合结扎，切下息肉。检查无活动性出血，即可取出窥器（图 1-5-55）。

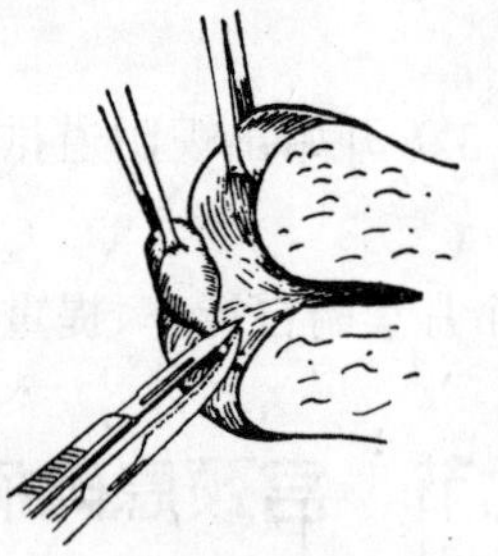

图 1-5-55

【注意事项】

1. 在月经净后 3～10 天手术为宜。

2. 术前检查白带、宫颈刮片，以除外宫颈恶性病变。

3. 息肉取下后送病理检查。

4. 术后半月内禁房事。

第十八节　脱出宫颈外的黏膜下肌瘤摘除术

【适应证】

窥视可见到或手指能触及蒂部的子宫黏膜下肌瘤者。

【禁忌证】

1. 急性生殖器滴虫性、霉菌性、淋菌性、病毒性炎症者。

2. 行经期者。

3. 黏膜下肌瘤位于宫腔内，且瘤蒂短而宽，不能脱出宫颈口外者。

【手术步骤】

一、麻醉

1. 如肌瘤小，已脱出宫颈口外，可见到瘤蒂者，则无需麻醉。

2. 若肌瘤较大，瘤蒂较高，需暴露以后方可手术者，可选用骶麻。

二、体位

受术者取膀胱截石位。

三、消毒

常规消毒外阴、阴道。

四、铺巾

铺消毒巾。

五、切下黏膜下肌瘤

1. **扭取法**　长而细蒂的黏膜下肌瘤，可用止血钳夹住蒂根，按顺时针或逆时针方向扭转，可将黏膜下肌瘤扭下（图 1-5-56）。

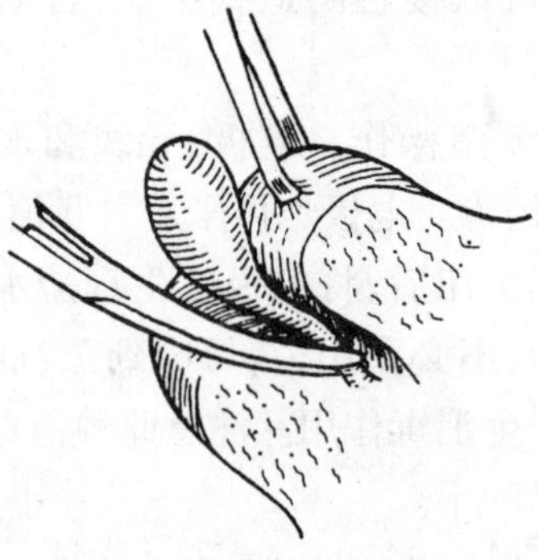

图 1-5-56

2. **切取法**　暴露肌瘤及瘤蒂。以鼠齿钳夹肌瘤的外露部分，向下牵拉，用两把止血钳分别上下夹住瘤蒂，于两钳之间切断瘤蒂，用 0 号铬制肠线或 Dexon 线，缝扎瘤蒂断端（图 1-5-57）。

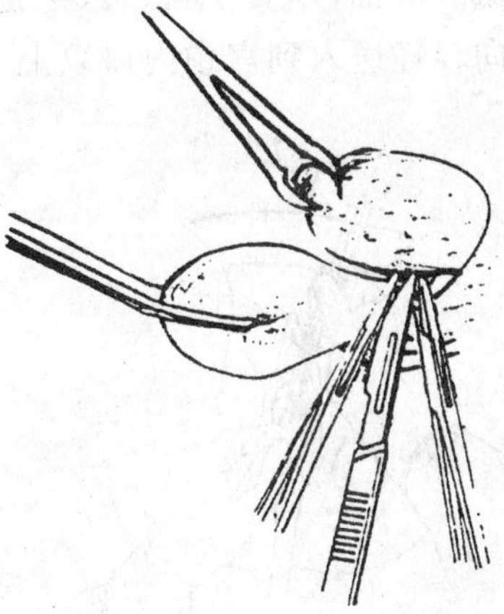

图 1-5-57

3. **钳夹法**　黏膜下肌瘤蒂短而粗且瘤体偏大时，外观看不见蒂，可用两把长弯钳夹住瘤蒂，切除肿瘤，留置近端血管钳，24～48 小时后取下血管钳。

4. **碎分法**　肌瘤较大占满阴道或瘤蒂较宽、无法暴露者，可选择此法。将黏膜下肌瘤用刀碎分后，逐块取出。

【注意事项】

1. 突露在阴道内的大型黏膜下肌瘤，尤其瘤蒂宽者，虽经碎分法可取出阴道内之瘤体，但其宫腔内常残留部分瘤体或瘤蒂，故术前应做好腹部手术的准备，待经阴道取出瘤体，再经腹切除子宫。

2. 无论采取何种方法摘除黏膜下子宫肌瘤，在术前均应充分做好阴道准备，可用 0.1% 碘伏液冲洗阴道 3～5 日，待阴道清洁度转佳后施术。

3. 术前常规 B 超检查，明确黏膜下肌瘤大小、位置，瘤蒂长短及附着部位，若除黏膜下肌瘤外，还有多个肌瘤，尤其合并壁间肌瘤者，术前应做好开腹准备。

4. 若术前未进行刮宫者，待黏膜下肌瘤取出后，应进行全面刮宫，以探查宫腔内情况，并可刮除黏膜下肌瘤残蒂。若黏膜下肌瘤蒂部粗大，已进行缝扎时，刮宫应避开瘤蒂部位，以防引起出血。

5. 钳夹黏膜下肌瘤蒂部时，尽可能贴近肌瘤侧，离子宫侧远些，以免血管回缩后止血困难或因切除瘤蒂时损伤子宫壁。

6. 缝扎蒂要紧，以防断端滑脱出血。

第十九节　无痛宫颈扩张术

宫颈扩张术包括：单纯性宫颈扩张术，辅助性宫颈扩张术，即在施行刮宫、吸宫或碎胎、宫腔镜检等手术前先进行的宫颈扩张术。

无痛宫颈扩张术包括：全无痛与简易无痛两种。

【适应证】

1. 先天性宫颈狭窄者。
2. 宫颈粘连者。
3. 原发性痛经者。
4. 子宫积液、积血或积脓者。
5. 放射治疗扩张宫颈管，以利腔内照射。

【禁忌证】

1. 外阴及阴道滴虫性、霉菌性、淋菌性、细菌性、病毒性炎症者。
2. 急性盆腔炎或慢性盆腔炎急性发作者。
3. 3 日内有房事者。

【手术步骤】

一、排尿

术前排空膀胱。

二、体位

受术者取膀胱截石位。

三、麻醉

1. **丙泊酚静脉麻**　全无痛宫颈扩张术采用。

2. **1% 利多卡因宫颈局部浸润麻**　简易无痛宫颈扩张术采用。

四、消毒

常规消毒外阴、阴道。

五、检查

双合诊：查清子宫大小、方位、质地、活动度及其与周围关系(图 1-5-58)。

必要时查三合诊(图 1-5-59)。

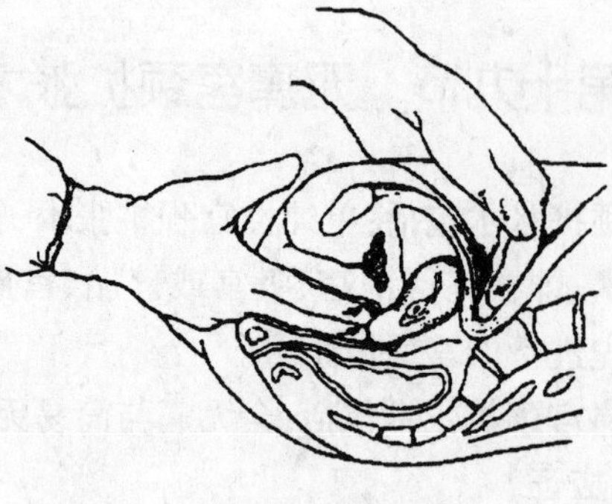

图 1-5-58

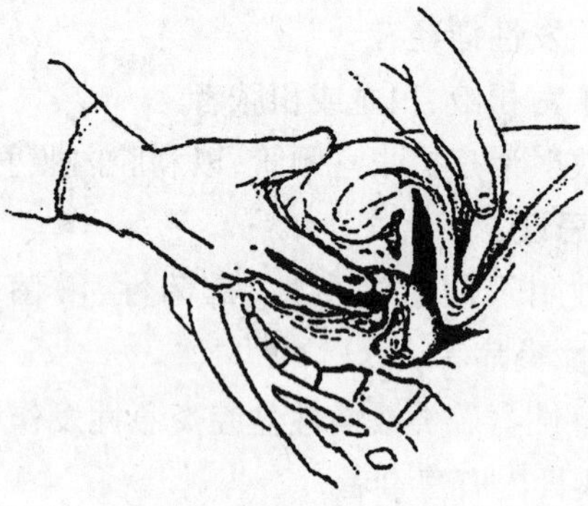

图 1-5-59

六、暴露宫颈

安放窥器，暴露宫颈，用0.5%碘伏液消毒阴道及宫颈，用宫颈钳钳夹宫颈前唇，向外牵拉，使子宫呈水平位。

七、探宫腔

将子宫探针顺子宫腔方向轻轻深入达宫底(图1-5-60)。

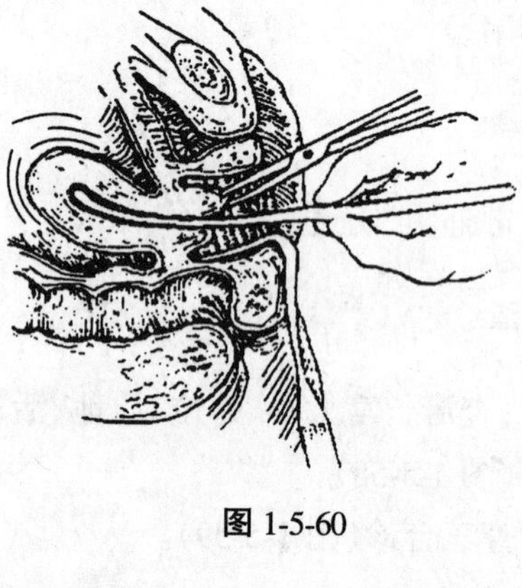

图 1-5-60

七、扩张宫颈

先将扩张器按号排列，由小至大逐一扩张宫颈。扩张器前端蘸润滑油，以右手拇、食、中指将扩张器顺子宫腔方向轻轻送入到宫颈内口以上1cm处(图1-5-61)。

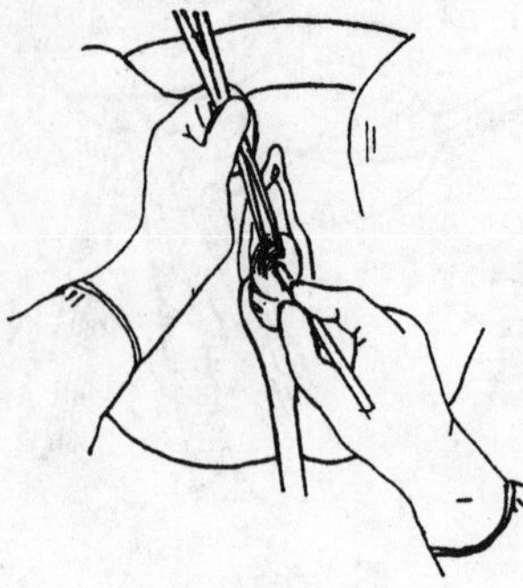

图 1-5-61

【注意事项】

1. 探针探宫腔若遇阻力不可强探，应改变方向寻找无阻力的方向探入。

2. 扩张宫颈必须由小号顺序增号，不能跳号，且应避免使用暴力，以防损伤宫颈。

第二十节　无痛子宫颈内口松弛矫治术——宫颈缝合术

修复并建立正常宫颈内口形态和功能的手术，称为宫颈内口松弛矫治术。

【适应证】

1. 宫颈管腔大，非孕期颈管可通过7号或7号以上扩张器，无阻力，无疼痛者。

2. 子宫造影证实宫颈管呈病理性扩张者。

3. 有两次以上中期妊娠自然流产或早产史，并确诊为宫颈管内口松弛所致者。

【禁忌证】

1. 妊娠合并外阴炎、阴道炎者，未治愈前。

2. 妊娠合并宫颈恶性赘生物者。

【必备条件】

1. 无外阴炎、阴道炎。

2. 宫颈无急性炎症。

3. 宫颈无恶性赘生物。

4. 确诊为宫颈内口松弛，排除其他原因所致的晚期流产或早产。

5. 妊娠期宫颈内口矫治术，应在妊娠14～18周施行。

6. 非妊娠期宫颈内口矫治术，应在月经干净后3～5天施行。

【麻醉】

1. 采用鞍麻。

2. 丙泊酚静脉麻。

【手术步骤】

一、体位

受术者取膀胱截石位。

二、消毒

常规消毒外阴、阴道。

三、铺巾

铺消毒巾。

四、导尿

排空膀胱。

五、暴露宫颈

用双叶拉钩拉开阴道，暴露宫颈。

六、缝合宫颈

先缝合宫颈左侧，用宫颈钳夹宫颈右侧壁，向右牵，用大弯三角针、2号尼龙线或银线或10号丝线，自宫颈前唇中线稍偏左、膀胱附着点稍下处，穿透前唇及后唇，两线头用止血钳钳夹（图1-5-62）。

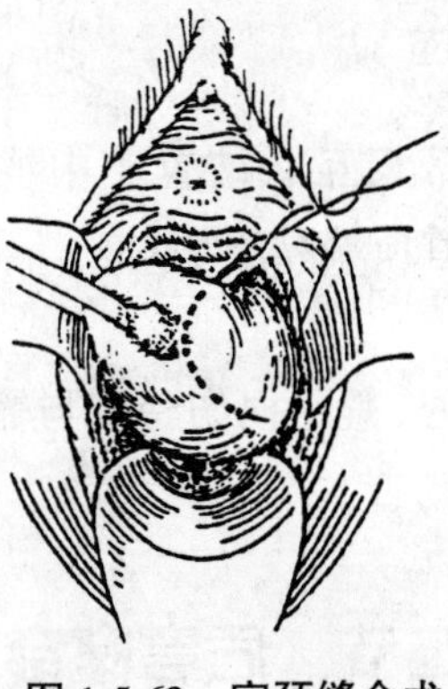

图1-5-62　宫颈缝合术

再缝合宫颈右侧，用宫颈钳牵拉左侧宫颈壁，向左牵，自宫颈前唇中线稍偏右、膀胱附着点稍下处进针，穿透前唇及后唇，将两小段橡皮管分别套在缝线的两端，然后打结。缝线打结前套上橡皮管，可防止缝线嵌入宫颈组织。

缝合宫颈左侧的用止血钳钳夹的两线尾，同样各套一小段橡皮管后打结。

第二十一节　无痛阴式宫颈残端切除术

【适应证】

子宫半切术后子宫颈脱垂者。

【禁忌证】

1. 各种类型的外阴、阴道炎者。

2. 急性盆腔炎或慢性盆腔炎急性发作者。

3. 宫颈恶性病变者。

【手术步骤】

一、麻醉

1. 腰麻。

2. 硬膜外麻醉。

二、体位

受术者取膀胱截石位。

三、消毒

常规消毒外阴及阴道。

四、铺巾

铺无菌巾。

五、导尿

用金属导尿管导尿，排空膀胱，并识别膀胱下沟部位。

六、环切宫颈

环形切开宫颈黏膜层（图1-5-63）。

将阴道黏膜从子宫颈剥离（图1-5-64）。

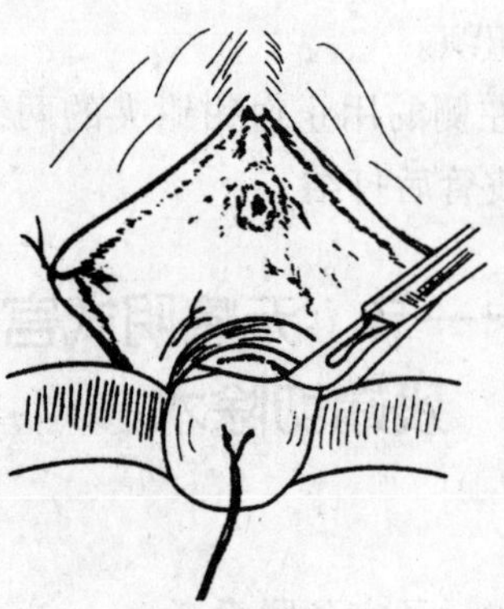

图 1-5-63

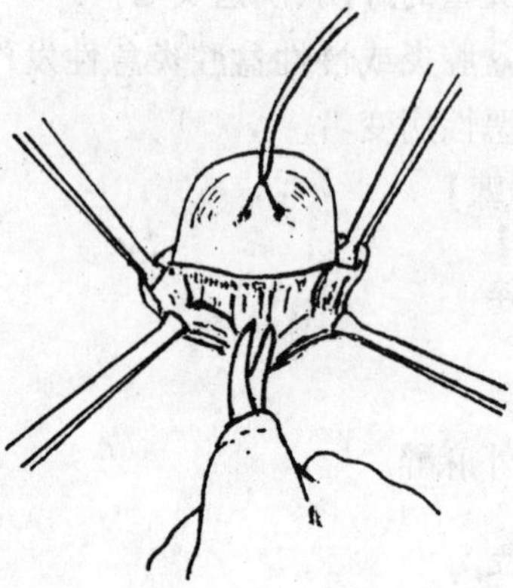

图 1-5-64

七、处理韧带

将膀胱底与输尿管从子宫颈上安全分离后，用带齿长弯止血钳自宫颈侧方夹住子宫骶骨韧带及主韧带的遗留部分，在两钳间切断，体侧端用中圆针、7号丝线缝扎(图 1-5-65)。

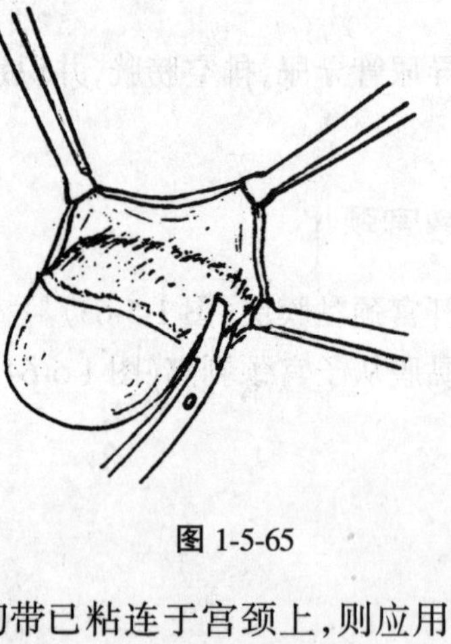

图 1-5-65

若圆韧带已粘连于宫颈上，则应用带齿长弯止血钳钳夹，切断。体测断端用中圆针、7 号丝线缝扎(图 1-5-66)。

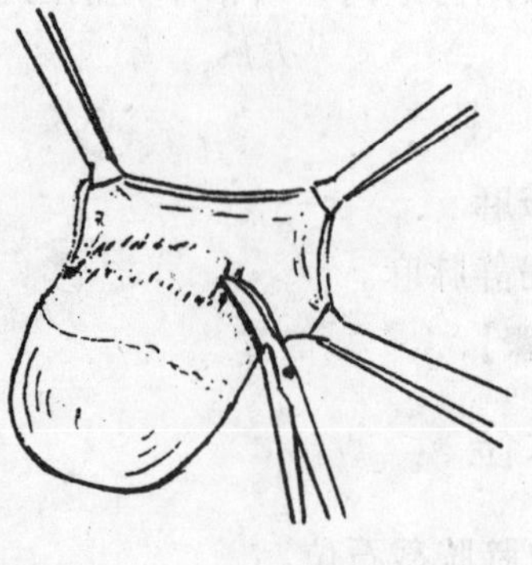

图 1-5-66

八、摘除宫颈

用剪刀锐性剥离，在腹膜处剥出宫颈残端(图 1-5-67)。

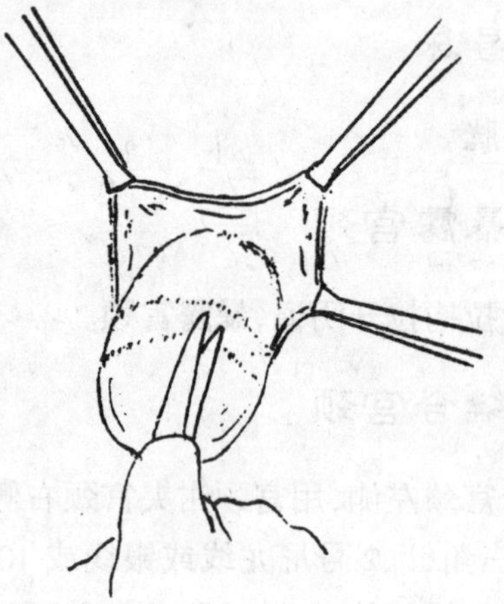

图 1-5-67

九、闭合创面

将各韧带的蒂相互联结置于中线，用 1-0 肠线间断缝合闭合阴道顶端黏膜切口。

【注意事项】

1. 操作应小心，避免损伤膀胱与输尿管。
2. 避免误伤肠管。

第二十二节 后穹窿穿刺术

女性生殖器官子宫位于盆腔中央，前邻膀胱，后邻直肠，子宫与肠之间形成子宫直肠陷凹。子宫的下端是宫颈，宫颈通过阴道穹窿部与阴道相连，子宫直肠陷凹与阴道后穹窿相毗邻，因此，子宫直肠陷凹内的积液、积血或包块，可通过后穹窿穿刺辅助诊断和进行治疗。

【适应证】

1. 判定腹腔积液性质　当B超发现腹腔内有液性暗区，或仅子宫直肠陷凹内有液性暗区，或叩诊腹部移动浊音阳性时，为确定腹腔积液性质，可行后穹窿穿刺术。尤其若患者有闭经史、阴道不规则出血、下腹一侧疼痛或肛门憋坠感、尿妊娠试验呈阳性或血实验室检查绒毛膜促性腺激素HCG增高，怀疑异位妊娠腹腔有内出血时，应即时行后穹窿穿刺术，以免延误诊治危及患者生命。

2. 判定子宫直肠陷凹内肿块的性质　当居于子宫直肠陷凹内的肿块通过B超、相关的实验室检查及临床检查等手段均不能明确其性质，又不具备开腹手术的条件时，可慎重考虑行后穹窿穿刺术，吸取组织做细胞涂片检查或做病理组织检查，以明确诊断，指导进一步治疗。

3. 处理子宫直肠陷凹内囊性肿物

(1)居于子宫直肠陷凹内体积较大的囊性肿物，压迫症状明显或梗阻产道影响胎儿下降，又无开腹手术条件，临产上考虑此囊肿属良性时，可经后穹窿抽吸囊内液，以缩小瘤体，缓解症状。

(2)子宫内膜异位症——卵巢巧克力囊肿，大多居于子宫直肠陷凹内。虽然巧克力囊肿体积不大，但却常伴有痛经、肛门憋坠、性交不适等症状。当患者年轻，要求保留生育功能或经服用丹那唑、内美通等药物治疗无效或患者不具备开腹手术的条件时，可在B超指导下，经后穹窿抽吸巧克力囊肿内液，然后向囊内注入少量无水酒精，使囊壁细胞脱水、变性、失活，从而达到保守治疗的目的。

(3)子宫直肠陷凹的囊肿同时伴有高烧、腹痛、末梢血实验室检查白细胞增高，考虑为盆腔脓肿。预行切开引流术前，可经后穹窿试探穿刺，抽出脓汁后再经穿刺针孔处切开引流排脓或将脓肿内液彻底抽净后，向囊内注入抗生素。

4. 腹腔化疗　某些晚期癌瘤，例如，卵巢癌，无法实施手术或虽经细胞减灭术，仍有残留癌灶时，可经后穹窿注入化疗药物。目前应用最多的是卡铂，将卡铂稀释后经后穹窿注入腹腔。

5. 瘤灶局部注药　位于子宫后壁的瘤灶，例如，恶性葡萄胎或绒毛膜上皮癌的瘤灶，可经后穹窿穿刺直接向瘤灶内注入5-氟尿嘧啶等化疗药物，以消除局部瘤灶。由于抗癌药物直接注入瘤灶，药物浓度高，杀伤癌细胞的作用强，因而可减少周身用药，副反应小，疗效较好。

【禁忌证】

1. 子宫后壁与肠管有粘连者，禁行后穹窿穿刺术，以防误伤肠管及导致感染。

2. 曾做过子宫半切术者，由于术后解剖变化或可能有肠管粘连，也不宜做后穹窿穿刺术。

【手术步骤】

一、排空膀胱

自行排尿或导尿，使膀胱空虚，利用操作。

二、体位

受术者取膀胱截石位，同时应注意抬高患者的上半身，使其呈半卧状态，此体位可使腹腔内少量的积液留存于子宫直肠陷凹处，可避免造成后穹窿穿刺的假阴性。

三、麻醉

通常不需麻醉，过度紧张者可采用丙泊酚静脉麻。

四、检查

检查盆腔，最好做三合诊，以明确盆腔内子宫、肿物与直肠的关系，以避免误刺入直肠内。

五、暴露术野

阴道内放入窥器，并暴露宫颈，用组织钳或宫颈钳夹持宫颈后唇中央，向外上方牵拉，亦可用双叶阴道拉钩暴露后穹窿。

六、消毒

用碘酒、酒精或0.5%碘伏液充分消毒阴道、宫颈，尤其后穹窿部位。

七、穿刺

阴道后穹窿穿刺点应选在后穹窿膨出正中点或宫颈后唇与阴道壁交界处向下1cm处。穿刺宜快不宜迟，快速刺入子宫直肠陷凹。穿刺方向应与宫颈平行，穿刺的深度以进入穹窿2～3cm为度。若欲经后穹窿穿刺肿物，则应将穿刺点选在肿物最突出于阴道后穹窿的部分(图1-5-68)。

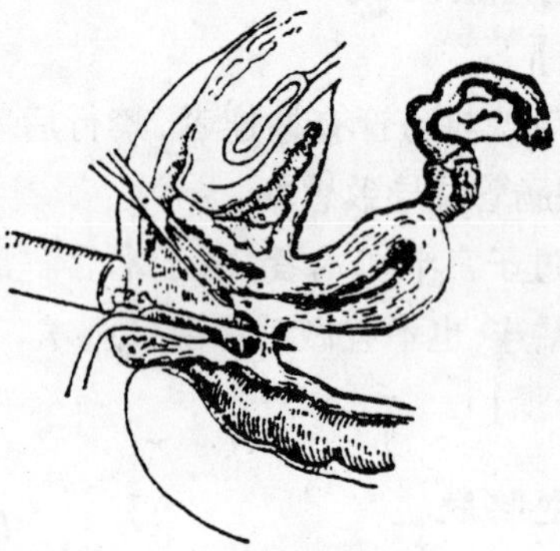

图1-5-68 阴道后穹窿穿刺

为识别腹腔内积液进行后穹窿穿刺成功后，立即进行抽吸，边抽吸，边慢慢地退出针头。

若抽出为暗红色不凝的血液(其中可有细小凝血块，将抽出的血液射在纱布上进行观察可发现此极小凝血块)，则证实腹腔内有出血，若抽出血液新鲜，放置1～5分钟后出现血凝，则表明为血管内血液，应改变穿刺部位、方向及深度，重新进行穿刺抽吸。

后穹窿穿刺抽出暗红色或新鲜不凝的血液证实为腹腔内出血，大多是由输卵管妊娠破裂或流产所致；少数是由卵巢卵泡破裂、黄体破裂或经血逆流引起。

异位妊娠引起的腹腔内出血应行急诊开腹探查术。

若后穹窿穿刺术抽出淡红色稀薄血性液体，大多为盆腔炎性渗出液。若抽出为脓性或黄色渗出液，则可能为盆腔炎，常见为盆腔脓肿或化脓性阑尾穿孔。应分别做渗出液的需氧菌与厌氧菌培养，同时测定致病菌的药物敏感度。

后穹窿穿刺术抽出的液体不能仅凭肉眼确定其性质。抽出的液体需常规查比重、细胞计数、分类、蛋白定量及做利凡它试验，并查有无癌细胞。

以后穹窿穿刺术抽吸肿瘤内容物做实验室检查时，可用肝穿刺针直接向肿物最突出于阴道后穹窿的部分刺入，针心与针套同时刺入后，先推进针心，再推进针套。穿刺成功后，先抽出针心，将其间所夹肿瘤内容物送验细胞涂片及病理检查。若针心未夹出肿瘤内容物，可用注射器针管接穿刺针套抽吸，吸出物处理同上述，然后抽出针套。

如无肝穿刺针，可用长粗针头代替。

若经后穹窿注入药物，穿刺后，抽吸无血，再将药物慢慢注入。

【注意事项】

1. 经后穹窿穿刺抽肿瘤内容物做病理检查或抽吸后向肿瘤腔内注药，最好在B超指导下进行操作，以避免操作的盲目与失败。

2. 穿刺针穿入不可太深，以防刺伤盆腔器官与血管。

3. 子宫后倾后屈位时，后穹窿穿刺前可用组织钳或宫颈钳牵拉宫颈前唇，尽量将子宫变为水平位。若宫体的位置仍偏后时，穿刺针刺入时应稍偏后或针刺入盆腔腹膜后略向某侧移行，再向里刺入，以防刺入宫体，影响穿刺。

4. 后穹窿穿刺在抽吸过程中应注意是否因误刺入直肠而抽出粪便。

5. 针头与注射器的型号取决于穿刺术的目的，鉴别腹腔积液性质可选用5号针头，套在5ml注射器上做穿刺，异位妊娠腹腔内出血，用5ml注射器抽吸腹腔内积血协助诊断即可。如选用20ml注射器，则由于注射器直径较大，不易操作。若后穹窿穿刺抽吸卵巢囊性肿物或巧克力囊肿内液，则最好选用20ml注射器。腹腔化疗或瘤灶局部注药也应选用大号注射器。

6. 可能发生的并发症及处理原则

(1)刺伤盆腔血管：穿刺针刺入太深可能伤及盆腔内血管。一旦刺入腹膜后血管，可形成腹腔内出血的假阳性。腹腔内出血量少时，可严密观察，并给止血药物(立止血，肌注或静注)；出血量多时应行开腹探查术。

若刺伤阔韧带血管可形成阔韧带血肿，通常需开腹手术，结扎阔韧带被刺破的血管。

(2)刺伤宫体：若后穹窿穿刺误刺子宫体肌壁，通常不致有严重出血。只有在刺伤子宫动脉时出血可能严重，需急诊开腹行缝扎子宫动脉术。

(3)误刺伤肠管：一旦误刺入肠管，应立即停止穿刺，将穿刺针取出。重新消毒后穹窿，重换新的无菌针头及针管再穿刺。穿刺术后，穹窿处喷庆大霉素16万U或用20ml，甲硝唑液喷敷，并口服抗生素预防感染。

(4)后穹窿穿刺针孔出血，可用无菌纱布或止血纤维压迫止血。

7. 经腹壁穿刺腹腔也可用来诊断腹腔内性质不明的积液，鉴别异位妊娠的腹腔内出血、癌性腹水、炎性渗出液、排放腹水以及向腹腔内注入化疗药物等治疗。腹腔穿刺术与后穹窿穿刺术比较如下：

(1)腹腔穿刺术需通过厚的腹壁包含的各层腹壁组织，患者痛苦相对较大，故需局部麻醉；而后穹窿穿刺术仅通过较薄的后穹窿，患者痛苦少，不需麻醉。

(2)当腹腔内积液量少时，腹腔穿刺术易失败；而穹窿穿刺术，若采取上半身半卧式的膀胱截石位时，少量积液则可聚积在腹腔的最低处——后穹窿顶，即子宫直肠陷凹处，穿刺成功率高。

(3)当腹腔内积液量很多时，例如，卵巢癌所致的大量腹水，预排放腹水，需向腹腔内注药(化疗药物)，采取腹腔穿刺时，比后穹窿穿刺术操作方便。

(4)处理子宫直肠陷凹内的囊性肿物时，以采取经后穹窿穿刺的捷径为宜。若采取腹腔穿刺术，穿刺易失败，且可能误伤肠管等脏器。

第二十三节　后穹窿切开术

【适应证】

1. 排除盆腔脓液或切开位于子宫直肠陷凹的盆腔脓肿，排脓。

2. 探查子宫附件或盆腔内的包块，以协助诊断。

3. 清除异位妊娠盆腔内积血块或同时切除患侧附件。

【禁忌证】

1. 直肠与后穹窿有粘连，忌行后穹窿切开术，以防误伤直肠。

2. 既往后穹窿部手术者。

【手术步骤】

一、麻醉

局麻、腰麻、硬膜外麻、静脉麻均可。

二、体位

受术者取膀胱截石位。

三、排尿

自行排尿或导尿，排空膀胱。

四、消毒

常规消毒外阴、阴道、穹窿及子宫颈。

五、铺巾

铺无菌巾。

六、检查

三合诊检查，并确定穹窿部切口部位。

七、暴露术野

将重锤阴道拉钩置于阴道后壁，直角拉钩暴露子宫颈，用宫颈钳将宫颈后唇向外上方牵拉，以暴露后穹窿，再用 0.5% 碘伏液或碘酒、酒精消毒后穹窿。

八、穿刺

按后穹窿穿刺的方法，用 18 号长针头刺入子宫直肠陷凹(子宫直肠凹的最低点)，抽出脓液或血液后，保留针头位置不动(图 1-5-69)。

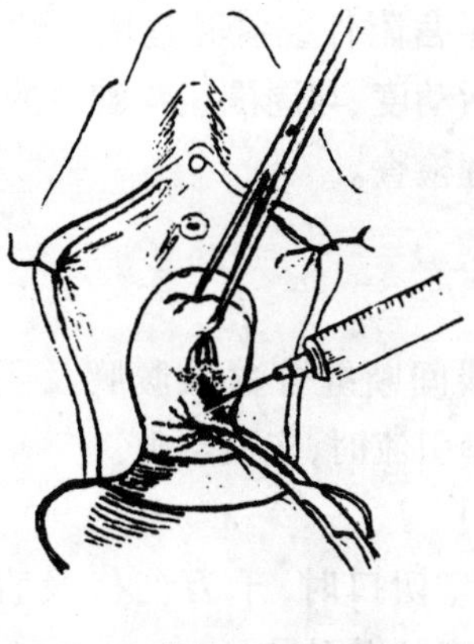

图 1-5-69

九、切开

用长尖刀沿针头两侧做长约 2～3cm 横切口，切开阴道黏膜。继之，用刀柄推下阴道黏膜，暴露腹膜，用长弯止血钳夹住腹膜，剪开之，再用长弯止血钳轻轻扩大腹膜切口(图 1-5-70)。

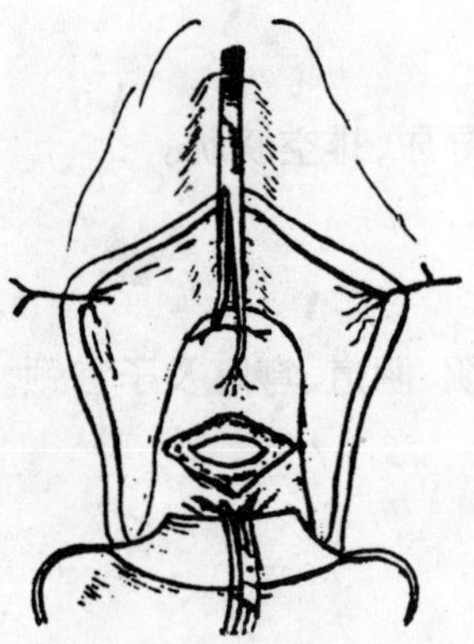

图 1-5-70

十、排脓

若为盆腔脓肿,可用长弯止血钳穿破脓肿壁,并扩大之,使脓液排出。可伸一手指入内探查,如另有脓腔,应在手指指引下再将其穿破,以排出脓液。自切口放入橡皮管引流,不缝合切口。引流管下端达阴道口,不宜过长或过短。

十一、排血

如为输卵管妊娠,则先用手指或卵圆钳夹净血块,继之,将患侧附件夹持、切断,双重缝扎。

十二、活检

若为探查子宫附件或盆腔包块的性质,应查清其大小、质地、活动度、与周围组织脏器的关系,必要时取活检做病理检查。

十三、缝合

用0号肠线间断缝合盆腔腹膜及阴道黏膜切口。放置橡皮管引流时,应留空隙。

【注意事项】

1. 做后穹窿切口时,千万勿伤及直肠。必要时,将手指伸入直肠做引导。

2. 自术后48小时起,每日转动引流管,并保持引流通畅,待引流物基本流尽时,即可拔出引流管。

第二十四节 无痛诊断性刮宫术与分段诊刮术

无痛诊断性刮宫术与分段诊刮术分全无痛与简易无痛两种。全无痛用静脉麻,简易无痛采用宫颈局部浸润麻。

【适应证】

1. 闭经:为明确病因,鉴别是由内膜增生、萎缩、结核、宫腔粘连等何种原因所致。

2. 异常子宫出血者。

3. 不孕症:在经前期诊刮,可了解有无排卵及其黄体功能。

4. 可疑宫外孕者为排除宫内孕时。

5. 有异常子宫排液者为查明排液的部位,排液的量及性状。

6. 宫腔镜检查前扩张宫颈管。

7. 为排除宫腔异物者。

8. 罹患子宫肌瘤、卵巢囊肿等,施术前,为排除宫内膜疾患者。

9. 功能性子宫出血者,保守治疗无效,刮宫以止血,并可了解治疗后宫内膜的反应。

10. 放置宫内节育器后不规则阴道流血者,诊刮了解宫内膜情况,同时取出宫内节育器。

11. 早期妊娠需终止者。

12. 不全流产、难免流产及滞留流产者,刮宫终止病理妊娠。

13. 葡萄胎流产后出血者,再次刮宫以明确有无恶变及宫内膜炎。

14. 子宫内膜息肉者,保守治疗时,可通过刮宫将宫内膜息肉刮除。

15. 产后或中期引产后,胎盘残留、胎盘息肉者等,可通过刮宫,清除宫内残留胎盘,并协助诊断。

【禁忌证】

1. 罹患各种类型的外阴及阴道炎症者。

2. 急性盆腔炎或慢性盆腔炎急性发作者。

3. 极度衰竭或有严重内科合并症,不能承担刮宫手术者。

4. 3天内有性生活者。

5. 体温超过37.5℃者。

【手术步骤】

一、排尿

自行排尿或导尿,排空膀胱。

二、体位

受术者取膀胱截石位

三、消毒

常规消毒外阴及阴道。

四、铺巾

铺无菌巾。

五、检查

双合诊检查了解子宫大小、方位、质地、活动度、形态，两侧附件有无异常及与周围脏器的关系(图1-5-71)。

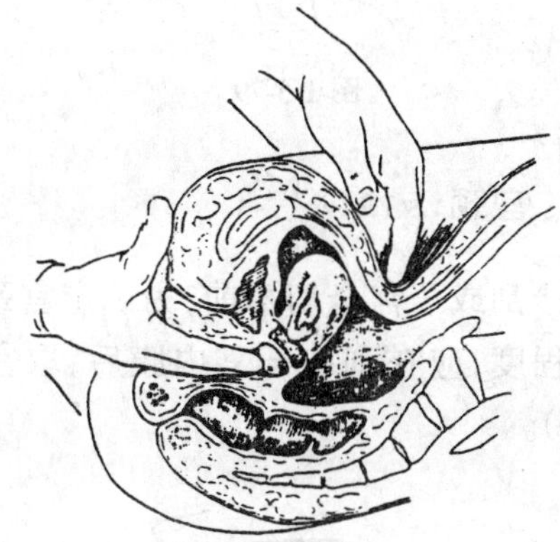

图1-5-71

六、暴露术野

安放窥器或阴道拉钩，暴露宫颈，消毒阴道及宫颈，用宫颈钳夹前唇，向外牵拉，使子宫呈水平位(图1-5-72)。

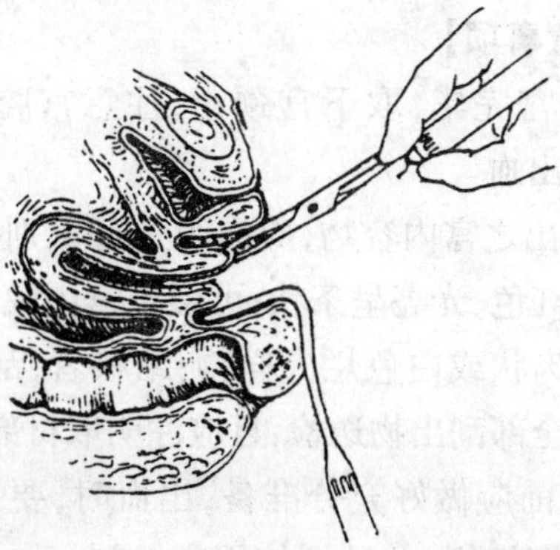

图1-5-72

七、麻醉

1. 全无痛手术适应证

(1)不孕症诊刮者。

(2)宫颈管粘连者。

(3)对疼痛敏感者。

(4)要求无痛诊刮者。

2. 种类

(1)全麻：丙泊酚静脉全麻。

(2)局麻：可采用宫颈浸润、子宫颈旁阻滞或二者兼用。在宫颈的3点、9点的3cm深处，各注射1%利多卡因3ml。

子宫颈旁阻滞是在子宫颈邻近处注射麻药深达1～2cm，同时在两侧骶韧带处注射局麻药(图1-5-93，图1-5-74)。

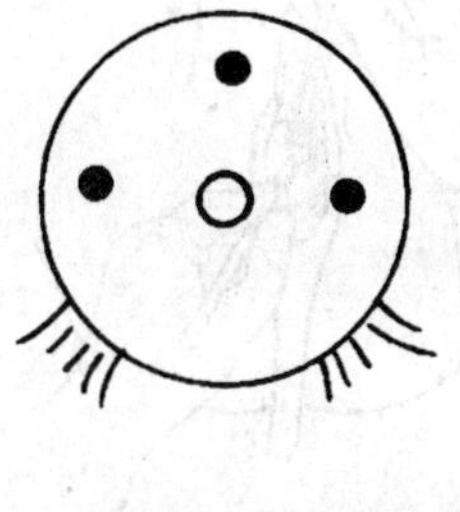

图1-5-73　宫颈内麻醉点

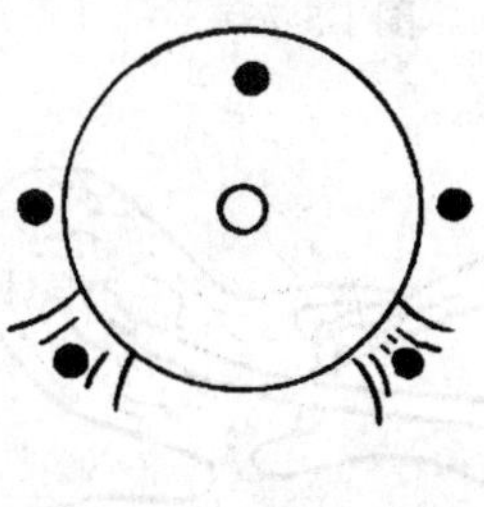

图1-5-74　宫颈旁麻醉点

八、探测宫腔

即用子宫探针顺子宫方向轻轻探达宫底，测其深度并证实屈度及大小和检查是否相符。遇有阻力不可强探，可改变方向，寻找无阻力且变异的宫腔位置。明确腔内有无内壁不平感或粘连、肿瘤压迫所致探针受阻感(图1-5-75)。

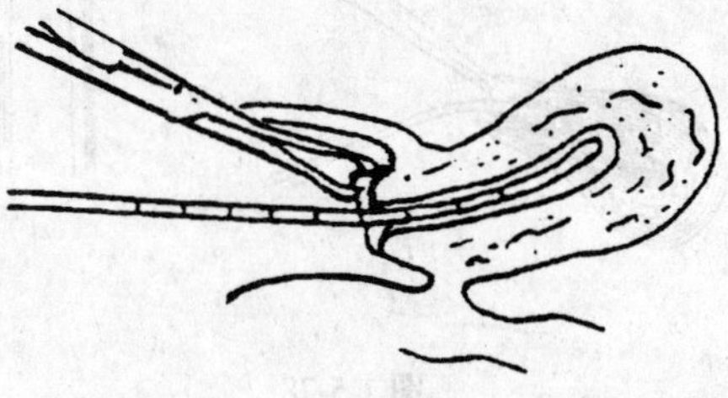

图1-5-75　探针测宫腔深度

九、扩张宫颈

先将扩张器按号排列，由小至大逐一扩张。扩张器前端均蘸滑润油，以右手拇、食、中指将扩张器顺子宫方向及屈度，轻、稳、缓送入到宫颈内口以上1cm，如遇阻力不可强行进入，须查明原因。如内口过紧，可放置2～3分钟，逐渐扩张，从2～4号扩张至6～7号。如需进行宫颈或宫腔手术时，可扩至10～16号（图1-5-76，图1-5-77）。

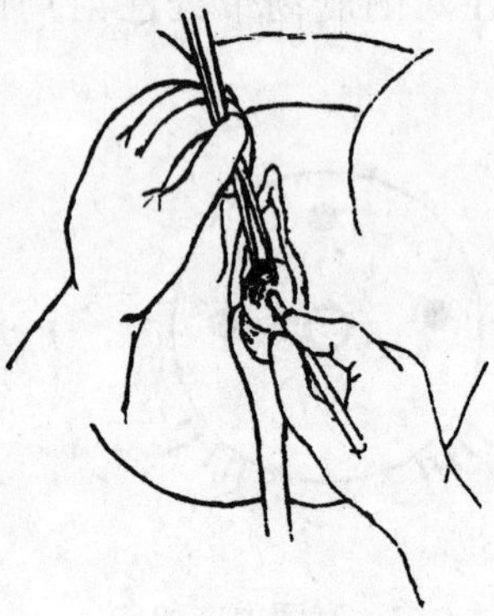

图1-5-76

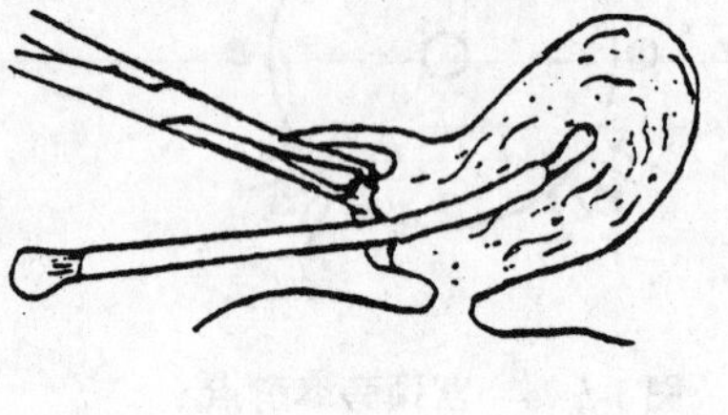

图1-5-77 用Hegar扩张器扩张宫颈

十、分段诊刮

分段诊刮时，刮宫前切勿用探针探测宫腔深度，待用小刮匙刮完宫颈管后，方可用探针探宫腔及用扩张器扩张宫颈（图1-5-78）。

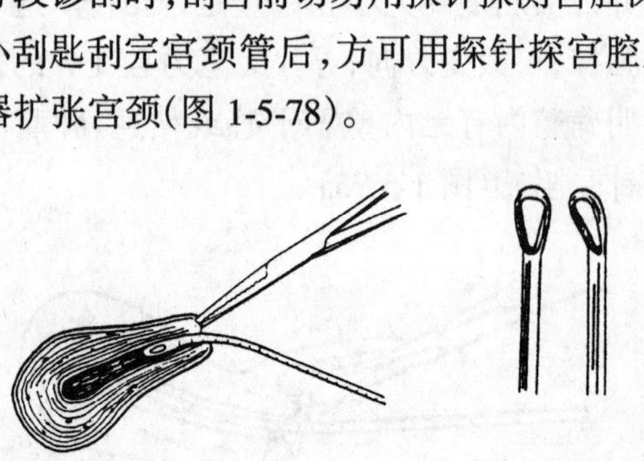

图1-5-78

十一、刮取内膜

用小刮匙顺子宫方向进入宫腔达宫底，从宫底开始刮取内膜，达宫颈内口，再按顺时针或逆时针方向依前壁→右侧壁（或左侧壁）→后壁→左侧壁（或右侧壁）→双宫角→宫底及整个宫腔的次序刮取。（图1-5-79）。

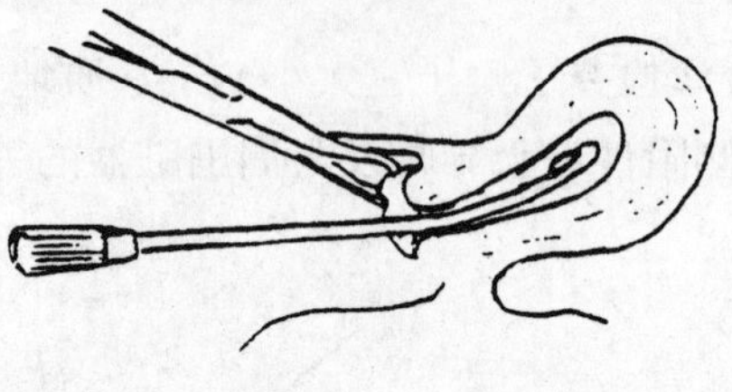

图1-5-79

十二、宫颈活检

分段诊刮或子宫全切术前，为确定宫颈有无病变及病变程度，应在刮取子宫内膜后，取宫颈活检（图1-5-80）。

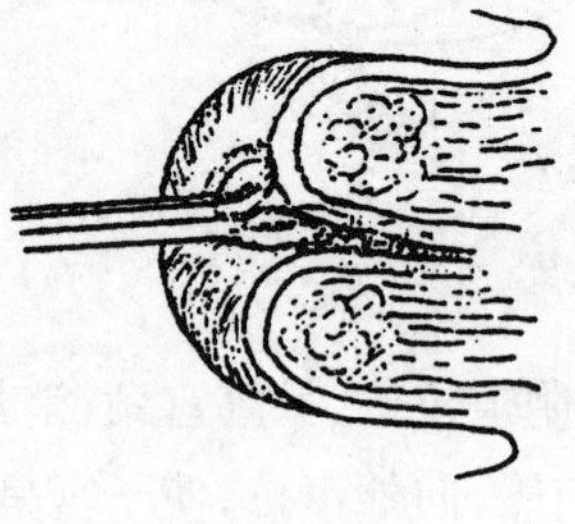

图1-5-80

【注意事项】

1. 刮宫完毕，取下宫颈钳，注意宫腔及宫颈咬合处有无出血。

2. 刮出之宫内容物，应肉眼进行识别，正常子宫内膜为粉红色，光亮呈条状；可疑子宫内膜腺癌者，刮出物为鱼肉状或白色烂肉样物；结核者，刮出物为干酪样状。全部刮出物送检，且应注明取材部位。

3. 术前应做好充分准备，出血时，要果断，迅速地刮出残存组织，并酌情使用宫缩剂。

4. 注意无菌操作。术前感染未控制，有不洁性生活史者，手术前、后应使用抗生素。

5. 谨防子宫穿孔。手术操作应稳、准、轻，特别是哺乳期、妊娠期、绝经前及绝经后子宫有感染者，其子宫壁软而薄，施诊刮术时，更应格外小心。

第二十五节　无痛葡萄胎清宫术

包括全无痛(静脉麻)与简易无痛(宫颈局麻)葡萄胎清宫术两种。

【适应证】

葡萄胎一经诊断,应立即清宫。

【手术步骤】

一、排尿

自行排尿或导尿,排空膀胱。

二、体位

受术者取膀胱截石位。

三、消毒

常规消毒外阴及阴道。

四、暴露术野

用窥器或双叶拉钩,暴露宫颈,用宫颈钳牵拉宫颈。

五、麻醉

1. **静脉麻**　丙泊酚静脉注入。

2. **宫颈局部浸润麻**　1%利多卡因宫颈局部注射。

六、探测宫腔

用探针探测宫腔深度。

七、扩张宫口

用扩张器扩张宫口至7½~8½号(图1-5-81)。

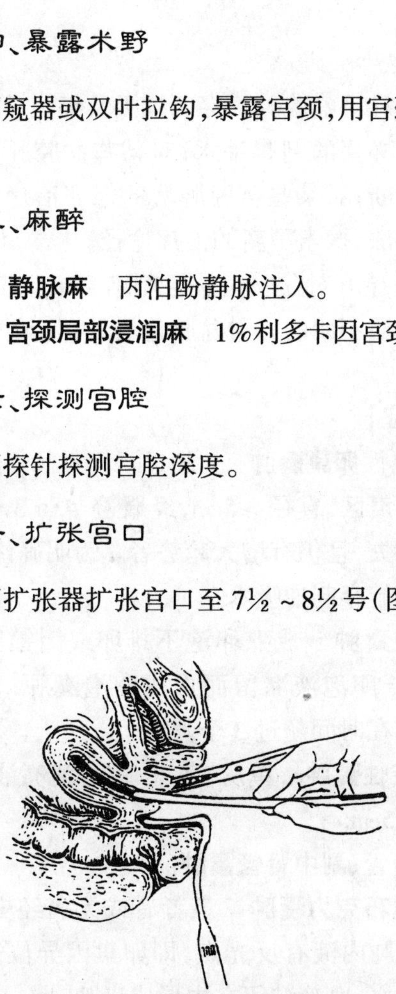

图1-5-81

八、清理宫腔

用7~8号吸管,顺宫腔四周吸宫2~3圈。继之,用大钝头刮匙,清理宫腔2圈。

九、二次清宫

待葡萄胎第一次清宫术后5~7天,行第二次清宫。

【注意事项】

1. 葡萄胎妊娠者的子宫多大而软,尤其破坏性葡萄胎(恶萄)葡萄粒对子宫肌壁有侵蚀,故术中操作应格外小心轻巧,慎防子宫穿孔。

2. 葡萄胎清宫前应备皮,备血,向家属交待病情,做好一切开腹的准备,一旦发生子宫穿孔、大出血等意外,立即开腹结扎髂内动脉或切除子宫,以止血。

3. 葡萄胎应在输液下吸宫。通常输注10%葡萄糖液500ml,内加缩宫素20U,以促进子宫收缩,减少术中出血。

4. 清宫过程中应收集全部排出之葡萄粒,并计量失血量,将葡萄粒给家属过目后送病检。

第二十六节　无痛宫腔粘连分离术

【适应证】

1. 子宫输卵管碘油造影(HSG)见宫腔变形、单个或多个充盈缺损、形态不规则、边界清晰、不因增加造影剂的量和压力而消失,确诊为宫腔粘连者。

2. 子宫腔镜下发现宫腔粘连带,为确定粘连位置及程度者。

【禁忌证】

1. 各种类型的外阴、阴道炎者。

2. 急性盆腔炎或慢性盆腔炎急性发作者。

3. 行经期者。

4. 3天内有房事者。

5. 疑有内膜癌及其他恶性肿瘤者。

6. 分离宫腔粘连极度困难者。

【手术步骤】

一、排尿

自行排尿或导尿,排空膀胱。

二、体位

受术者取膀胱截石位。

三、麻醉

1. **丙泊酚静脉麻** 患者精神紧张，恐惧疼痛者。

2. **骶麻** 术野松弛及镇痛效果均佳。

四、消毒

用0.5%碘伏液消毒外阴及阴道。

五、铺巾

铺无菌巾。

六、暴露术野

用宫颈钳抓持宫颈前唇，将宫体摆成水平位。再用0.5%碘伏液消毒阴道、宫颈及宫颈管。

七、探测宫腔粘连部位

用子宫探针顺子宫方向轻轻探测宫腔深度，感觉阻力所在，明确粘连部位(图1-5-82)。

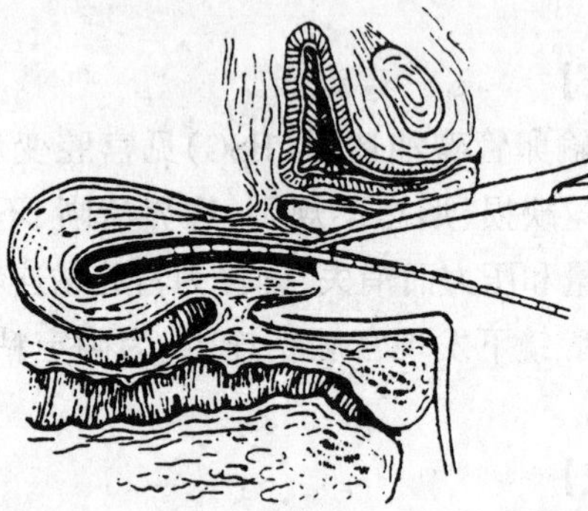

图1-5-82

八、分离宫腔粘连

1. **轻度粘连者** 用长弯止血管钳逐步分离，用力应均匀，深度及宽度应适中。最好在B超下分离粘连。

2. **重度粘连者** 可在子宫腔镜直视下操作，用微型剪刀、鞘套或电激切割器等进行分离宫腔粘连或在腹腔镜监护下操作，以便及时发现子宫穿孔。

九、放入IUD(宫内节育器)

分离宫腔粘连后，常规放入IUD，防止再次发生宫腔粘连。

【注意事项】

1. 分离宫腔粘连时，避免用暴力，以防损伤子宫肌壁或引起子宫穿孔。

2. 宫腔粘连分离术后进行2～3个月人工周期治疗，以利于子宫内膜的修复。

3. 如不需避孕，4～8周后取出IUD，观察2～3个月经周期后复查。

4. 待IUD及人工周期治疗后，再行HSG或宫腔镜检查，以防止再度发生粘连。

5. 若术后复查，确定宫腔粘连分离不全者，可在半年后再行粘连分离术。

第二十七节 盆腔肿块穿刺抽吸术

【概念】

超声引导下盆腔肿块穿刺抽吸及细胞学检查目的是避免不必要的剖腹手术；对某些盆腔肿块的性质可明确诊断；对某些盆腔肿块的保守治疗创建了一种新的方法，探索了新的治疗途径。

超声引导下对盆腔包块穿刺结合细胞学、组织学活检对性质不明的妇科盆腔包块具有诊断和鉴别诊断价值。

【适应证】

1. **单纯性卵巢囊肿** B超显示卵巢的囊肿为薄壁球形无回声区，直径≥5cm，经服避孕药3个月治疗囊肿不消失，且仍有增大趋势者。为明确诊断，消除卵巢囊肿行穿刺抽吸术。

2. **卵泡囊肿** 成熟卵泡不排卵或闭锁卵泡持续增大，由于卵泡液潴留而形成卵泡囊肿，直径≥5cm，囊肿存在时间超过3个月以上。

3. **浆液性囊肿** 单房，薄壁，内含清亮液体，且囊肿直径≥5cm。

4. **中肾管、副中肾管囊肿**。

5. **卵巢巧克力囊肿** 患者有或无痛经史，B超显示卵巢囊肿内液有反光点，即卵巢因异位子宫内膜周期性出血，血液潴留在内形成囊肿。

6. **盆腔脓肿** 附件炎形成的局限性脓肿，或包绕子宫周围的盆腔脓肿，穿刺抽液做致病微生物培养加药物敏感度测定，向脓肿腔内注入抗生素治疗，必要时放置引流管以利脓液排出。

7. **盆腔包裹性积液（盆腔腹膜囊肿）**　手术后或盆腔粘连形成的局限性液性暗区。经药物或物理治疗保守治疗无效者。

8. **黄体囊肿**　宫内孕流产后或宫外孕保守治疗期间卵巢黄体囊肿经久不退且直径≥5cm者。

9. **性质不明的陈旧性子宫外孕包块**　根据临床症状、化验与查体无法确定诊断的陈旧性子宫外孕包块，经穿刺可鉴别诊断，明确诊断后可做保守治疗。

10. **性质无法确定的盆腔肿块**　已有明确手术指征的妇科盆腔肿块，尤其是囊实性或实性卵巢赘生性盆腔肿块，或盆腔肿块伴腹水者，一般不主张做诊断性穿刺。

但对高龄患者，并有内科合并症不宜手术或不能承受麻醉时，可慎重考虑在超声引导下穿刺肿块做细胞学检查，再决定下一步治疗方案。

11. **妇科恶性盆腔肿瘤**　晚期妇科盆腔恶性肿瘤或复发者，可在B超监测下穿刺做细胞学检查明确诊断后，可在超声引导下行瘤体内药物注射，以缓解病情，延长生存期限。

【禁忌证】

1. 急性生殖器炎症者。
2. 水、电解质平衡紊乱者。
3. 严重高血压者。
4. 心律不齐、心功能不良，各型心脏病、新发生或未控制的心力衰竭者。
5. 严重支气管哮喘者。
6. 肺感染及肺结核活动期者。
7. 肾功能不全者。
8. 肝功能明显异常者。
9. 严重糖尿病者。
10. 重度贫血、血小板减少及其他出血性疾病者。
11. 急性传染病者。
12. 其他脏器存在恶性肿瘤者。
13. 子宫不规则出血者。
14. 月经期者。
15. 3天内有房事者。
16. 体温超过37.5℃者。

【术前准备】

1. **交待病情**　术前必须向患者及家属反复交待保守性穿刺抽吸盆腔肿块可协助诊断，指导治疗，但治愈率不是100%，且有复发的可能。

2. **家属签字**　术前患者及家属必须书面签字。

3. **化验检查**　查血常规，凝血四项、尿常规、肝功、乙肝两对半及甲、丙、丁、戊肝测定。

4. **肿瘤五项**　取血做肿瘤五项，术前对肿块的性质有初步的评估。

5. **查阴道分泌物**　清洁度，滴虫、霉菌、淋菌、加德纳杆菌、衣原体、支原体、线索细胞以及其他致病微生物。必要时做药物敏感度测定。

6. **宫颈刮片**　细胞学检查除外宫颈恶性疾患。

7. **阴道镜检**　进一步除外子宫颈恶性病灶的存在。

8. **诊断性刮宫**　除外子宫内膜不良病灶。

9. **测心电图**　必要时做超声心动，了解心脏功能。

10. **摄胸大片**　除外心、肺疾患。

11. **观察生命体征**　术前连续测血压，脉搏、体温3天。

12. **阴道准备**　术前用0.1%碘伏液冲洗阴道，每日一次，或用0.5%碘伏液涂擦阴道、宫颈及宫颈管3天。

13. **肠道准备**　术前一日下午2点服甘露醇250ml，同时饮2 000～2 500ml白开水，清洁肠道。

14. **镇静剂**　术前晚8点，服舒乐安定2片，养精蓄锐。

15. **膀胱充盈**　术前保持膀胱充盈，如无尿，则安放尿管，向膀胱内注生理盐水，使其充盈，以便腹部B超了解子宫及盆腔包块的影像。

16. **仪器和器械**

(1)实施超声显像诊断仪：并备有穿刺装置。

①经腹壁穿刺用线阵、凸阵、扇扫探头。

②经阴道穿刺用高频5～7.5MHz阴道探头，术前消毒备用。

(2)穿刺针

①腹壁穿刺针20～23G，长15～18cm。

选用22～23G细针时，应备18G导针先做腹壁穿刺以防细针偏向弯曲。

②阴道穿刺针直径16～17G,长30～45cm

17. **穿刺途径** 术前选择穿刺途径,术前进行腹壁及阴道常规B超,选择最短,且又能避开膀胱、肠管及宫颈等脏器的穿刺途径。

18. **准备药物**

(1)一切抢救用药。

(2)冲洗囊腔的无菌生理盐水。

(3)无水乙醇。

(4)MTX 10mg溶于5ml蒸馏水。

(5)5FU 250～500mg不用稀释。

19. **开腹准备** 准备消毒的开腹探查修补肠管及切子宫需用的手术器械及敷料。以备急需时用。

【手术步骤】

一、经腹壁穿刺

1. **体位** 经腹部穿刺受术者采取平卧位或侧卧位。

2. **消毒** 常规消毒腹部术野皮肤。

3. **铺巾** 铺无菌巾。

4. **麻醉**

(1)局麻:1%利多卡因在皮肤穿刺点局麻。

(2)全麻:精神紧张,极度恐惧疼痛者,用丙泊酚静脉全麻。

5. **准备穿刺** 换上消毒的穿刺探头,确定穿刺点,调整穿刺角度,测量盆腔肿块的深度,将穿刺引导线对准穿刺的盆腔包块。

6. **穿刺** 将穿刺针插入探头导向器的针槽,继之,适当用力进行盆腔包块穿刺。

7. **抽液** 通过显示器监视穿刺针,沿着穿刺引导线通过皮肤、腹壁各层,直达盆腔肿块内,然后抽液。

盆腔包块若为实质性则取活检。

8. **冲洗囊腔** 用20ml或50ml注射器抽吸囊内液,如囊内液为巧克力稠厚,先注入无菌生理盐水稀释后再抽吸,尽可能将其抽尽。

若是卵巢多房囊肿,可将穿刺针退至腹壁再穿刺另一囊腔。

9. **细胞学检查** 抽出之囊液全部送细胞学检查。

10. **细菌培养+药敏** 囊内液若为脓性,则做致病菌培养+药敏。

11. **囊腔内注药** 若为巧克力囊肿、单纯性囊肿抽净囊内液后,注入无水乙醇5～10ml,保留5～10分钟后,回抽3～8ml。

12. **肿块内注药** 肿块若为实质性、恶性可向其内注射MTX 10mg或注射5FU 250mg～500mg。

13. **宫外孕包块内注药** 盆腔肿块若为宫外孕,抽净肿块内积血后可向其内注入MTX10mg或5FU 250mg。

14. **处理穿刺点** 术毕,拔出穿刺针,再用0.5%碘伏液消毒穿刺点,并用无菌纱布压迫穿刺点5分钟,最后用无菌纱布敷盖穿刺点。

二、经阴道穿刺

1. **体位** 受术者取膀胱截石位。

2. **消毒** 用0.5%碘伏液常规消毒外阴、阴道、宫颈。

3. **铺巾** 铺无菌巾。

4. **麻醉** 丙泊酚静脉麻,可令受术者在安静无痛的状态下完成手术。

5. **准备穿刺** 将已消毒的阴道探头置于阴道内,在穹窿部检查。显示盆腔肿块后,将穿刺引导线对准肿块。

6. **穿刺** 术者将阴道穿刺针沿阴道探头的穿刺引导管经阴道穹窿刺入盆腔肿块。

7. **抽液** 通过显示器监视穿刺针,沿着穿刺引导线,直达盆腔肿块内,然后抽液。

8. **冲洗囊腔** 均与经腹部穿刺相同。

9. **细胞学检查** 均与经腹部穿刺相同。

10. **细菌培养+药敏** 均与经腹部穿刺相同。

11. **囊腔内注药** 均与经腹部穿刺相同。

12. **肿块内注药** 均与经腹部穿刺相同。

13. **宫外孕包块内注药** 均与经腹部穿刺相同。

14. **处理穿刺点** 术毕拔出穿刺针,取出B超阴道探头,用碘伏纱布数块填压在穿刺点处,以压迫止血、消炎。

【注意事项】

1. 穿刺前应进行腹部与阴道B超对照检查,结合肿瘤五项化验、PV检查及病史做出诊断,预先估计能否顺利完成穿刺操作各步骤。诊断正确,穿刺途径选择合适是手术成功的关键。

2. 穿刺术前应做好开腹手术的一切准备。

3. 穿刺时应将B超探头适当地对腹壁或阴道穹窿施加压力，使盆腔肿块与腹壁或阴道穹窿能贴近，且应尽量避开肠管。

4. 术毕，观察受术者血压、脉搏及体温变化，至少2小时。

5. 经阴道穿刺术后第二日取出阴道内填塞之碘伏纱布。

6. 穿刺若伤及临近肠管，术后出现腹腔炎急腹症症状时，应开腹检查，修补受损肠管。

(1)受术者半卧位，使炎性液聚于盆腔最低部位，以防形成膈下脓肿。

(2)给与大量有效抗生素。

(3)术后禁食水，必要时胃肠减压，以利肠壁伤口愈合。

7. 盆腔穿刺损伤膀胱

(1)安放导尿管5~7天，至尿常规阴性。

(2)给抗生素。

8. 卵巢囊肿蒂扭转者应急症开腹手术，不宜行单纯囊肿穿刺抽吸术。

9. 盆腔肿块，肿瘤五项化验、症状、体征及B超结果提示为恶性者，又具备开腹指征及条件者，应首选开腹手术，不宜行盆腔肿块抽吸术。

10. 盆腔单纯性卵巢囊肿经抽吸后囊肿消失不满意或复发者。

(1)可口服避孕药Ⅰ号或Ⅱ号3个月。

(2)中药活血化淤，配合理疗(微波或OKW体外照射)。

11. 盆腔肿物若为巧克力囊肿，术后应配合子宫内膜异位症的药物治疗。

(1)内美通2.5mg/片，每周服2次，从月经第2天开始服用，持续6个月，总量125mg。

(2)丹那唑200mg/片，每日3次，从月经第2天开始服用，持续3~6个月。

(3)安宫黄体酮片10~20mg，每日1次，于月经周期的第5天开始服用，直至闭经6个月。

(4)避孕Ⅰ号或Ⅱ号，2片，每日1次，共2周，第3周开始，每天增量至3~4片，至达闭经3~6个月。

【激素治疗的禁忌证】

1. 怀疑有新生物存在者。

2. 肝功能异常者。

3. 糖尿病者。

4. 甲状腺异常者。

5. 乳房或生殖器官的恶性肿瘤者。

6. 血栓—栓塞性疾病患者。

第二十八节　射频消融术治疗子宫肌瘤

【概念】

子宫肌瘤射频消融术系在超声实时扫描监视引导下，将射频电极经过阴道、宫颈腔道送入宫腔，用射频电极直接穿刺子宫肌瘤瘤体内。继之，自动精确地控制射频的功率、时间，使子宫肌瘤组织产生生物高热效应，随之发生凝固、变性和坏死，最终被正常子宫肌组织吸收或经宫颈管、阴道自动排出。

【机理】

1. 射频是一种高频电磁波，实质是一种高频振荡电流，频率范围为100KHz以上，其电能被子宫肿瘤组织吸收，以使组织温度升高而产生高热。

2. 射频是一种频率相当高的正弦交流电，以全波的形式出现，对子宫肌瘤组织没有电解作用。

3. 射频对人体组织有较强的穿透力，热效率高，既能治疗表浅肿瘤——子宫黏膜下肌瘤，又能治疗深部肿瘤——子宫壁间肌瘤、子宫浆膜下肌瘤。

4. 射频剂量易于掌握，操作技术不复杂。

5. 治疗剂量的射频波段很安全，无论是中波、短波、超短波对人体均无不良影响，故 尔治疗时不需要任何防护。

6. 射频电流作用于人体神经、肌肉组织时，不会引起兴奋，故不能引起神经、肌肉的收缩反应。

7. 射频生物效应可直接使子宫肌瘤细胞死亡，使子宫肌瘤内血管闭锁，破坏肌瘤细胞的激素受体，改变其内部pH值，激活免疫系统特别是吞噬系统，从而使肌瘤坏死，生长停止，逐步被机体吸收。

【作用方式】

系采取射频插植透热疗法的方式消融治疗子宫肌瘤。

1. 用单根或数根电极针对子宫肌瘤组织进行有效的加热。

2. 工作频率为500Hz。

3. 治疗温度为60~80℃。

4. 治疗时间为10~20分钟。

【治疗依据】

选择射频治疗子宫肌瘤的依据有下述几点。

1. **发病率高** 子宫肌瘤系由平滑肌和结缔组织构成,是女性生殖器中最多发的良性肿瘤,其发病率最高可达35%左右,30~50岁的女性发病居多,绝大多数的女性因子宫肌瘤切除了子宫,丧失了生育机能,射频消融治疗子宫肌瘤可以保持女性生殖器的完整,在某种程度上保留了性器官功能的完整性。

2. **恶变率极低** 子宫肌瘤大多为良性增生性病变,其恶变率仅为1%左右。故可采取不切除子宫,保守的射频消融方法治疗。

3. **性激素依赖性肿瘤** 女性激素包括雌激素与孕激素,是子宫肌瘤生长的调节因子。雌激素是子宫肌瘤生长的主要促进因子,子宫肌瘤中雌激素受体水平明显高于周围的肌层组织,致使子宫肌瘤组织对雌激素敏感性高。孕激素则通过增加生长因子及促使受体起作用,导致肌瘤的增长。

4. **子宫肌瘤占位相对局限** 子宫肌瘤无论是单发或多发,肌瘤组织与正常肌层组织间均有一层疏松组织构成的假包膜,界线较清晰,便于进行射频消融术的操作。

5. **子宫肌瘤超声影像清晰** 经腹B超膀胱充盈良好时,不同于正常子宫肌组织的子宫肌瘤的部位、大小、数目、形状均可在B超屏幕上清晰地显现出来。因此,可在B超指示下准确顺利地进行子宫肌瘤射频消融术。

6. **外周性血液供应** 子宫肌瘤中心部位通常没有较大的血管,其血液供应主要依靠肌瘤周围假包膜血管呈冠状垂直供给。因此,对子宫肌瘤内部行射频消融术时不致发生严重的出血。

7. **耐热性差** 子宫肌瘤由肌纤维及致密的结缔组织构成,组织增生较为活跃,含水量较少,血流缓慢,故尔射频消融术时,其受高热后易发生凝固变性,从而达到治疗的目的。

8. **具备自然腔道** 子宫腔经宫颈管口、阴道、阴道口与外界相通。因此,射频探头可通过自然腔道进入子宫腔,进行治疗。

【设备】

射频消融术治疗子宫肌瘤的设备基本包括以下几部分。

1. 射频治疗源。

2. 射频电极(自凝刀)。

包括电源接头、刀体、刀头三部分。

自凝刀释放能量的形式、范围能自动控制,适合不同部位肌瘤的治疗要求。自凝刀各部分及其绝缘层在高温下不变形,性能稳定。

自凝刀操作手柄的结构。

操作手柄主要由手柄、自凝刀接头、电线、治疗微动开关等部分组成。

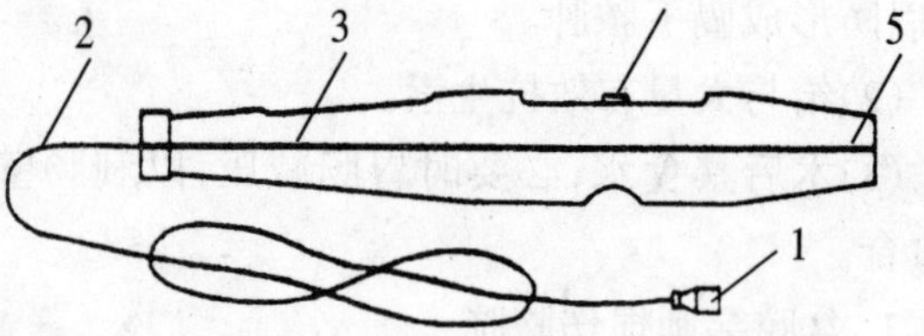

图1-5-83 操作手柄示意图

1. 手柄插头,用于与主机射频输出的操作手柄插座连接
2. 手柄连线
3. 手柄体
4. 手柄启动开关,用于启动和停止射频功率输出

  (注意!此开关为轻触式开关,手术过程中应避免持续按压开关。)

5. 自凝刀接头

射频治疗是通过"射频治疗仪"射频。发射源——射频针(类似毛衣针),在B超的引导和连续观察下,经阴道、宫颈管至宫腔,并准确地刺入病变瘤体的指定部位,由主机自动控制治疗时间和功率,其发出的高频电磁波,使病变组织中的正负离子产生高速运动,在相互摩擦,碰撞的同时产生高生物热效应,在不损伤正常组织的情况下,仅仅使局部病变组织发生凝固、变性和坏死,或使子宫内膜得以消融。治疗后,少部分组织被自动排出体外,余者被周围正常组织逐渐吸收(或形成疤痕)。

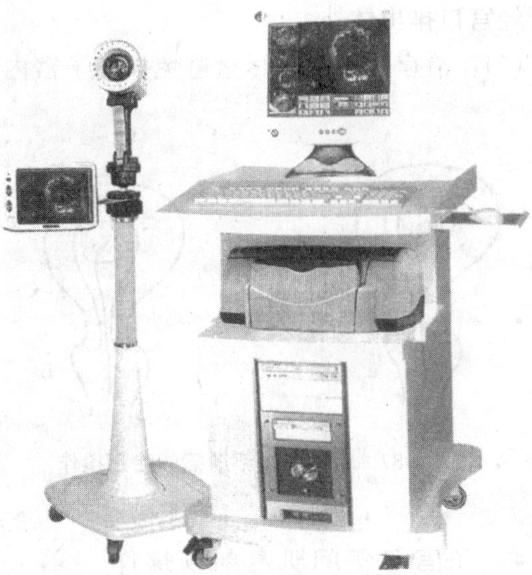

图 1-5-84　妇科射频子宫肌瘤治疗仪

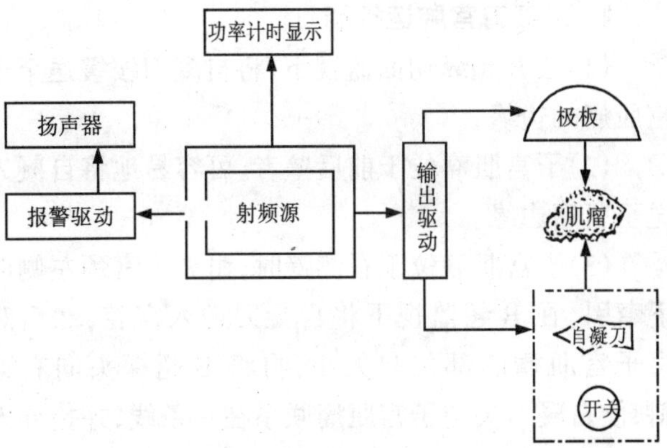

图 1-5-85　BBT 妇科多功能射频治疗仪电路简图

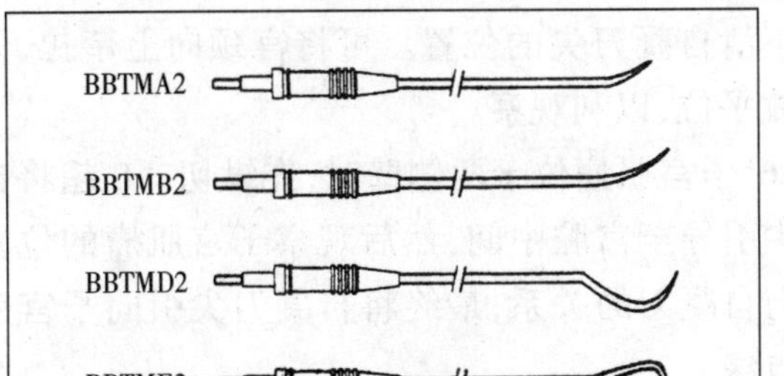

图 1-5-86　自凝刀外形示意图

自凝刀的适用范围。

1. 肌(腺)瘤治疗用自凝刀：BBTMA2 适用于治疗肌瘤及囊肿，BBTMB2 适用于壁间肌瘤，BBTMD2 适用于治疗黏膜下肌瘤。

2. 功血疾病(内膜)治疗用自凝刀：BBTME2。

3. 宫颈糜烂、尖锐湿疣等病患治疗用自凝刀：BBTMF2。

【适应证】

1. 各种大小的黏膜下子宫肌瘤。

2. 子宫壁间肌瘤。

3. 无蒂的子宫浆膜下肌瘤。

子宫肌瘤直径≤5cm 最适宜采取射频消融术保守治疗；肌瘤直径≤3cm 时，一次可同时治疗 2～3 个肌瘤。

子宫肌瘤直径＞5cm 时，可先服用米非司酮或内美通 2～3 个月，使其缩小至≤5cm，再行射频消融术。

【禁忌证】

1. 脑血管意外者。

2. 心、肺、肾功能不全者。

3. 重度贫血者。

4. 凝血功能障碍者。

5. 周身或生殖道存在严重感染者。

6. 生殖道有恶性疾病者。

7. 有蒂浆膜下子宫肌瘤者。

【术前准备】

1. 月经干净 3～7 天。

2.3 天内禁房事。

3. 抽静脉血测肿瘤五项，除外恶性疾患。

4. 查凝血四项，除外凝血功能异常。

5. 测心电图。

6. 做阴道检查了解有无合并其他盆腔疾患。

7. 白带常规化验检查，了解阴道清洁度，除外滴虫、霉菌、加德纳杆菌及其他致病微生物感染。

8. 查白带或验血除外衣原体、支原体感染。

9. 必要时化验血除外乳头瘤病毒 HPV 及疱疹病毒 HSV 感染。

10. 查肝、脾。

11. 听心、肺。

12. 测血压、脉搏、体温。

13. 有宫内节育器时应先取出之。

14. 若患者子宫出血经保守治疗无效，可先吸刮宫内膜，并送病理检查。

15. 术前 10 分钟肌肉注射杜冷丁 50mg，安定针 10mg 及 654-2 针 10mg。

16. 麻醉

(1)通常可不选用麻醉。

(2)精神紧张者可选用丙泊酚 10ml 静脉注射。

(3)子宫肌瘤大于 5cm,又未脱出宫颈外口者,最好选择硬膜外麻醉,以便利操作。

【手术步骤】

射频消融术治疗子宫肌瘤手术操作如下。

一、对黏膜下肌瘤射频操作

1. 保持膀胱充盈 保留尿液或膀胱内注入温生理盐水。使其呈充盈状态,以便腹部 B 超检查对子宫肌瘤的定位准确、清晰。

2. 体位 受术者取膀胱截石位。

3. 置电极板 将电极板置于受术者腰骶部。

4. 调整功率 将设备的功率参数预置到 40W。

5. 消毒 常规消毒外阴、阴道。

6. 铺巾 铺无菌巾,穿腿套。

7. 放入窥器 暴露阴道与宫颈,用 0.5% 碘伏棉球消毒。

8. 腹部 B 超 在 B 超监视下进行操作。

9. 钳夹宫颈。

10. 探宫腔 用探针探及子宫黏膜下肌瘤或息肉的大小及蒂部附着的部位。

11. 扩张宫口 用 7 ~ 8 号扩宫器将宫口扩至可顺利通过凝固刀或组织钳。

12. 刮宫 用 6 号刮头刮宫 2 周。

13. 凝固子宫肌瘤 将自凝刀由蒂一侧向另一侧绕蒂环形凝固,直至蒂完全脱离为止(图 1-5-87a)。

14. 钳夹肌瘤 将已与宫壁脱离的子宫肌瘤用组织钳将其钳住,拉出宫外。

15. 残端止血

(1)刮凝肌瘤蒂附着部以止血。

(2)若仍有少量出血,可用宫缩剂(缩宫素 20U 静脉输入或宫颈局部注射,或米索前列醇片 200 ~ 400μg 口服)。

(3)或用甲硝唑纱条填塞止血(8 ~ 12 小时取出)。

16. 注意事项

(1)经宫腔切刮肌瘤蒂部困难时,可采取直接凝固子宫肌瘤的方式(图 1-5-87b),将其凝固完善后可自行经宫口排出体外。

(2)在治疗过程中应尽量避免损伤子宫内膜组织。

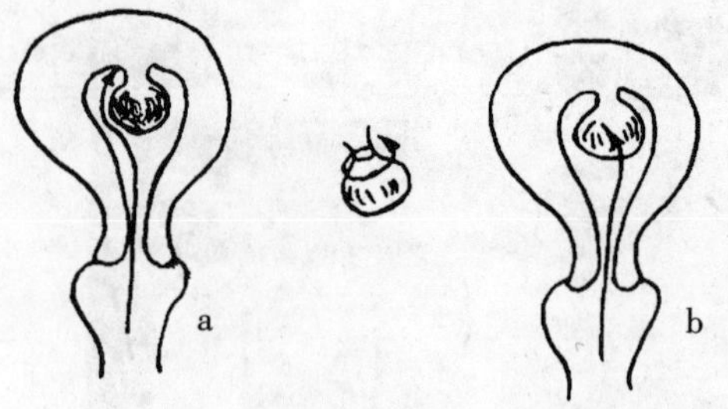

图 1-5-87 带蒂黏膜下肌瘤的治疗操作

二、子宫肌壁间肌瘤射频操作

自凝刀治疗子宫肌瘤操作过程分为三期:自凝刀宫腔运行期、穿刺肌瘤期及治疗期。

1. 自凝刀宫腔运行期

(1)在 B 超纵切面监视下,将自凝刀缓缓送至子宫肌瘤的边缘。

(2)子宫肌瘤位于前后壁者,可容易地将自凝刀送至肌瘤边缘。

(3)子宫肌瘤位于右侧壁时,钳夹子宫颈左侧向下牵引,在 B 超监视下将自凝刀送入宫腔,然后观察子宫肌瘤的部位与大小,再将 B 超探头向右偏斜,使自凝刀尖与子宫肌瘤联系在一条线,并指导刀尖向子宫肌瘤边缘推进,直至达子宫肌瘤边缘。

(4)子宫肌瘤位于左侧壁时,操作与右侧相反。

(5)子宫肌瘤位于子宫下段前壁或后壁时,有时辨认不清自凝刀尖的位置。可将宫颈向上牵拉,刀杆稍放平位,以利观察。

(6)子宫肌瘤位于两侧壁时,先纵切。B 超将自凝刀尖引导至宫腔中间,然后观察子宫肌瘤的位置及其与自凝刀的关系,最终将自凝刀尖引向子宫肌瘤中点缘。

(7)注意事项

①B 超自始至终必须与刀尖及刀杆平行,且应清楚观察到刀体的弯形,千万不能与刀杆交叉,否则会误导穿出子宫外。

②自凝刀在推送过程中应无明显阻力。

2. 穿刺肌瘤期 将自凝刀安全准确地穿刺到子宫肌瘤内,是此项技术操作的关键。

(1)注意事项:在整个穿刺过程中,B 超应以纵切面观察为主，辅以横切与纵切交换观察。

(2)穿刺点

①子宫肌瘤直径≤3cm 时，穿刺点应选在肌瘤的中间(图 1-5-88)。

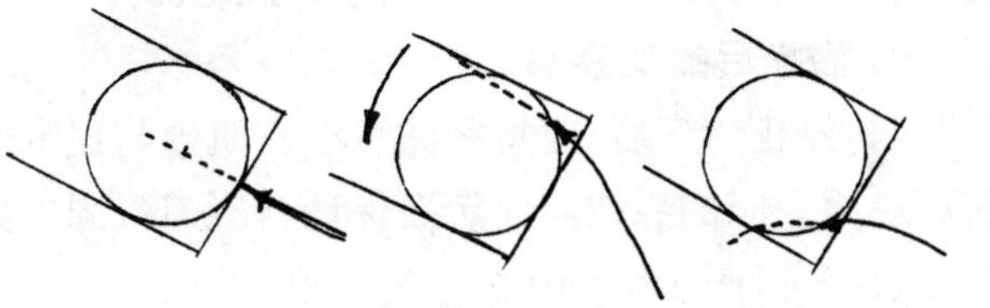

图 1-5-88　穿刺点及其穿刺路线应对准肌瘤中心

②子宫肌瘤直径 > 3cm 时，穿刺点应选在瘤体中心或 1/3 处，先穿刺肌瘤的一侧，然后再穿刺肌瘤的另一侧。

自凝刀每治疗一次变性凝固范围为 3cm。

5cm 的肌瘤，一般穿刺 2 次。穿刺次数越多，由于反光强，再穿刺的难度就越大，危险性也越高。

③穿刺点及准备穿刺的线路应选在子宫肌瘤的中间部分。

④用自凝刀穿刺时，适当牵拉宫颈，用手指的力量将自凝刀轻轻地慢慢地插入瘤体。

⑤当自凝刀插入肌瘤 1/4 ~ 1/3 深度时，应 B 超横切观察自凝刀是否在子宫肌瘤的位置是否正确(图 1-5-89，图 1-5-90，图 1-5-91)。

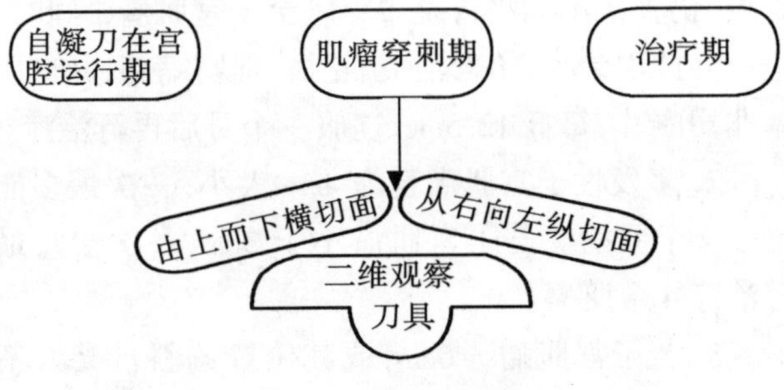

图 1-5-89　自凝刀定位操作要求

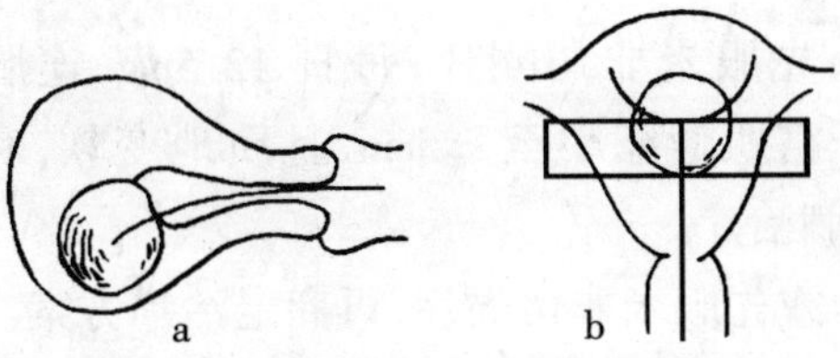

图 1-5-90　纵切时自凝刀在子宫肌瘤中心正确

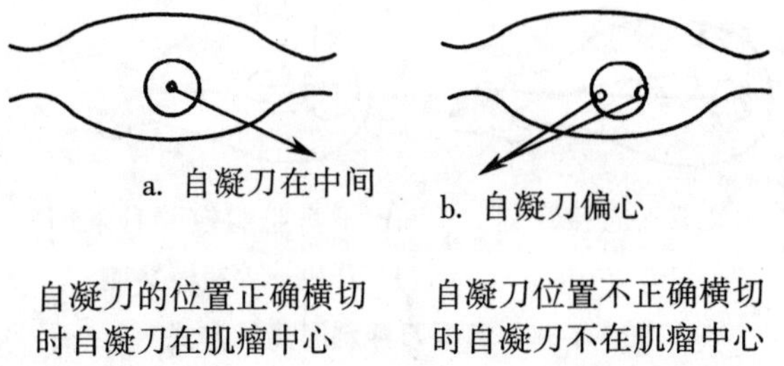

图 1-5-91　检查自凝刀是否在肌瘤中的位置正确

(3)穿刺深度

①穿刺黏膜下肌瘤及壁间肌瘤时，可将自凝刀尖推进至肌瘤的对侧包膜处，但不应穿过包膜(图 1-5-92)。

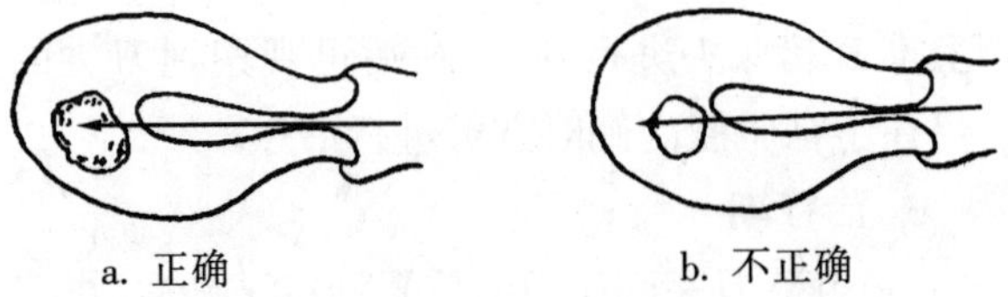

图 1-5-92　正确的子宫肌瘤穿刺方法不应穿过肌瘤包膜

②穿刺浆膜下不带蒂的子宫肌瘤时，自凝刀尖距浆膜表面应 8 ~ 10mm，以免穿出子宫壁(图 1-5-93)。

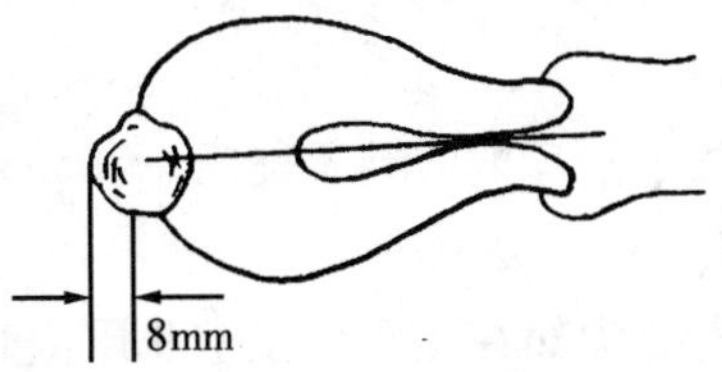

图 1-5-93　浆膜下不带蒂肌瘤的穿刺

(4)穿刺的顺序

①先穿后壁，后穿前壁。

②先穿外侧，后穿内侧。

③先穿上端，后穿下端。

④先治疗子宫肌瘤，后治疗子宫内膜。

(5)穿刺方式：穿刺方式取决于子宫肌瘤的硬度。

①子宫肌瘤较软时，能在不开机的状态下将自凝刀直接穿入肌瘤中间。

②子宫肌瘤质地硬时，若不易穿刺，可将刀尖先顶住肌瘤，然后启动开关约 10 秒钟，停止，再慢慢地将自凝刀插入肌瘤内一部分，继之再开→停→穿，直至达到理想的深度为止(图 1-5-94)。

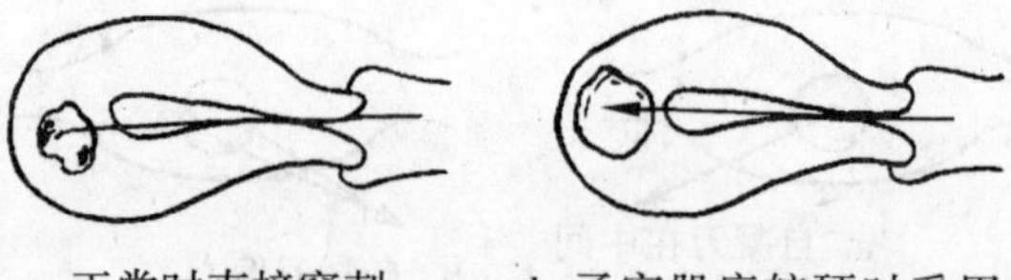

a.正常时直接穿刺　　b.子宫肌瘤较硬时采用开机→停机→穿刺

图 1-5-94 自凝刀穿刺肌瘤的方式

(6)检查自凝刀位置:检查确定自凝刀在子宫内的位置正确后才能开始治疗,是保证治疗安全的关键。

穿刺满意后,再左右偏转 B 超的上半部分,观察刀尖是否误穿透肌瘤或子宫正常壁层,最后进行 B 超横切,由下向上横切可见自凝刀杆呈强光点,逐渐上推 B 超探头进行观察,最后可观察到刀尖的亮点仍在子宫肌瘤内侧时方可进行治疗。

3. **治疗期**

(1)自凝刀穿刺肌瘤的位置确定正确后,再启动开关,约 10 秒钟后停止,观察自凝刀刀头周围声像应增强,刀体更清晰,然后继续治疗。

(2)治疗时,B 超应纵切观察刀尖部的图像,最初子宫肌瘤中间刀尖部呈强反光点。在整个治疗过程中应不断连续观察刀尖在肌瘤内的位置及治疗范围。

(3)在整个治疗期间绝不能随意移动刀体,以防其误穿子宫肌壁。

(4)自凝刀尖如在正常的子宫肌层内时,治疗时患者会感觉疼痛,自凝刀周围反映出的图像呈线状。

(5)自凝刀尖穿刺在子宫肌瘤内,位置正常时,治疗时疼痛不明显,自凝刀刀头周围反映出的图像呈圆形状(图 1-5-95)。

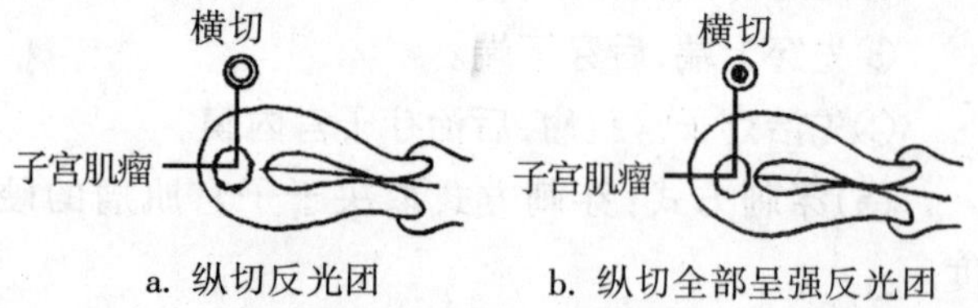

a. 纵切反光团　　b. 纵切全部呈强反光团

图 1-5-95 B 超观察治疗时子宫肌瘤强反光团的变化情况

(6)在整个治疗期自凝刀周围呈强反光团时为气化期,有时气体呈四周弥散影像。

(7)气化期后为凝固收缩期,此期自凝刀周围的反光团强度稍变浅,刀体影像变清晰。

(8)自凝刀治疗后子宫肌瘤部位变成强反光团,或自动报警时则停止治疗。如果子宫肌瘤中间没有强反光点,应立即停止治疗,检查穿刺部位是否正确。

(9)停止治疗后,B 超监视子宫肌瘤的治疗是否完全,并检查刀体位置是否正确(图 1-5-96a)。

4. **治疗后的观察期**

(1)停止治疗后,应特别注意子宫肌瘤与正常子宫肌层组织间的界线。一定要保证自凝刀凝固后界线比较清楚(图 1-5-96b)。

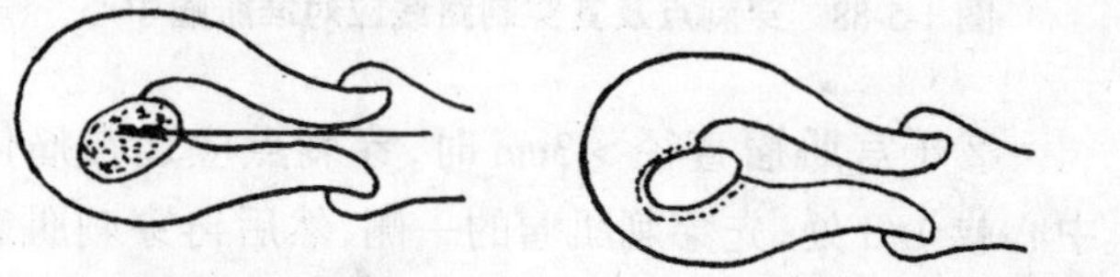

a. 自凝刀具完全在子宫肌瘤中　　b. 治疗完毕后子宫肌瘤与正常组织之间界限清晰

图 1-5-96 穿刺治疗注意点

(2)治疗后不应急于从子宫内拔出自凝刀,可稍等 1 分钟再拔。因为凝固后子宫肌瘤局部有渗出液,湿润自凝刀不沾子宫肌组织,较容易拔出。

(3)拔出自凝刀前,再用 B 超横切及纵切观察治疗局部的强反光团是否在子宫内,是否在子宫肌瘤所在部位,确定无误后再拔出自凝刀。

【注意事项】

1. 无论是何部位的子宫肌瘤,若经准确的 B 超定位,仍多次不能将自凝刀穿刺至子宫肌瘤中间时,应放弃此次治疗,给与消炎、止血、促宫缩药,并口服米非司酮片,每日 12.5mg,连服一个月后再行治疗。

2. 多发性子宫肌瘤若为 4cm 大小,一次最多能治疗 2 个肌瘤。若子宫肌瘤小于 3cm,一次治疗最多治疗 4 个肌瘤。

3. 若子宫肌瘤 ≥ 6cm,或其位置偏斜自凝刀不易穿刺时,最好暂时不采取自凝刀治疗,可采取下述治疗方案。

(1)先服米非司酮片,每日 12.5mg,连服 3 个月,使子宫肌瘤缩小至 ≤ 5cm,且质地变软,利于自凝刀穿刺治疗。

(2)或先服米非司酮片,再商定治疗方案。

4. 有生育要求的子宫肌瘤妇女,不宜采取射频消融术治疗子宫肌瘤。

5. 自凝刀穿刺子宫肌瘤时,B 超始终应与刀体方向保持一致,重点观察刀尖位置所在。

6. 射频消融术治疗子宫肌瘤的过程中必须密切观察治疗的范围，如果在30W，治疗6分钟仍不报警时，应停止治疗，只要治疗范围完全即可。

7. 如果在治疗过程中，治疗没有达到预期的范围，补做时，又不易看清刀的位置，千万不能继续强行盲目补做，应终止此次治疗，3个月后再考虑补做。

【并发症】

一、子宫出血

通常射频消融术治疗子宫肌瘤不会出血，如有子宫出血，其原因可能是：

1. 蒂断截面出血：应再次凝固出血部位，可止血。

2. 子宫内膜脱落出血

(1)应全面刮除子宫内膜功能层。

(2)术后继服米非司酮片12.5mg，每日一次，连服一个月后止血。

(3)宫缩剂

①缩宫素20U，静脉滴入或肌肉注射。

②米索前列醇片200~600μg，一次顿服。

③益母草膏30g，2/日，内服。

(4)止血剂：立止血1KU，静脉注入或肌肉注射。

(5)宫腔填塞：若采用以上各种方法止血效果均不满意时，可采取宫腔填塞的止血方法，即用浸过碘伏液或甲硝唑液的纱条依次填入宫腔以压迫止血，12小时后撤出。

二、腹痛

1. 近期腹痛：患者在射频消融术治疗子宫肌瘤过程中及治疗后腹痛的原因如下：

(1)误伤及子宫壁正常肌层。

(2)子宫肌瘤靠近浆膜层。

(3)生殖系炎症——宫内膜炎、子宫肌炎、附件炎、盆腔腹膜炎等。

(4)子宫穿孔。

(5)子宫穿孔误伤肠管。

(6)子宫穿孔误伤膀胱。

若患者出现腹痛应：

(1)及时复查血常规。了解红细胞、血小板及白细胞计数变化。

(2)复查B超，了解子宫情况及腹腔内是否有积液。

(3)必要时摄腹平片了解腹内有无液平。

(4)密切观察生命体征的变化——测量血压、脉搏及体温。

(5)触诊腹部了解痛点，腹肌紧张度及有否反跳痛。

(6)听诊腹部了解肠鸣情况。

(7)监测腹痛情况的变化。若腹痛逐渐加重并伴有腹膜刺激症，应积极处置。

①禁食。

②半卧位。

③静脉给与广谱抗生素消炎。

④请外科会诊。

⑤必要时开腹探查。

2. 远期腹痛：治疗后数日出现腹痛，其原因如下。

(1)感染：子宫体炎、附件炎、盆腔腹膜炎者术后可出现发烧、小腹痛。应给予：

①广谱抗生素治疗。

②必要时做生殖道分泌物培养及致病微生物药敏测定，根据测定结果选择有效抗生素进行治疗。

(2)子宫肌(腺)瘤同时行子宫内膜消融术治疗，治疗时及治疗后腹痛较重。其处理：

①必须在除外子宫穿孔的前提下进行对症治疗。

②在除外急腹症的前提下可适当使用镇痛剂——曲马多1片口服，或消炎痛片25mg，每日3次，口服，可连服3天，必要时给予杜冷丁50mg肌肉注射。

(3)黏膜下子宫肌瘤脱落嵌顿。此种疾病多有阵发痉挛性腹痛。

①首先应B超证实为黏膜下肌瘤嵌顿。

②必要时在B超监视下，取出嵌顿的黏膜下子宫肌瘤。

三、发烧

坏死组织吸收引起的发烧较少见，且体温一般不超过38.5℃。处理：

1. 抗生素：防治感染。

2. 激素

(1)地塞米松片,0.75mg,3/日,连服3～5日。

(2)氟美松针,口服地塞米松片效果不佳或体温偏高者给予针剂5～10mg,1/日,肌注或静注,体温平稳后再继续用1～2日。

四、类人流综合征

子宫肌瘤射频消融术治疗中或治疗后出现血压下降、脉搏缓慢者,应及时给予:

1. 吸入氧气。
2. 平卧,拉高四肢。
3. 静脉输入平衡液或10%葡萄糖液。
4. 阿托品,1mg,肌注或静注。
5. 氟美松,10mg,肌注或静注。

五、子宫穿孔

在射频消融术治疗子宫肌瘤过程中一旦发现将自凝刀误穿出子宫外时,应:

1. 立即停止治疗。
2. 拔出自凝刀。
3. 缩宫素

(1)催产素20U,肌注。

(2)米索前列醇片200～400μg,口服。

4. 输液:10%葡萄糖液内加催产素40U,静脉点滴。

5. 半卧位。

6. 监测生命体征:定期密切注意血压、脉搏及体温。

7. 观察腹部变化

(1)密切注意腹部压痛、反跳痛范围、程度及腹肌紧张度变化。

(2)听肠鸣变化。

8. 抗生素:定期复查腹部B超,了解有无腹腔内出血及出血量,并排除有无肠管及膀胱损伤。

9.X光片:必要时摄站位腹平片配合B超了解腹腔脏器受损范围。

10. 定期复查血常规:以排除子宫穿孔引起的腹腔内大出血。

11. 开腹探查术:经保守观察治疗腹痛及其他子宫穿孔症状无缓解,且逐渐加重时,应积极采取开腹探查修补损伤处。

六、误伤肠管

子宫穿孔累及肠管时,腹痛症状严重,由于肠内容物漏入腹腔,腹肌紧张,腹肌压痛及反跳痛严重,肠鸣消失,重者可呈中毒休克状态。

1. 开腹后应仔细检查肠管的各部分,谨防遗漏肠管损伤。
2. 修补受损伤段。
3. 充分清洗腹腔。
4. 术后半卧位。
5. 术后禁食水,静脉补充高营养以促进受损肠管愈合。
6. 术后胃肠减压至肠修补部位愈合。

七、误伤膀胱

子宫穿孔累及膀胱时,出现肉眼血尿。

1. 膀胱受损轻者:保留尿管5～7天,至尿常规化验阴性。

2. 膀胱受损重者:需开腹修补膀胱破裂处,必要时放置蘑菇头尿管7～10天,至尿常规化验阴性。

八、感染

导致感染的原因有:

1. 生殖道炎症:术前存在生殖道炎症,未有效控制即已施行消融术,手术使其加重,或由于手术操作诱发生殖道炎症。

2. 子宫肌瘤消融治疗后坏死组织继发感染:阴道排出腐烂肉状组织,伴小腹坠痛。

3. 子宫内膜治疗后继发感染 一般发生在内膜治疗一周后,腹痛加重,阴道排出大量臭味白带。

处理:

1. 大剂量有效抗生素:必要时检测分泌物中致病微生物种类及测定药物敏感。

(1)氨苄青霉素4～6g/d,静脉点滴,连用5～7天。

(2)替硝唑液200ml/d,静脉点滴,连用5～7天。

(3)氟康唑液200ml/d,合并霉菌感染时,静脉点滴。

2. 生殖道局部治疗

(1)用0.5%碘伏棉球或甲硝唑棉球擦洗外阴、阴道、宫颈,以清除致病微生物。

(2)生殖道消炎治疗的同时彻底清除其内的腐烂组织。

3. 半卧位:以利炎性分泌物排出。

九、阴道排液

1. 子宫黏膜下肌瘤消融治疗后阴道排液时间较长,量较多。

2. 子宫内膜消融治疗后阴道排出淡黄色液可持续3~4周。

处理:

1. 替硝唑液每日静脉给与100~200ml,连续5~7日预防感染。

2. 生殖道局部每日涂擦0.5%碘伏液或甲硝唑液。

3. 保持生殖道局部清洁卫生。

十、治疗不全

子宫肌瘤较大或其位置偏斜,一次消融治疗不完全时,可采取以下方法。

1. 治疗后服用米非司酮片12.5mg/d,连服1~3个月后再治疗。

2. 服用活血化淤中药,或服用中成药百消丹、桂枝茯苓胶囊3~4个月后再次治疗。

十一、子宫颈管粘连

临床症状主要表现:

1. 小腹痛,多呈阵发性痉挛性痛。

2. 阴道排液量少,或呈脓性。

3.B超显示宫腔内有积液。

处理:

1. 常规消毒外阴、阴道、宫颈后,用探针探并分离粘连,继之用扩宫器扩大宫颈管,以使宫腔内积液完全顺畅流出。

2. 宫颈管粘连分离后,再用甲硝唑液冲洗宫腔,继之用0.5%碘伏液涂擦消毒宫腔。

3. 若宫颈管粘连严重或再次发生粘连,应放置宫腔引流管3~5天,每天用甲硝唑液冲洗宫腔1~2次。

第六章

腹腔镜卵巢微创手术种类

第一节　腹腔镜卵巢手术——腹腔粘连松解术

腹腔镜手术系通过腔镜，经若干孔道伸入器械，由摄录系统在荧光屏上监视进行的外科操作，以切除病灶，达到治疗的目的。

【适应证】

1. 粘连造成肠或附件绞窄者。

2. 粘连引起持续性盆腔疼痛而应用其他疗法无效者。

3. 粘连导致不孕且应用其他疗法无效者。

4. 影响手术正常进行的粘连。

【禁忌证】

1. 无症状粘连。

2. 不影响手术正常进行的粘连。

【手术步骤】

根据粘连的厚度和广泛性，可用手术剪剪除粘连(图 1-6-1，图 1-6-2，图 1-6-3，图 1-6-4，图 1-6-5)。

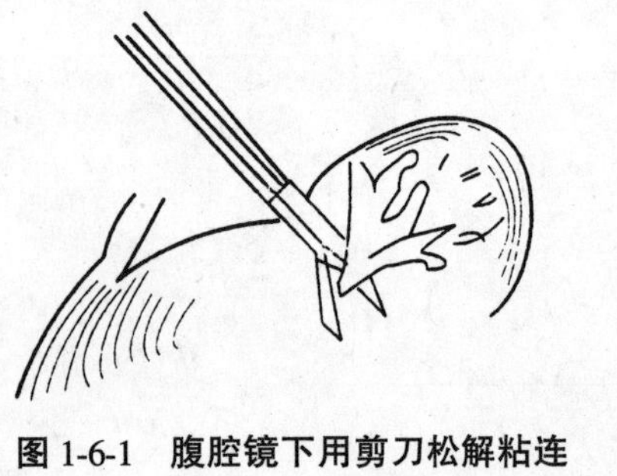

图 1-6-1　腹腔镜下用剪刀松解粘连

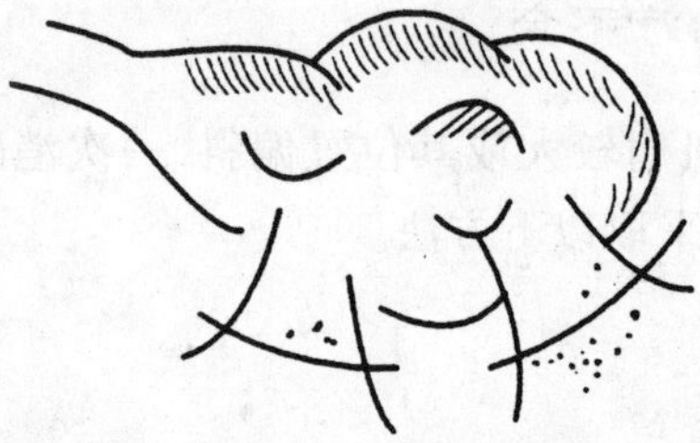

图 1-6-2　剪断无血管的粘连带

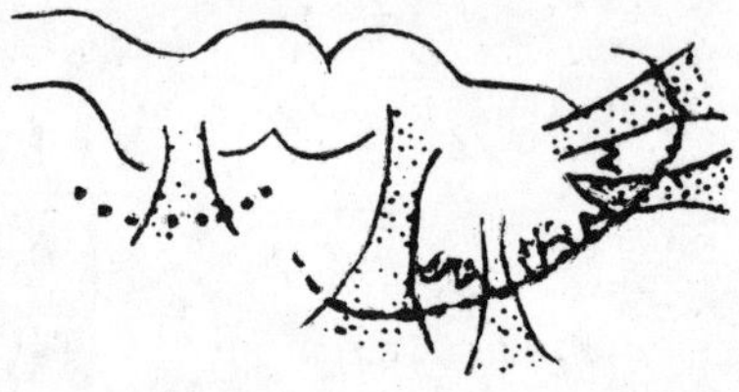

图 1-6-3　剪断无血管的粘连带

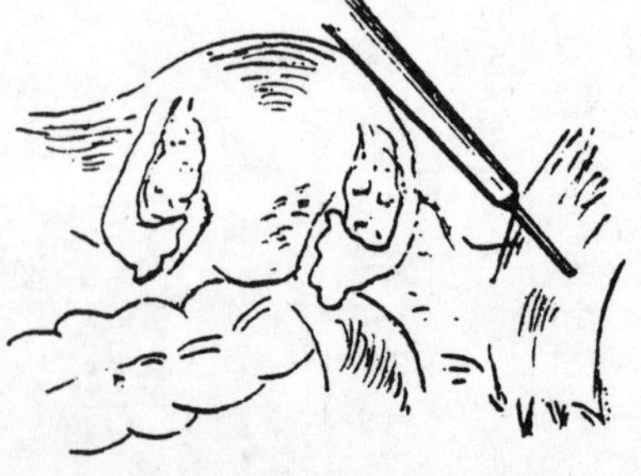

图 1-6-4　腹腔镜下用电刀松解粘连

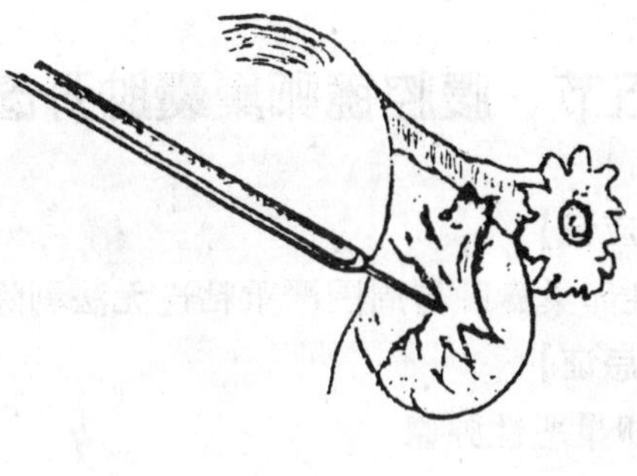

图 1-6-5　腹腔镜下用电刀松解粘连

第二节　腹腔镜卵巢良性囊肿手术

【术前准备】

术前应明确卵巢良性囊肿的诊断，排除卵巢恶性肿瘤的可能。

1. **个人史**　有乳腺癌或结肠癌史者使附件肿块的恶性危险性增加时，应选择开腹手术，不行腹腔镜手术。

2. **家族史**　直系亲属中有卵巢癌史或家族中有乳腺癌、结肠癌、宫内膜癌和卵巢癌者，则罹患卵巢恶性肿瘤的可能性增加，也应选择开腹手术。

3. **年龄**　绝经后妇女附件恶性率较高，故腹腔镜下手术时，应特别谨慎小心，施双侧附件切除术，术中送冰冻病理切片做病理学检查。

4. **阴道检查**　触诊盆腔肿块为单侧、活动、无粘连、囊性、边界清晰，良性可能性大，可行腹腔镜下手术。

5. **B 超**　鉴别良、恶性，附件双侧实性包块。隔厚 > 2mm，边界不规则或有乳头状突起，或有腹水，或簇状肠管，则恶性可能性大；而单侧，边界规则、囊性、单房的卵巢肿瘤则可能为良性，可行腹腔镜下手术。

6. **血清 CA125 测定**　正常值 < 35kU/L，97% 良性盆腔肿物 CA125 < 35kU/L；妇女年龄 > 50 岁时，CA125 > 35kU/L，80% 为恶性肿物。

术前常规测定 CA125，并应排除卵巢皮样囊肿，急、慢性输卵管炎，子宫内膜异位症，子宫肌腺症，子宫肌瘤，妊娠等所致的 CA125 升高。

术中对卵巢瘤性质再次评估的措施如下：

1. 行腹腔液或腹腔冲洗液细胞病检。

2. 细查盆腔及卵巢肿物大小、形态，必要时行囊肿穿刺术。若穿刺液为黄色清亮、巧克力汁状或为油脂，通常属良性；如为血性，则可能为恶性。

3. 全面探查膈肌下，肝表面，网膜，胃、肠表面、结肠侧沟，腹膜面等。

4. 经腹、盆腔及生殖器探查，确定为良性囊肿后，开始行腹腔镜手术。

5. 做手术。术中根据盆腔肿物的实际情况，选择不同术式。

第三节　腹腔镜卵巢活检术

【适应证】

1. 临床上不能确定性质的卵巢疾患。

2. 闭经。

【手术步骤】

用带钩的活检钳夹取卵巢组织，必须含有卵巢皮质和间质组织。将取出组织送病理学检查。如有出血，可用局部电凝法止血(图 1-6-6)。

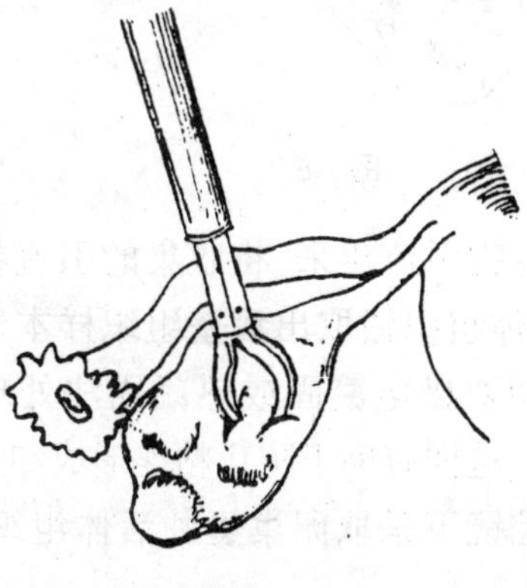

图 1-6-6

第四节　腹腔镜卵巢囊肿穿刺抽吸术

【适应证】

1. 良性卵巢囊肿。

2. 壁薄发亮的蓝色囊肿。

3. 绝经前妇女，卵巢囊肿直径 < 3cm 的功能性肿瘤。

4. 诱发排卵后持续存在的囊肿。

【禁忌证】

1. 恶性卵巢囊肿。

2. 畸胎瘤(卵巢皮样囊肿)。

3. 可能引起腹腔种植的卵巢瘤，如黏液性卵巢瘤等。

【手术步骤】

一、固定卵巢瘤

最好用子宫内或经腹部的一个探针将它压向前侧方顶住骨盆壁使之稳定，以利于进行卵巢囊肿穿刺。

二、穿刺卵巢囊肿

腹腔镜下穿刺针经腹腔镜的手术通道或第2个套针进入穿刺卵巢囊肿(图1-6-7)。

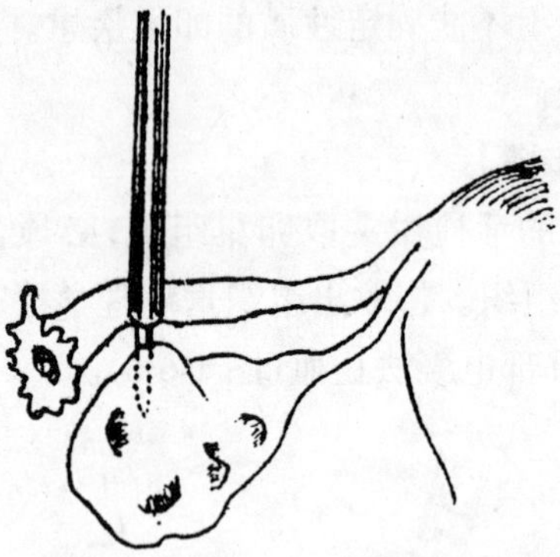

图 1-6-7

将囊内容物引流出来，将收集的引流物做细胞学检查，用活体组织钳取出囊壁组织样本做组织学检查。然后用双极电凝固或热凝固法处理伤口边缘，认真止血，这样有助于防止粘连形成和囊内容物再聚集。腹腔镜下采取卵巢囊肿活体组织(图1-6-8)。

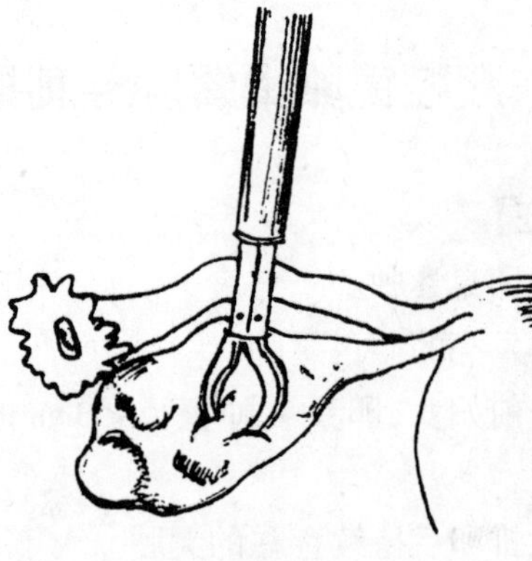

图 1-6-8

第五节 腹腔镜卵巢囊肿开窗术

【适应证】

良性卵巢囊肿与周围严重粘连无法剥除者。

【禁忌证】

1. 卵巢恶性肿瘤。
2. 卵巢黏液性囊肿。
3. 卵巢畸胎瘤。

【手术步骤】

在囊壁上开窗2～5cm，取下囊壁组织送病检。通过窗口烧灼囊内壁(图1-6-9)。

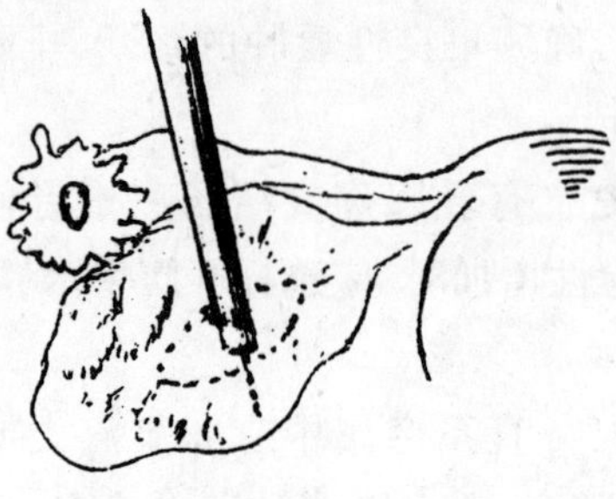

图 1-6-9

第六节 腹腔镜卵巢囊肿剥除术

【适应证】

1. 卵巢生理性囊肿。
2. 单纯性囊肿。
3. 皮样囊肿。
4. 巧克力囊肿。

【禁忌证】

卵巢恶性瘤。

【手术步骤】

一、电凝切口部

用无损伤抓钳，抓起卵巢固有韧带，用激光切开或用电凝器在预定切口部位电凝(图1-6-10)。

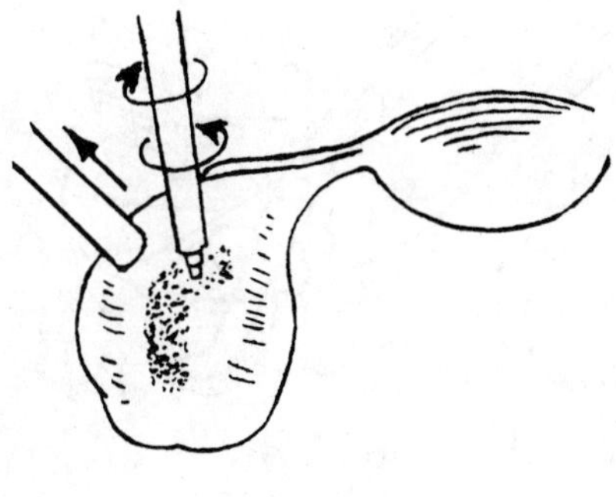

图 1-6-10

二、剪开卵巢囊肿包膜

用钩剪剪开卵巢囊肿包膜长约 5 ~ 7cm，剪开包膜至囊肿露出(图 1-6-11)。

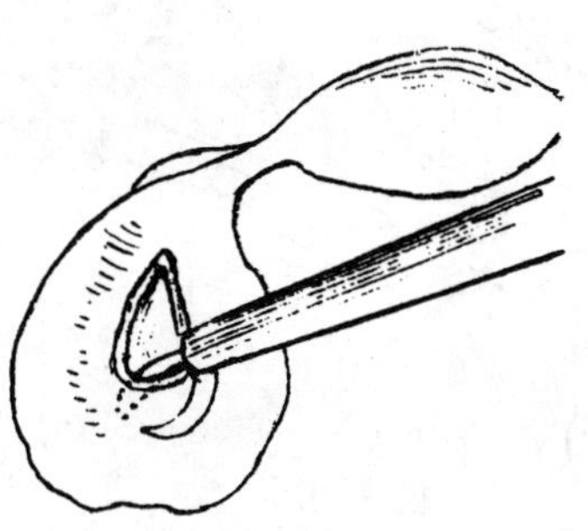

图 1-6-11

三、剥离卵巢囊肿

用活检钳向两侧拉开，分离包膜，暴露囊肿，用大匙钳或抓持钳将囊壁抓住，继续剥离包膜，直至将囊肿完全分离。囊肿较大时，可先行囊肿穿刺，将囊内液抽吸干净后再行剥离术(图 1-6-12)。

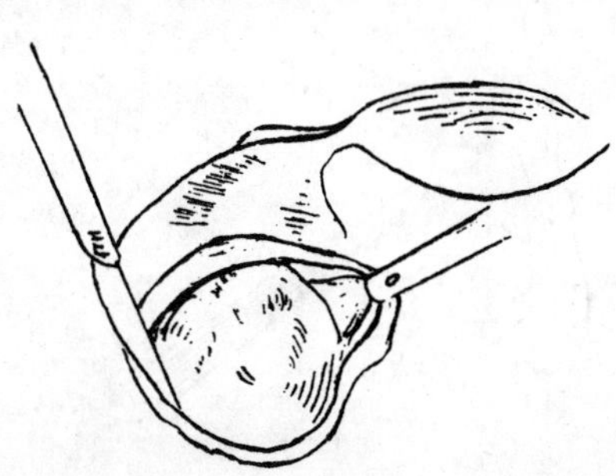

图 1-6-12

四、抽空囊液

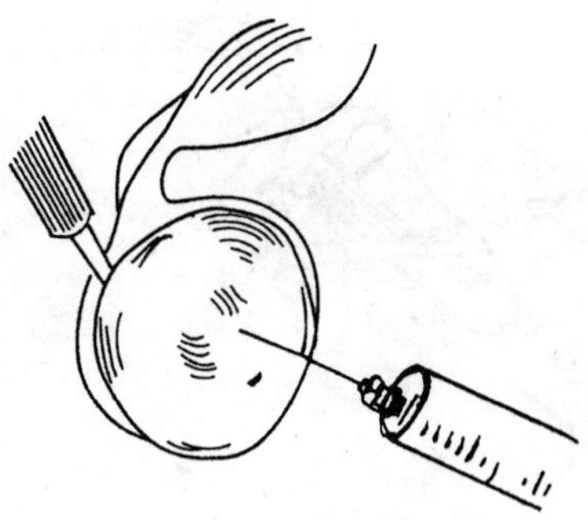

图 1-6-13

五、取出囊壁

抽空囊液后，用“卷发技术”将囊壁完整取出。即用活检钳夹住囊壁，以其为轴旋转，犹如卷发器，将囊壁边撕裂，边卷在活检钳上，将囊壁剥尽取出；或通过扩大耻骨上切口取出：或自腹壁切口取出；或在腹腔镜监视下，切开阴道后穹窿，将其完整取出(图 1-6-14)。

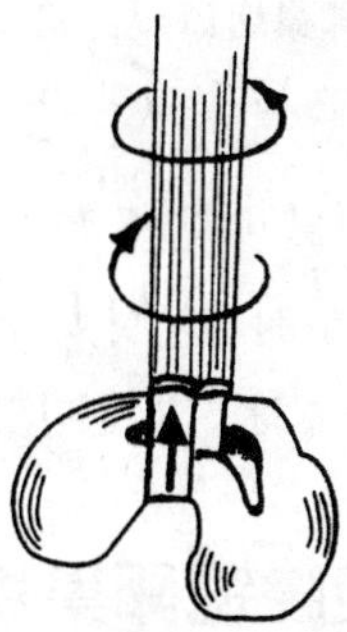

图 1-6-14

六、冲洗盆腔

卵巢囊肿剥出囊壁切除后，用温盐水充分冲洗盆腔，以使视野清晰，并检查卵巢剥离创面。

七、缝合卵巢切口

囊肿取出后，应对卵巢组织进行修剪，使其靠拢，并电凝卵巢内壁，充分止血，内翻卵巢边缘，采用内缝技术闭合卵巢切口，应用 5mm 持针器与 3mm 持针器相互配合间断缝合卵巢切口(图 1-6-15，图 1-6-16)。

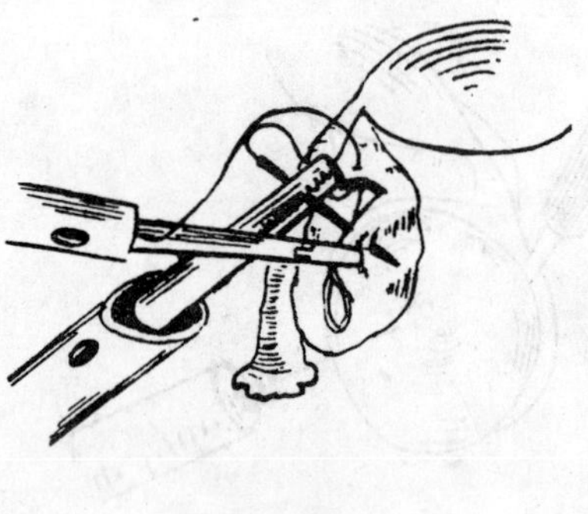

图 1-6-15

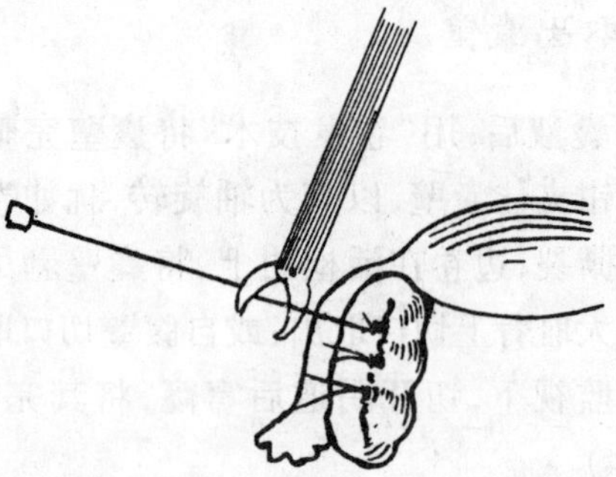

图 1-6-16 卵巢切口缝合完毕

【注意事项】

1. 尽量少缝合，以减少粘连。

2. 皮样囊肿液外溢时，应用大量温生理盐水反复冲洗，冲洗时摇动手术床，以便冲洗彻底。

第七节 腹腔镜卵巢切除术

【适应证】

1. 卵巢疾患不宜保留者。

2. 50 岁以上的老年患者不需保留卵巢者。

【禁忌证】

年轻妇女的正常卵巢。

【手术步骤】

一、结扎卵巢固有韧带

拟做某侧卵巢切除术时，经该侧耻上穿刺的套管鞘置入内套圈，大抓钳穿过套圈抓住卵巢。经对侧耻上穿刺的套管鞘置入无损伤抓钳以辅助套圈的位置。用力牵住抓住卵巢的大抓钳，将内套圈推至卵巢固有韧带，输卵管系膜的最外侧，内套圈打结(滑结)。依次共打 3 个结(图 1-6-17)。

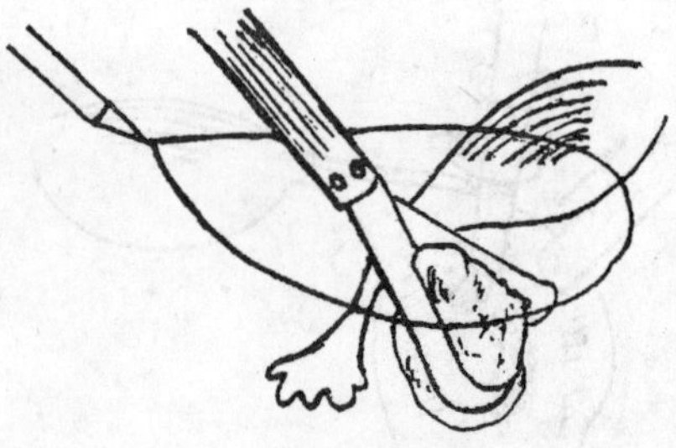

图 1-6-17

二、切下卵巢

用钩剪刀在第 2 与第 3 结扎线间横行切断卵巢固有韧带(图 1-6-18)。

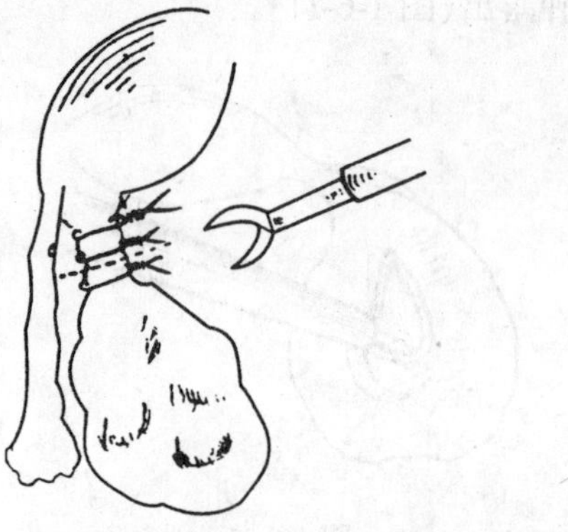

图 1-6-18

用生理盐水充分冲洗盆腔后，将卵巢切除后留下的残端，用点状内凝器做浅表内凝止血(图 1-6-19)。

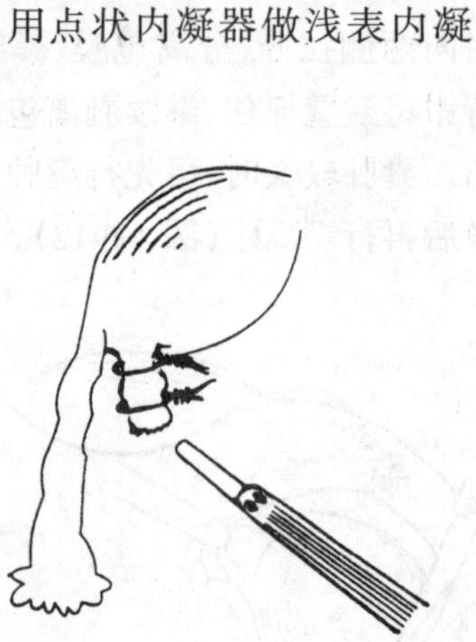

图 1-6-19

或提起卵巢拉向正中，电凝卵巢固有韧带后剪断，向正中向侧方分步凝切卵巢系膜血管，直至游离整个卵巢(图 1-6-20)。

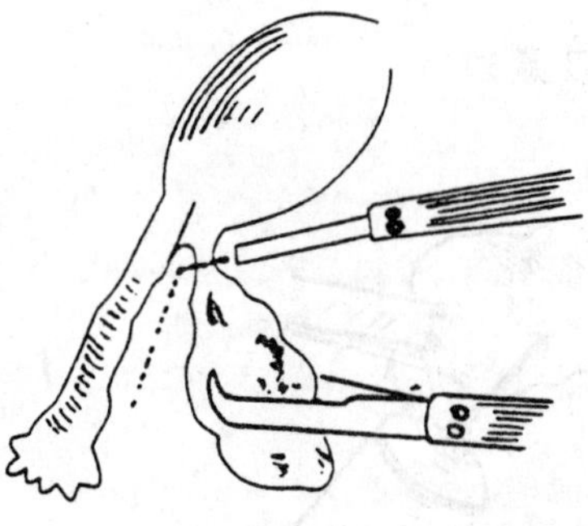

图 1-6-20

三、取出卵巢

切下的卵巢不能经 11mm 直径套管中取出时，可用切碎器切碎后取出或扩大腹壁切口完整取出。

也可用“三套圈结扎”法结扎或电凝卵巢固有韧带、骨盆漏斗韧带及输卵管系膜后，剪下卵巢。把已准备好的 7.5～8 英寸手术用橡胶手套卷成圆柱状（掌指关节处已用粗丝线扎紧，并剪去指套部分），经组织碎块器套筒置入盆腔。把剪下的卵巢装入手套内，闭合手套边，用一把钳子夹住后，把手套边（手套大部分仍在腹腔内）拉出腹壁外。在手套内剪碎肿块分次取出，最后连同手套一起取出腹腔。

【注意事项】

用“三套圈结扎”法切除卵巢，难点在结扎卵巢系膜。若没有输卵管切除禁忌证，附件切除比单纯卵巢切除更容易。如果结扎的蒂部较粗、较短时，应把骨盆漏斗韧带单独缝扎（或电凝）后切断，以防残端套扎滑脱出血。

第八节　腹腔镜输卵管卵巢切除术

【适应证】

1. 患卵巢疾患不易保留者。
2. 50 岁以上的老年病人不需保留卵巢者。

【禁忌证】

1. 良性卵巢瘤。
2. 年轻妇女的正常卵巢。

【手术步骤】

一、结扎附件

在拟切除附件的一侧导入内套圈，大抓钳穿过内套圈夹住拟切除的输卵管与卵巢，拉向对侧盆腔（图 1-6-21）。

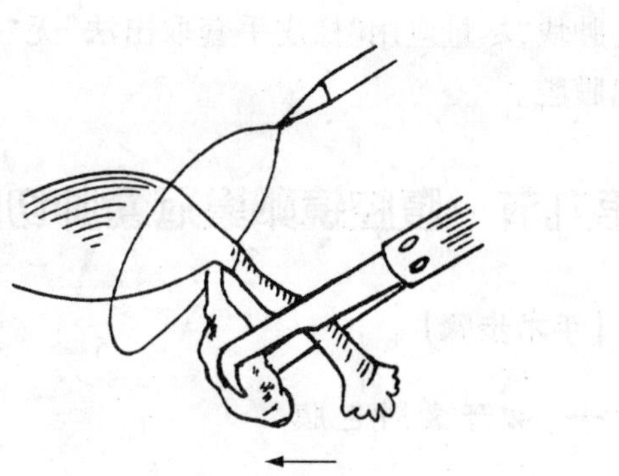

图 1-6-21

二、切断附件

三套圈打完后，大抓钳尽量拉紧卵巢，钩剪横行切断附件（图 1-6-22）。

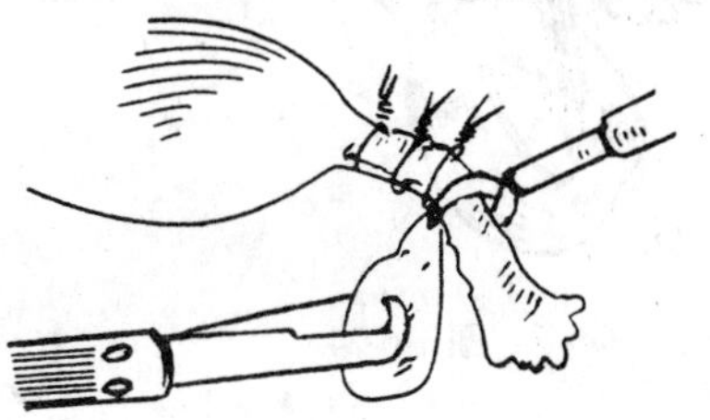

图 1-6-22

三、取出附件

将输卵管卵巢分离，经 11mm 套管取出输卵管，卵巢切成碎块后取出；或用“橡皮手套取出法”取出切下的附件（图 1-6-23）。

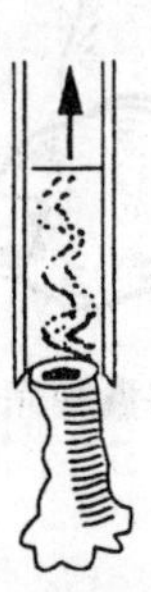

图 1-6-23

【注意事项】

1. 粉碎切下的附件，可从其中一腹壁切口取出或切开阴道后穹窿完整取出。
2. 手术首先必须识别与排除输尿管，避免误伤之。

3. 施行卵巢切除及附件切除术时，小于7cm直径的肿块，尽量应用“橡皮手套取出法”无“污染”地取出腹腔。

第九节 腹腔镜卵巢冠囊肿切除术

【手术步骤】

一、切开囊肿包膜

在囊肿上行长约2cm切口，切时避免损伤输卵管。切开囊肿外包膜后，剥离囊肿（图1-6-24）。

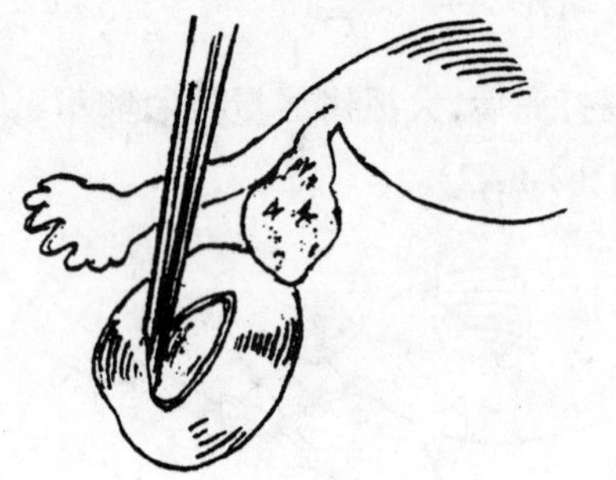

图1-6-24

二、剥离囊肿

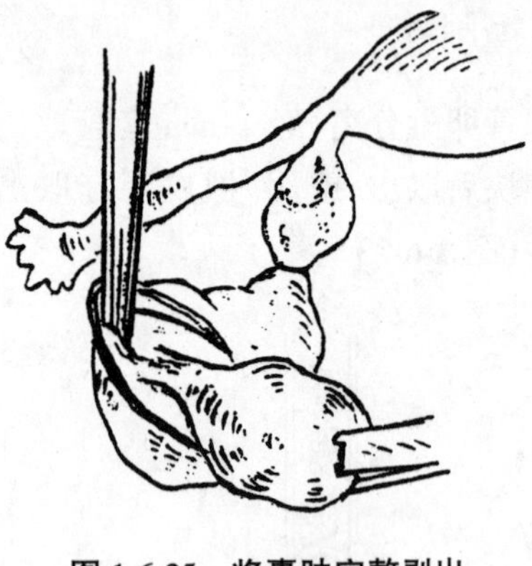

图1-6-25 将囊肿完整剥出

三、抽吸囊液

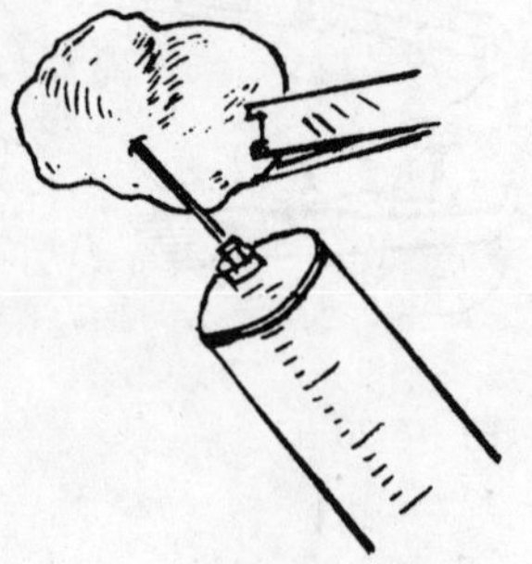

图1-6-26 抽吸囊液

四、取出囊壁

抽吸囊肿液后，将抓持器插至囊腔内，夹住囊壁，向一方扭转，将囊壁通过腹壁切口取出。剥离创面，用双极电凝止血，腹膜切口不需关闭（图1-6-27）。

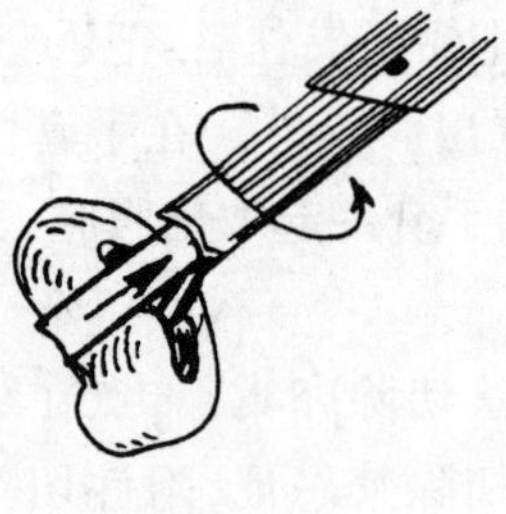

图1-6-27

第七章

腹腔镜输卵管手术种类

第一节　腹腔镜输卵管造口术

【适应证】

1. 输卵管伞端异位妊娠。

2. 输卵管炎症性伞端粘连闭锁。

【禁忌证】

无保留价值的输卵管病变。

【手术步骤】

一、暴露患侧输卵管

尽量吸出盆腔内血液或取出凝血块，暴露患侧输卵管。

二、"内凝"输卵管

于输卵管妊娠部位、输卵管系膜对侧，取与输卵管纵轴平行方向，充分"内凝"一约长 2 ~ 3cm、宽 0.4cm 的"内凝带"，深达输卵管腔(图 1-7-1)。

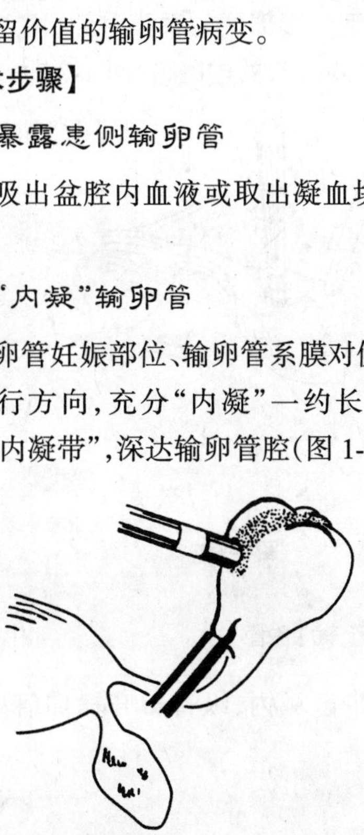

图 1-7-1

三、剪开输卵管

用微形剪剪开输卵管腔，娩出孕物(大都可因输卵管收缩自行娩出)。再用生理盐水仔细冲洗掉可能存在于输卵管腔内的绒毛，确实止血(图 1-7-2)。

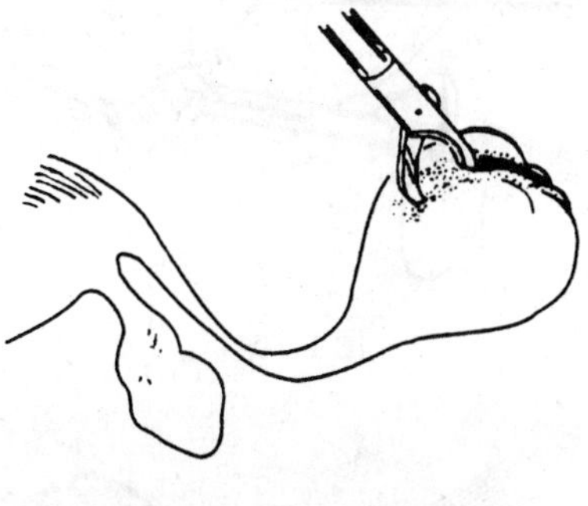

图 1-7-2

四　缝合输卵管

剪开闭锁处后，将伞端内膜向输卵管近端方向翻上，如卷袖口状(图 1-7-3)。

将输卵管伞端内膜缝在输卵管浆膜面上(图 1-7-4)。

缝数针将其固定在输卵管浆膜上(图 1-7-5)。

完成输卵管伞端造口术。随即经举宫器注入美蓝溶液，进一步证实其通畅性(图 1-7-6)。

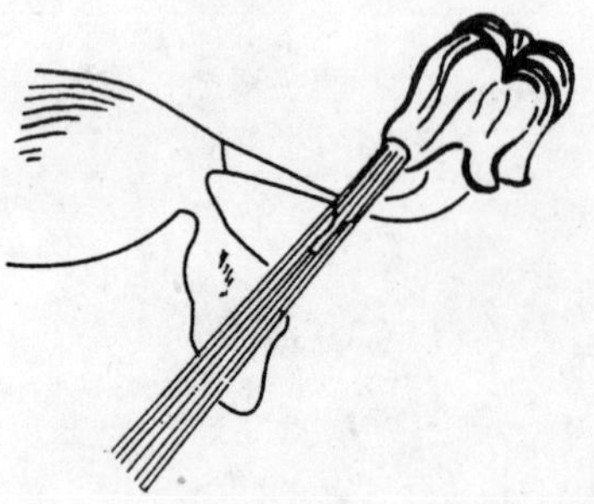

图 1-7-3

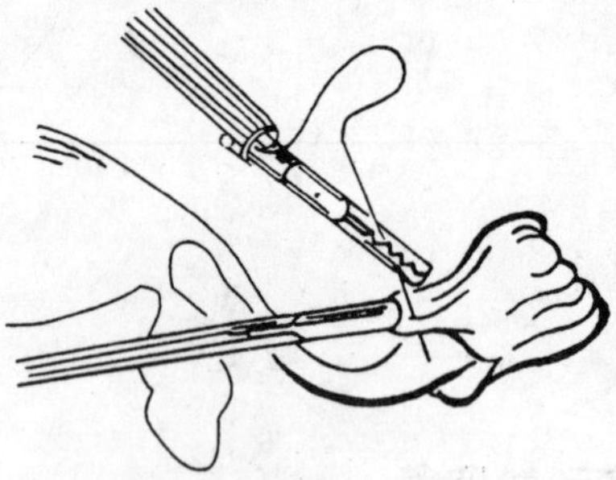

图 1-7-4

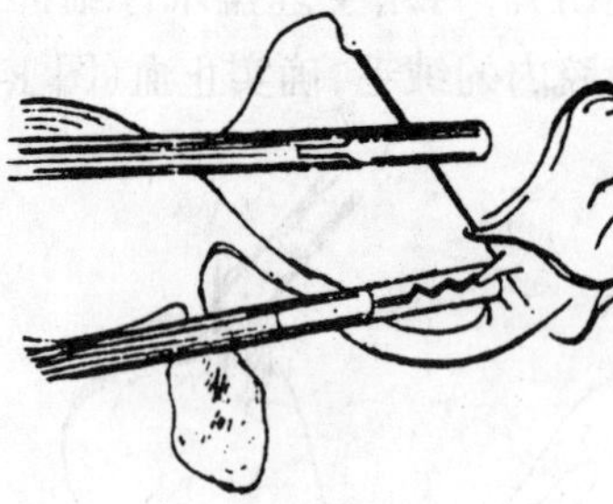

图 1-7-5

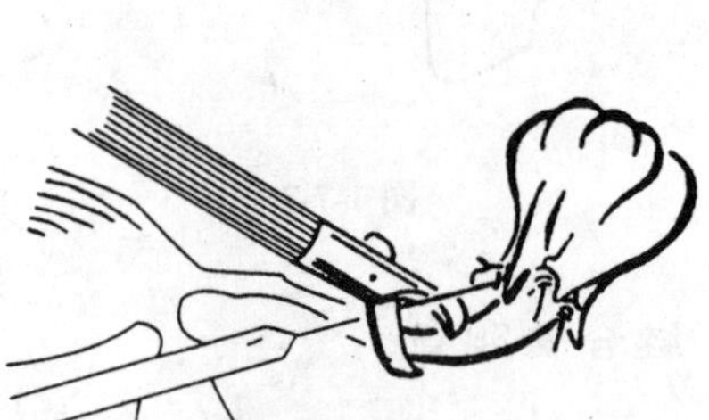

图 1-7-6

【注意事项】

1. 施术时，可先在输卵管系膜内分数点注入5%垂体后叶加压素共约 10ml，以减少切口处出血。

2. 行输卵管峡部闭锁造口术时，切开输卵管峡部后，管壁切口可不缝合，待Ⅱ期愈合。

3. 也可用 Nd、YAG 或 CO_2 等激光方法直接切开输卵管腔或用单极高频电流电凝切开输卵管腔。其余手术步骤同上。

4. 必要时，术毕可放置腹腔引流管 24 ~ 48 小时。

第二节 腹腔镜输卵管切开缝合术

【适应证】

1. 输卵管壶腹部或近壶腹部输卵管妊娠未破裂者。

2. 输卵管壶腹部或近壶腹部妊娠破裂口小，内出血少，生命体征平稳者。

【禁忌证】

1. 输卵管妊娠破裂严重，无法修补者，尤其病人已处于严重失血休克者。

2. 输卵管间质部妊娠因病灶较大，血供较丰富，手术时不易止血，不适用此术式。

3. 输卵管峡部妊娠，此术式术后也常易形成狭窄或堵塞，应慎选此术。

【手术步骤】

一、内凝输卵管妊娠部位

在输卵管妊娠部位的系膜对侧，用点状内凝器内凝 5mm 宽、4cm 长的内凝带(图 1-7-7)。

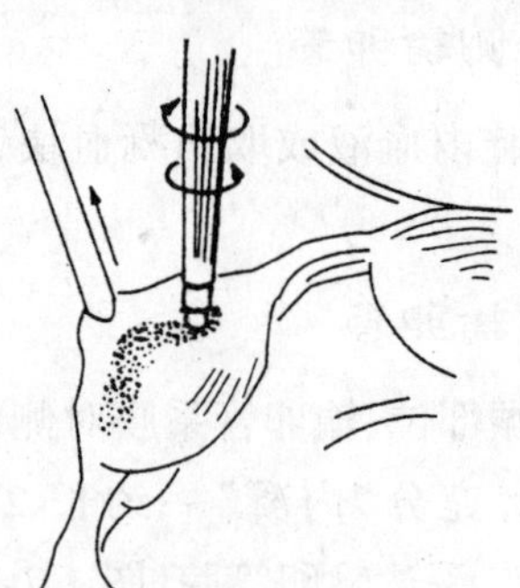

图 1-7-7

二、剪开输卵管

在内凝带区域内，纵行剪开输卵管壁(图 1-7-8)。

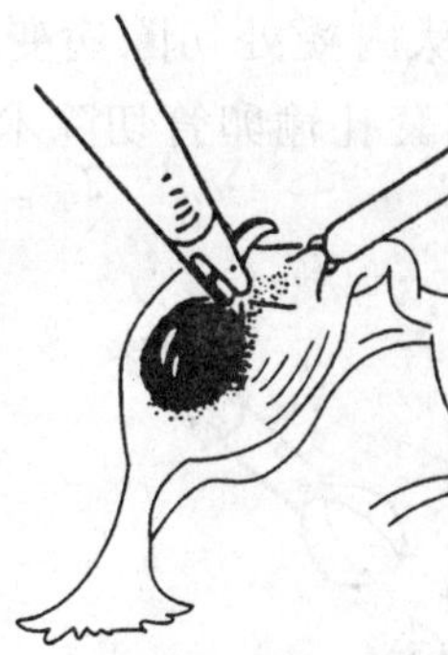

图 1-7-8

三、排除妊娠胎物

输卵管切开后，输卵管壁收缩即可显露妊娠胎物，用活检钳取净妊娠胎物后，充分冲洗腹腔（图 1-7-9）。

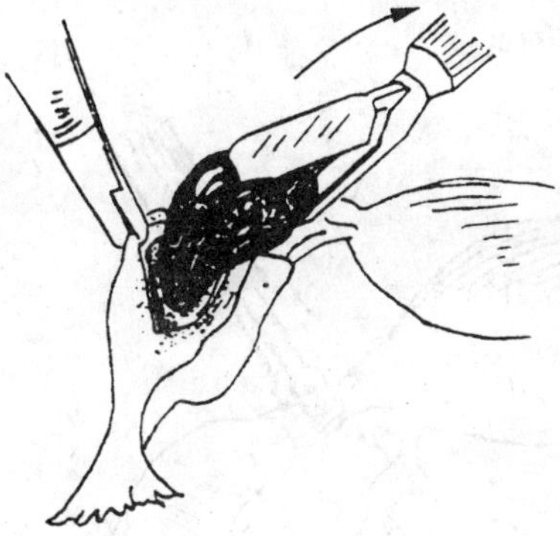

图 1-7-9

四、缝合输卵管壁切口

可用"PDS"，"3 号"带针缝线行 2～3 次间断"腔内缝合腔外打结"，如盆腔内用双钳打结一样（图 1-7-10）。

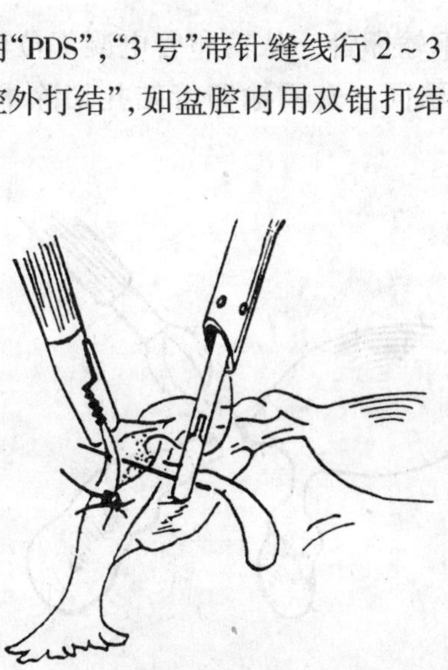

图 1-7-10

【注意事项】

1. 认真止血。

2. 充分冲洗腹腔，以防术后发生粘连。

3. 术毕腹腔内放置防粘连油以防止发生粘连。

4. 术后均需密切随访血常规、尿 hCG 变化及 B 型超声检查，以防发生持续性异位妊娠或再出血。

第三节　腹腔镜输卵管切除术

【适应证】

1. 输卵管妊娠输卵管病损严重者。

2. 输卵管积水无保留价值者。

3. 不需保留输卵管的老年受术者。

4. 输卵管病变严重不能保留者。

【禁忌证】

年轻需保留生育能力的输卵管病变有治愈希望者。

【手术步骤】

切除输卵管可采取下述三种术式之一。

一、三套圈输卵管结扎切除术

1. **内套圈套扎输卵管及其系膜**　在输卵管病灶近端，尽量靠近输卵管近宫角处，用套圈（Roeder-loops）套扎输卵管及其系膜（图 1-7-11）。共套扎输卵管 3 次（图 1-7-12）。

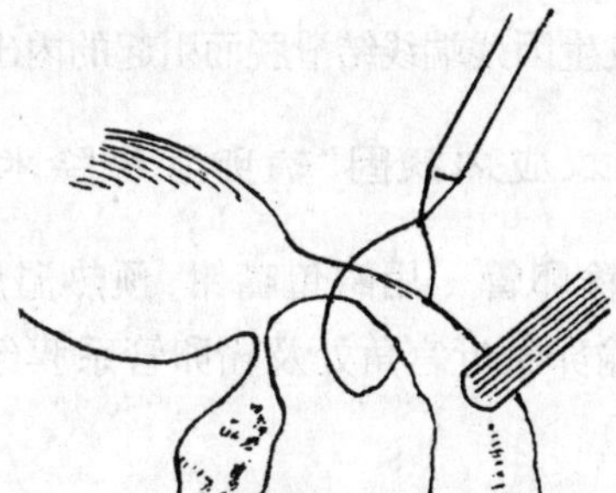

图 1-7-11

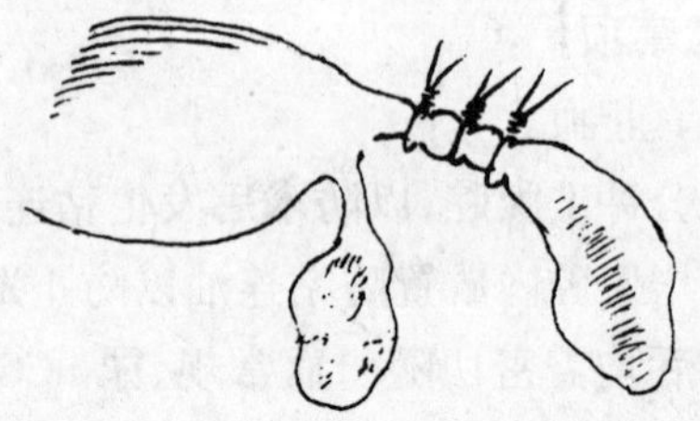

图 1-7-12

2. **剪下输卵管** 在套扎远端剪下病灶,残端保留 1cm 左右。切下之病变输卵管可经 1cm 直径的组织碎块器取出(图 1-7-13)。

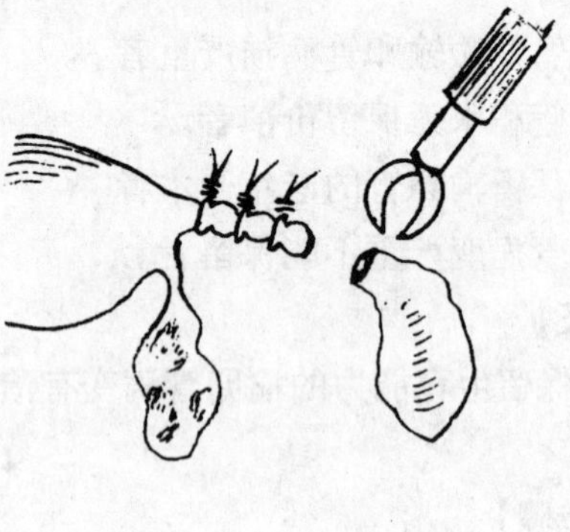

图 1-7-13

3. **注意事项**

(1)必要时可改用"腔内缝合腔外打结"缝扎 1 次,再加用套圈套扎 2 次。

(2)手术结束前吸净游离血液,稍大的血块可用"匙状钳"(spoon forceps)分次取出。

(3)最后用 200~300ml 温生理盐水冲洗盆腔并吸出。

(4)术毕常规放置腹腔引流管 12~24 小时,以便及时发现可能发生因残端线结滑脱而引起的内出血。

二、"热效应内凝固"输卵管切除术

1. **内凝输卵管** 用鳄鱼嘴钳,预热温度在 120~140℃,于输卵管近宫角处及输卵管系膜经充分内凝(图 1-7-14)。

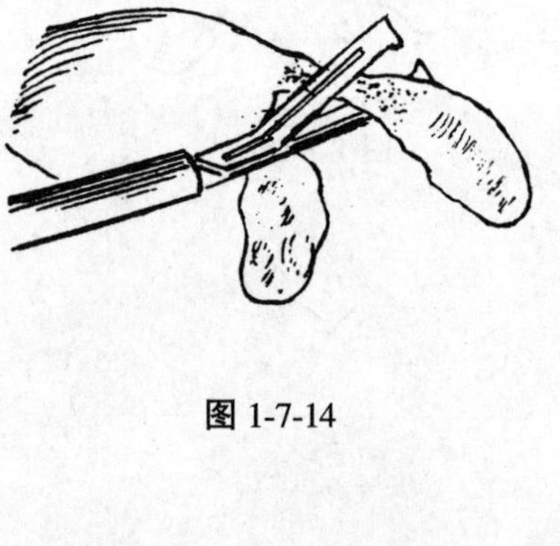

图 1-7-14

2. **剪下输卵管** 从内凝处切除病变输卵管。其余手术步骤同内套圈套扎输卵管切除术(图 1-7-15)。

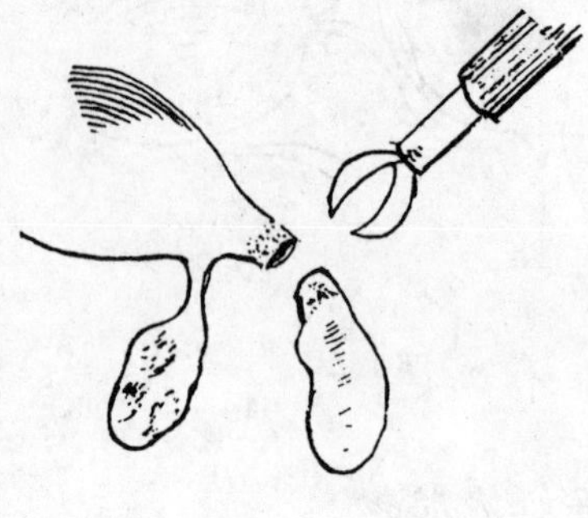

图 1-7-15

三、高频电流电凝固输卵管切除术

1. **电凝输卵管** 用双极电凝或单极电凝输卵管(图 1-7-16)。

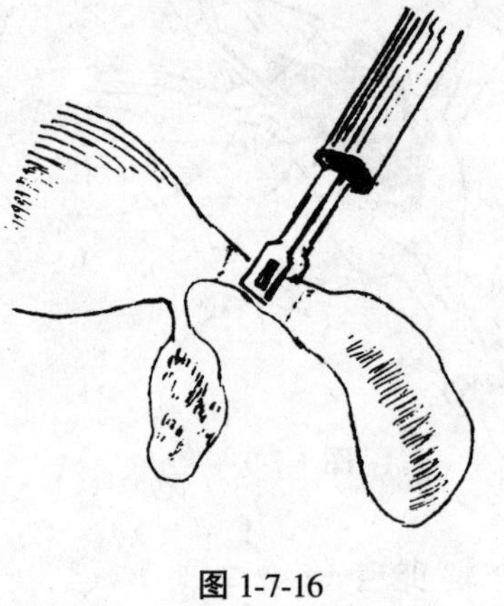

图 1-7-16

2. **切下输卵管** 从输卵管电凝部位剪下输卵管,其余步骤同三套圈输卵管结扎切除术(图 1-7-17)。

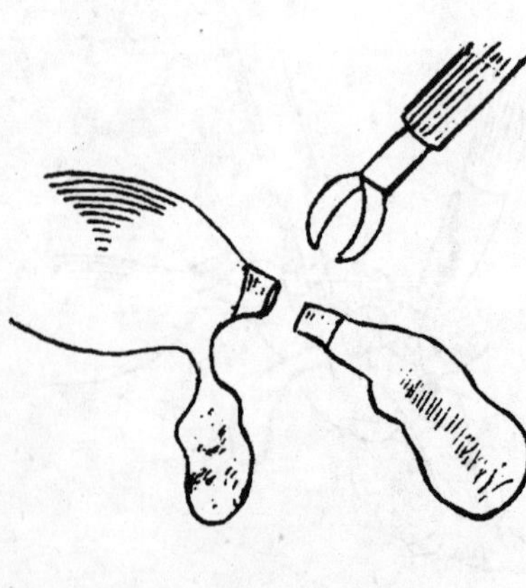

图 1-7-17

第八章

腹腔镜子宫手术种类

第一节　腹腔镜子宫穿孔修补术

【适应证】

刮匙等器械导致子宫穿孔者。

【手术步骤】

以刮匙子宫穿孔为例。

一、退出刮匙

从阴道将刮匙退出(图 1-8-1)。

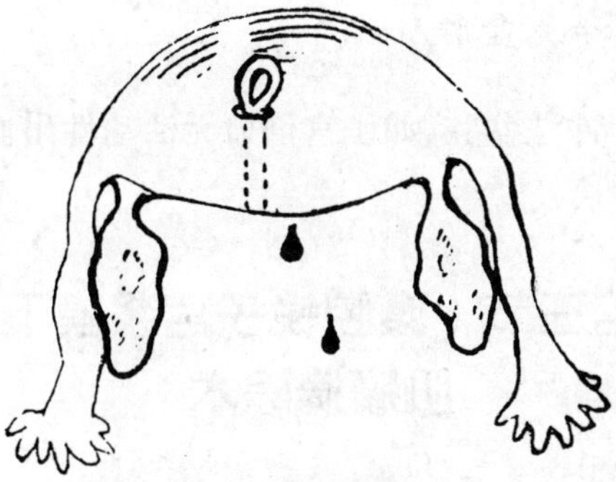

图 1-8-1

二、电凝创口

用点状内凝器凝固子宫穿孔部位(图 1-8-2)。

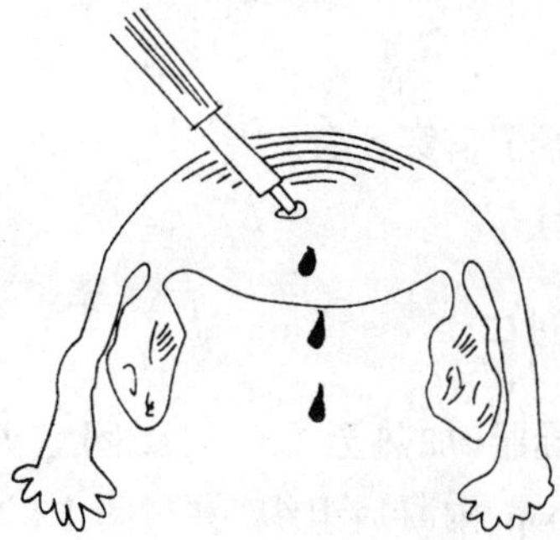

图 1-8-2

三、缝合创口

妥善止血后,用腔外打滑结内缝法缝合子宫穿孔创口(图 1-8-3)。

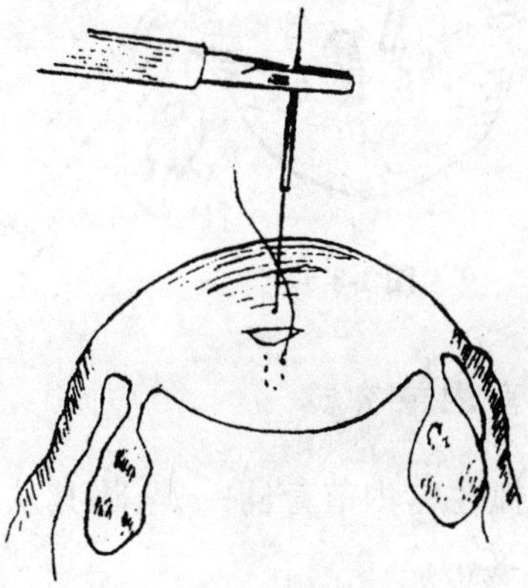

图 1-8-3

四、冲洗盆腔

子宫穿孔创口缝合完毕,认真冲洗盆腔,术毕(图 1-8-4)。

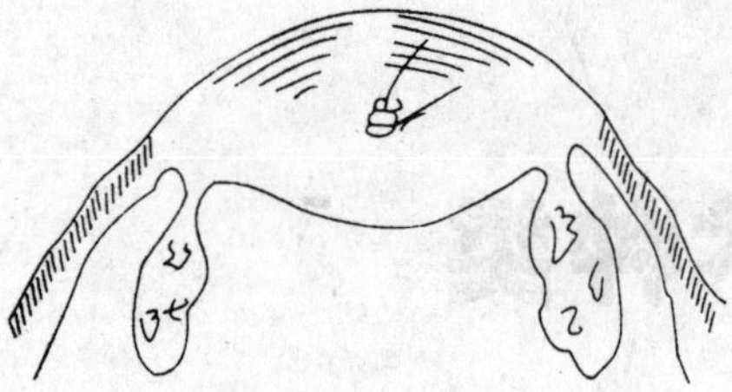

图 1-8-4

第二节 腹腔镜宫内节育器子宫穿孔修补术

【适应证】

宫内节育器子宫穿孔者。

【手术步骤】

一、电凝创口

用点状内凝器(加热至 120℃)凝固宫内节育器的周围,深达 3mm,内凝后组织变白(图 1-8-5)。

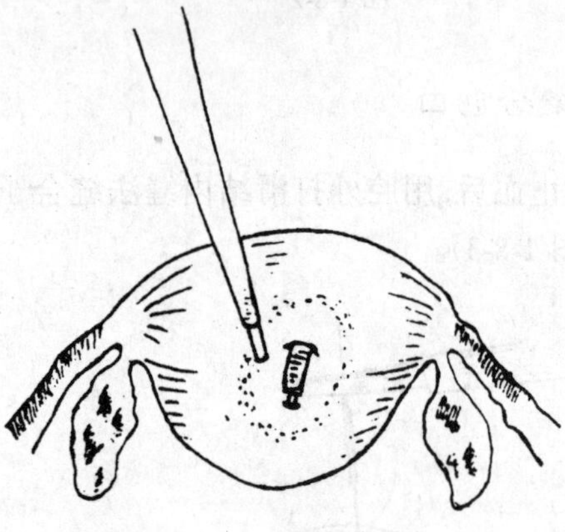

图 1-8-5

二、取出宫内节育器

用活检钳抓住宫内节育器一臂,将其从子宫肌层中抽出(图 1-8-6)。

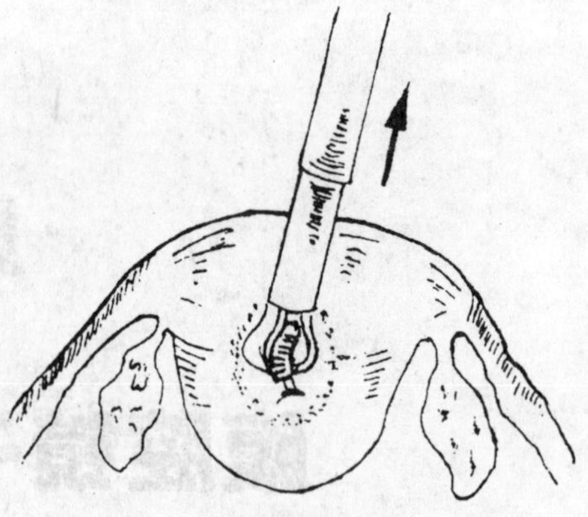

图 1-8-6

三、电凝创口

用点状内凝器凝固子宫穿孔肌层通道,以止血及灭菌(图 1-8-7)。

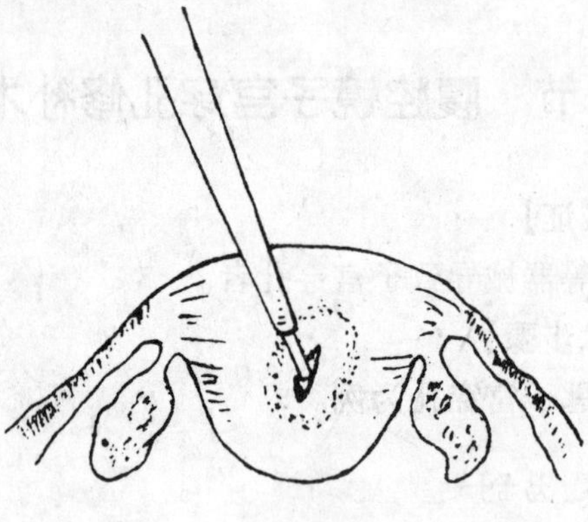

图 1-8-7

四、冲洗盆腔

术毕冲洗盆腔,如子宫创口无活动性出血,可不必再行缝合。

第三节 腹腔镜子宫浆膜下肌瘤摘除术

【适应证】

小而有蒂的子宫浆膜下肌瘤者。

【禁忌证】

子宫多发性肌瘤,且无保留子宫的必要,应选择子宫切除术。

【手术步骤】

一、注射催产素

在子宫浆膜下肌瘤蒂根部周围注入催产素稀释液，注入2圈，每圈注入5ml(图1-8-8)。

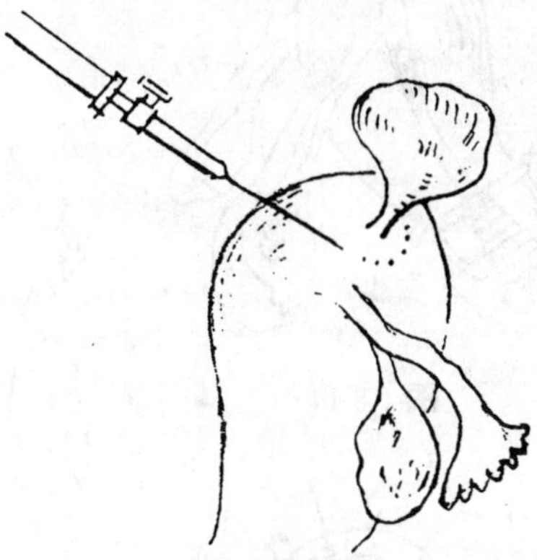

图1-8-8

二、扭下肌瘤

用肌瘤夹持器夹持子宫浆膜下肌瘤，抓紧，提起，向一个方向转动蒂部，直到将瘤蒂扭下(图1-8-9)。

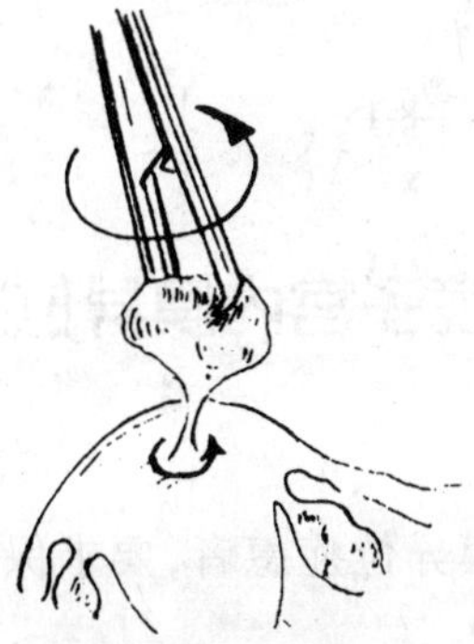

图1-8-9

三、取出肌瘤

用粉碎钳将取下的浆膜下子宫肌瘤粉碎，经腹腔镜取出(图1-8-10)。

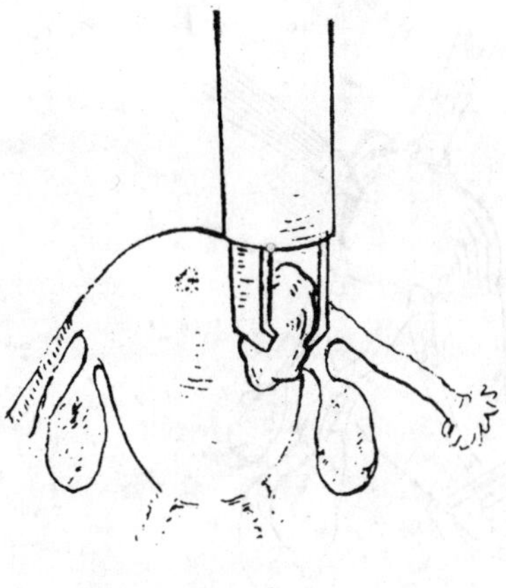

图1-8-10

第四节　腹腔镜子宫壁间肌瘤摘除术

【适应证】

较表浅单发子宫壁间肌瘤者。

【禁忌证】

子宫多发性肌瘤，且无保留子宫之必要者。

【手术步骤】

一、内凝肌瘤包膜

内凝肌瘤包膜，内凝部位变白(图1-8-11)。

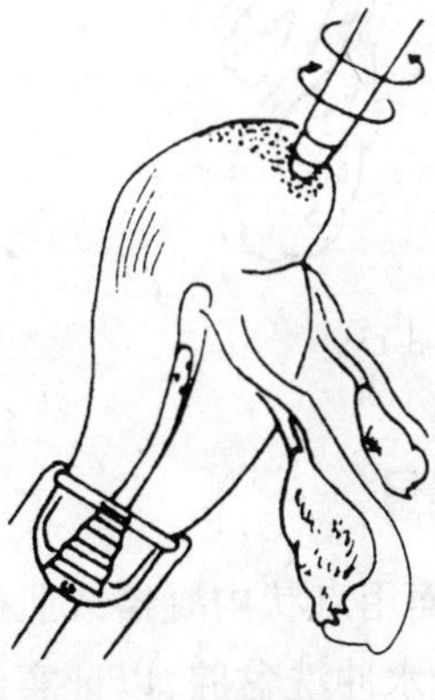

图1-8-11

二、剪开肌瘤包膜

用钩剪剪开已内凝的子宫浆膜及子宫肌瘤包膜(图1-8-12)。

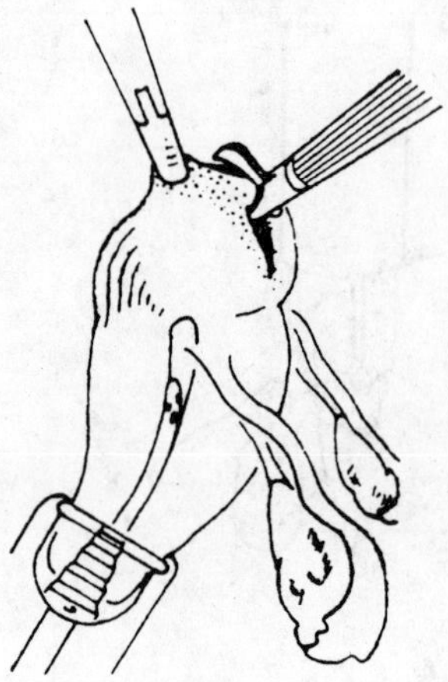

图 1-8-12

三、剥出肌瘤

剥开子宫肌瘤包膜后，用大抓钳夹持子宫肌瘤，将肌瘤剜出器加温至 120℃，从包膜内剥出肌瘤（图 1-8-13）。

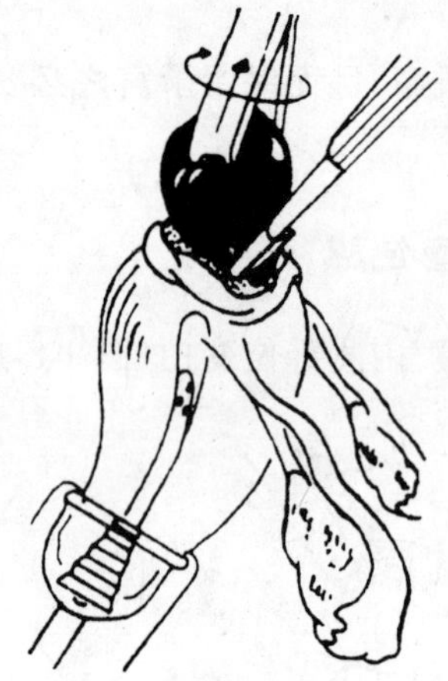

图 1-8-13

四、缝合子宫切口

肌瘤剥出后的创面用点状内凝器或肌瘤剜出器内凝止血，用温生理盐水冲洗盆腔，以证实创面无出血。子宫肌瘤剥出后的创面内缝合闭合之。用 3mm 持针器夹住带有羊肠线的直针穿入创面，用 5mm 持针器接住，在腔外打滑结（图 1-8-14）。

缝合完毕，保持表面光滑，查无出血，完成手术（图 1-8-15）。

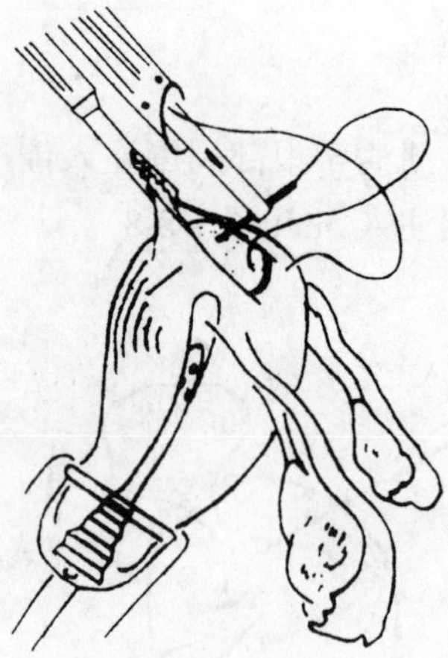

图 1-8-14

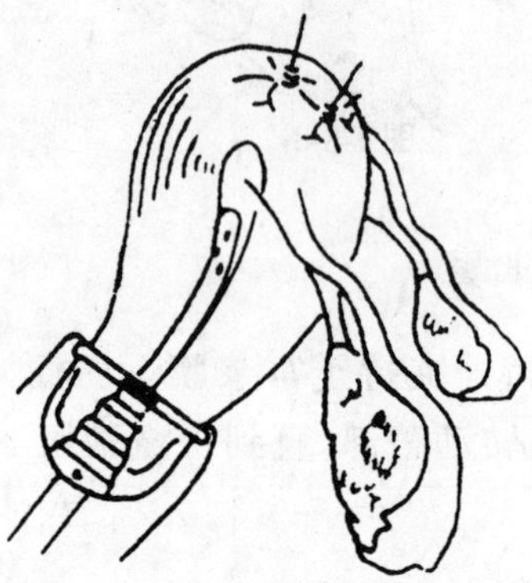

图 1-8-15

第五节　腹腔镜子宫内膜异位症手术

【适应证】

年轻的子宫内膜异位症患者，要求保留生育机能者。

【禁忌证】

1. 年老的子宫内膜异位症患者。

2. 复发的严重的子宫内膜异位症以采取腹式子宫内膜异位症根治术为宜。

【手术步骤】

一、电凝子宫内膜异位病灶

散在的浅表的子宫内膜异位病灶，用激光或电凝法在镜下给予灼毁（图 1-8-16）。

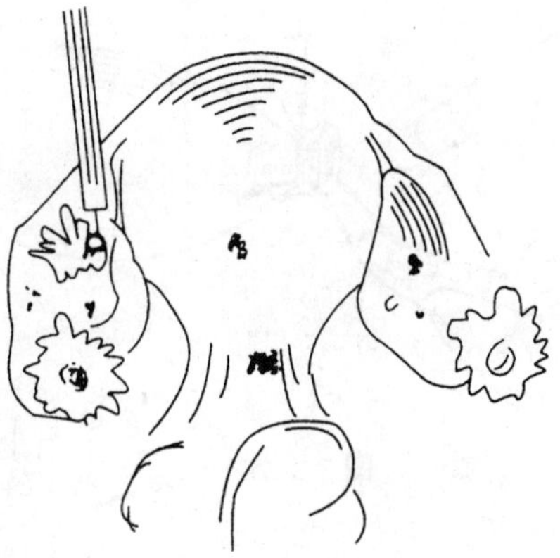

图 1-8-16

二、切除病灶

大的子宫内膜异位病灶给予摘除及缝合(图 1-8-17)。

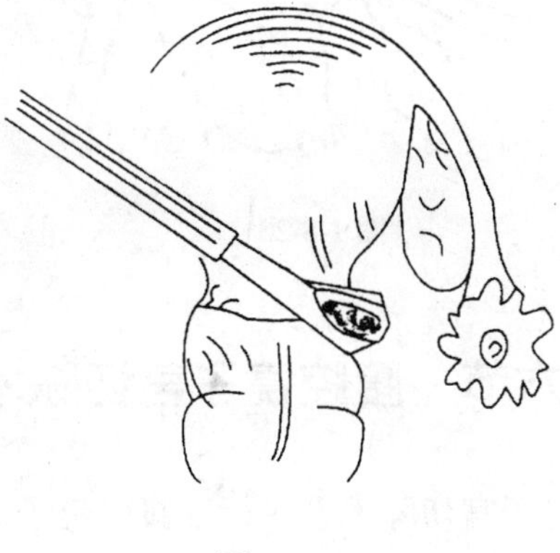

图 1-8-17

三、摘除巧克力囊肿

内凝巧克力囊肿表面包膜(图 1-8-18)。剥除巧克力囊肿(图 1-8-19)。

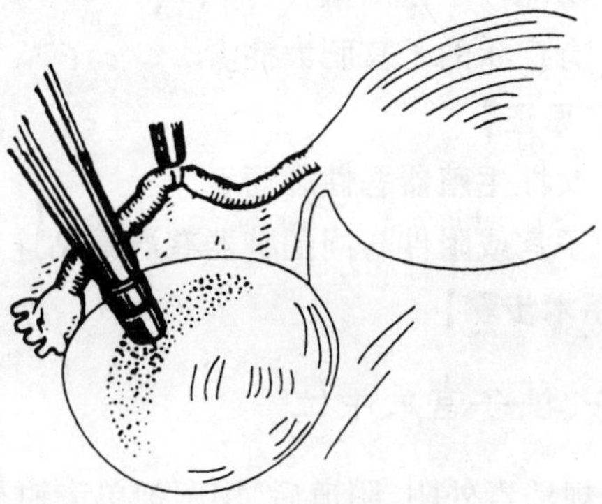

图 1-8-18

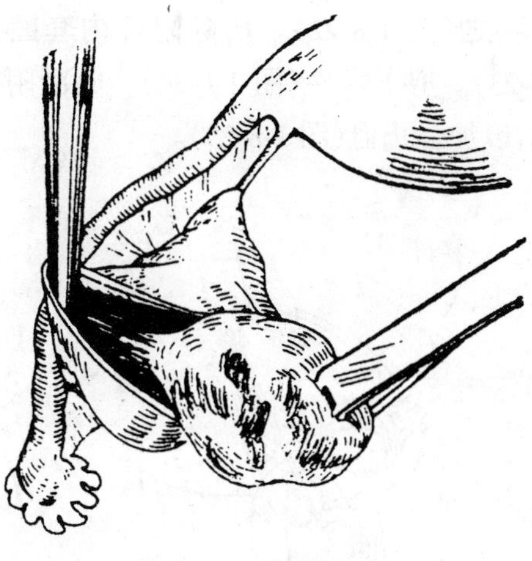

图 1-8-19

将巧克力内囊剥除后,将剩余的健康的且血供良好的卵巢组织缝合,形成一新的卵巢(图 1-8-20)。卵巢成形术毕(图 1-8-21)。

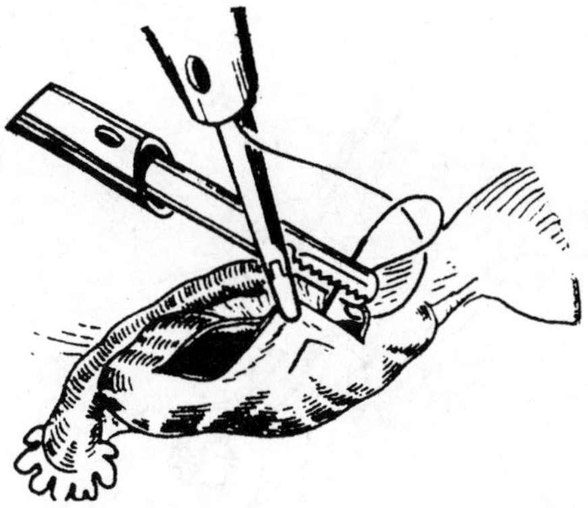

图 1-8-20

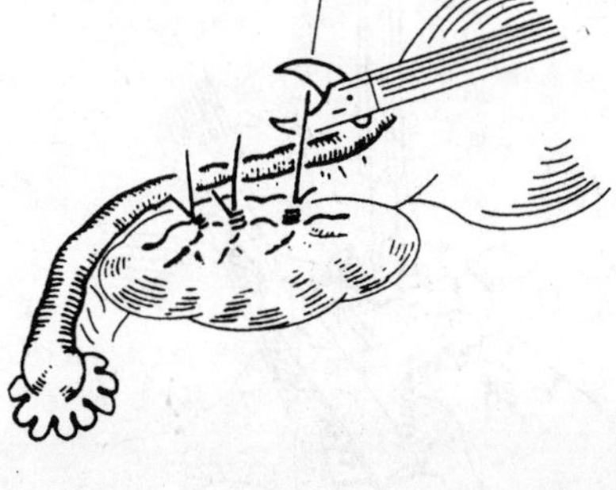

图 1-8-21

四、切除附件

病损严重的附件可按内套圈法结扎附件根部,

以备切除之(图 1-8-22)。切除附件内套圈共 3 次(图 1-8-23)。剪下附件(图 1-8-24)。电凝附件子宫侧残端,以加强止血(图 1-8-25)。

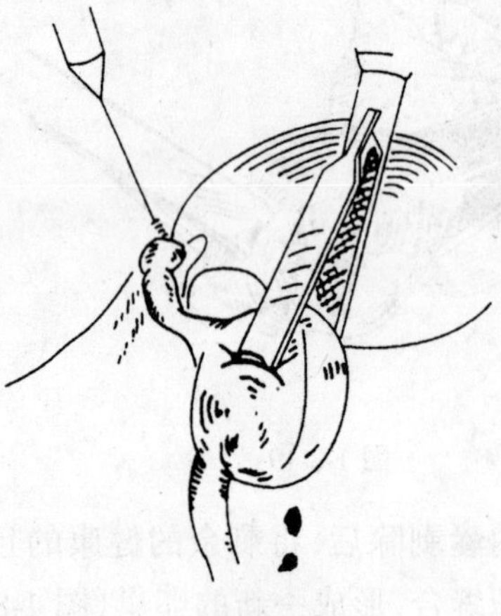

图 1-8-22

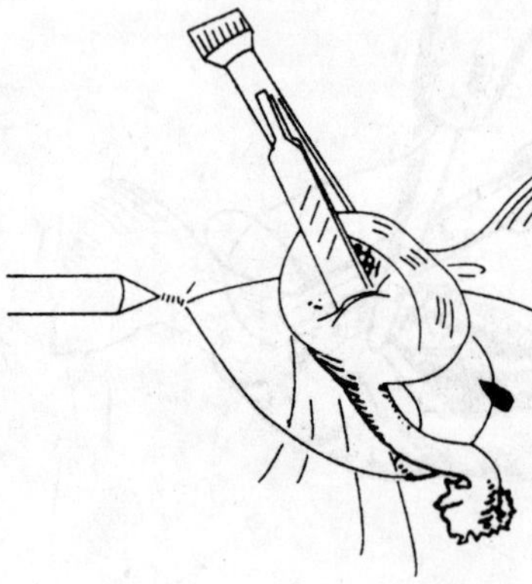

图 1-8-23

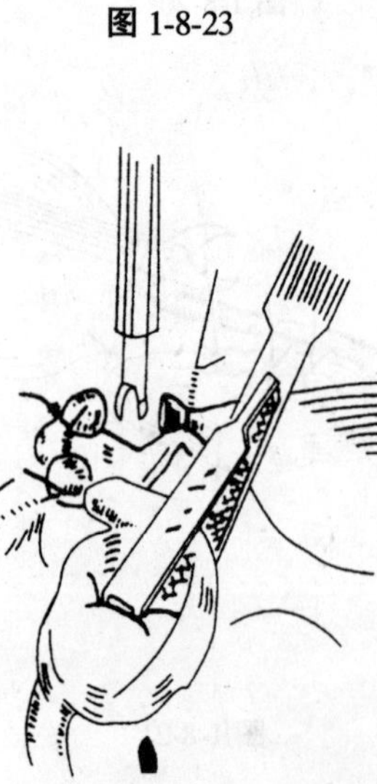

图 1-8-24

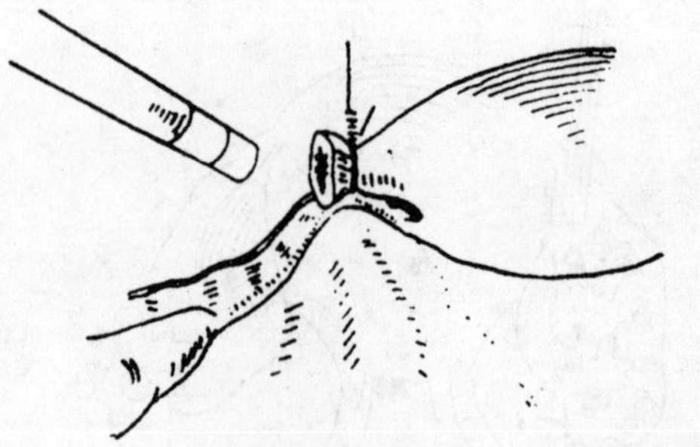

图 1-8-25

五、缩短圆韧带

将圆韧带缩短,可避免子宫后倾粘连(图 1-8-26)。

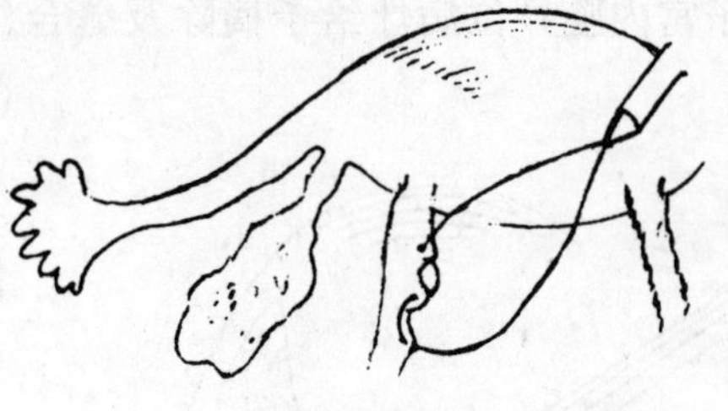

图 1-8-26

第六节 腹腔镜子宫切除术

腹腔镜子宫切除术系指标准腹腔镜子宫颈筋膜内 SEEM 子宫切除术。

【适应证】

1. 黏膜下子宫肌瘤者。
2. 子宫肌瘤≤2 个月妊娠大小者。
3. 子宫腺肌症≤2 个月妊娠大小者。
4. 功能性子宫出血者。
5. 有症状的子宫肥大症者。

【禁忌证】

1. 女性生殖器恶性肿瘤者。
2. 子宫或附件与周围脏器有严重粘连者。

【手术步骤】

一、使子宫成中位

常规消毒外阴、阴道后,用两把单齿钳分别钳夹子宫颈两侧。把 5mm 直径子宫校准棒插入宫颈管、宫腔并穿透子宫底部。将上述两把钳子及一根子宫校准棒用固定器固定,以便术中操作保持子宫方向

(图 1-8-27)。

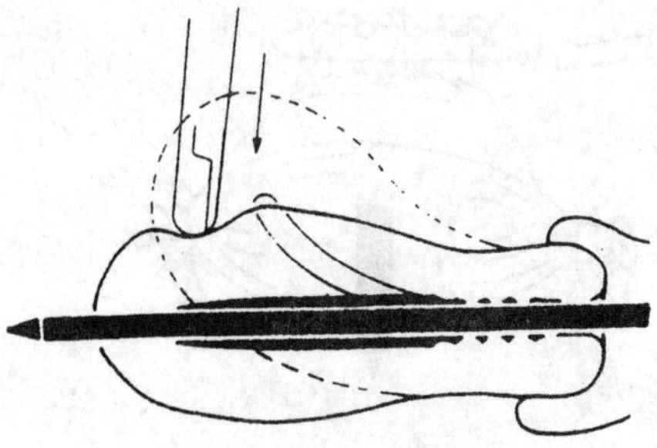

图 1-8-27

二、处理双侧附件和圆韧带
(保留或切除附件)

带线缝针从阔韧带后叶子宫旁无血管区穿入,从阔韧带前叶穿出,内套圈结扎两次,在两次结扎线间切断(图 1-8-28)。

在圆韧带、输卵管及卵巢固有韧带已切断结扎的残端上,再加内套圈结扎线一道,以加固止血(图 1-8-29)。在子宫角残端再缝扎一道(图 1-8-30)。

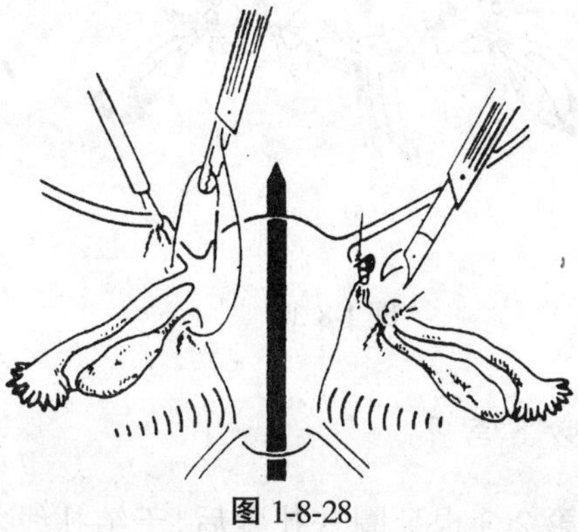

图 1-8-28

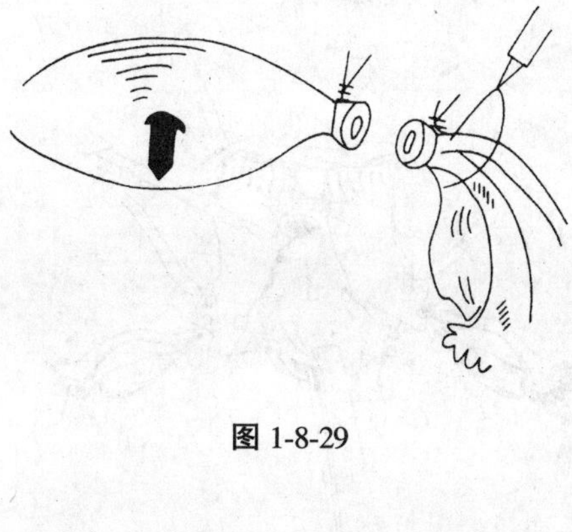

图 1-8-29

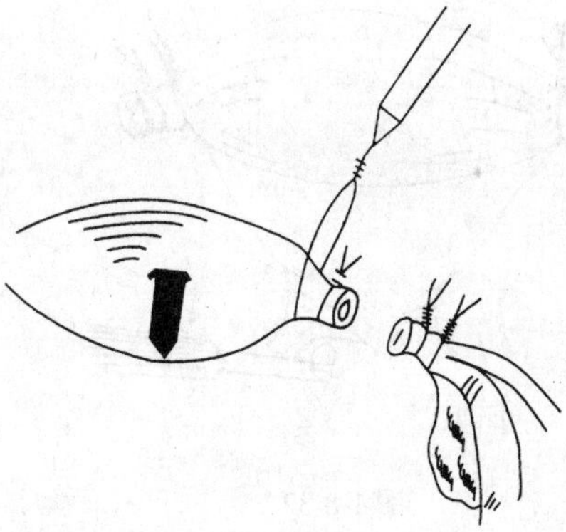

图 1-8-30

三、剪开反折腹膜

在阔韧带前后叶间与膀胱腹膜反折处注入生理盐水,盐水内可加垂体后叶加压素,以减少局部出血及行水压分离。借助水压分离,剪开反折腹膜阔韧带前叶(图 1-8-31)。

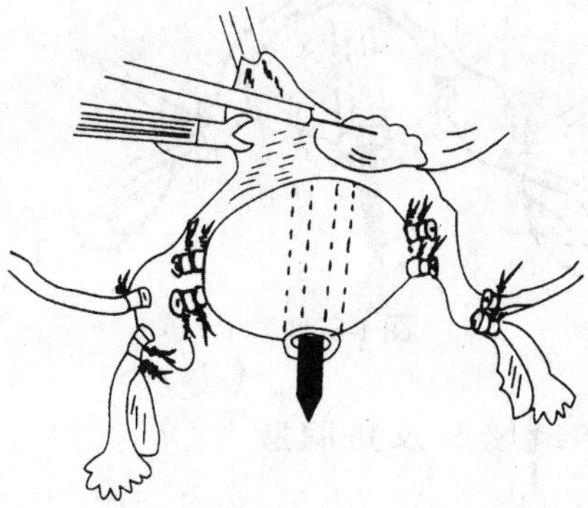

图 1-8-31

四、推下膀胱

稍推下膀胱。

五、剪开子宫直肠窝处腹膜及阔韧带后叶

横行剪开子宫直肠窝处腹膜及阔韧带后叶(图 1-8-32)。

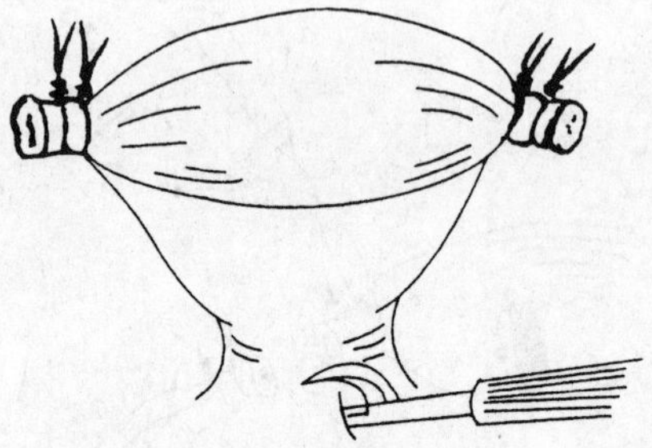

图 1-8-32

六、切除宫颈管与宫体中心部分

以校准棒为轴心,从阴道内用 CURT Set 边推边旋转地切除宫颈管和宫体中心部分,使管状锯齿形刀口穿出子宫底部(图 1-8-33)。

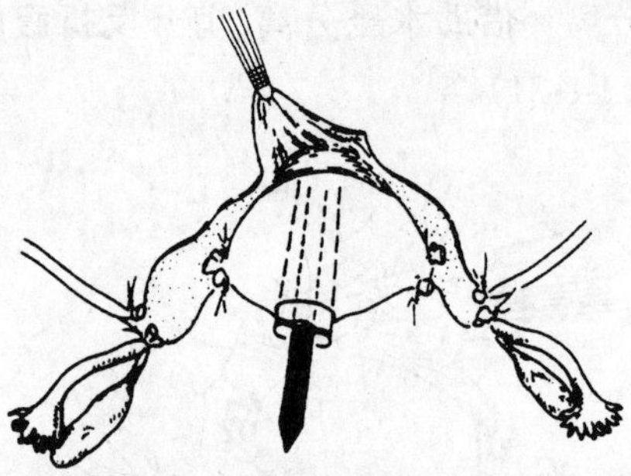

图 1-8-33

七、穿缝膀胱反折腹膜

用肠线穿缝膀胱反折腹膜(图 1-8-34)。

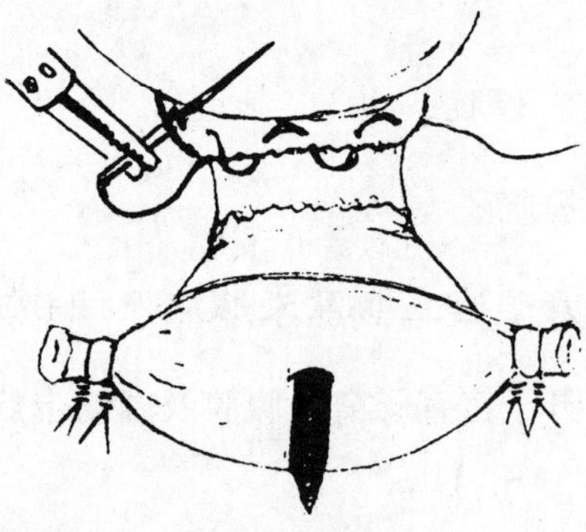

图 1-8-34

八、放置套圈

在宫体与宫颈间放置套圈,置于子宫峡部以下(图 1-8-35)。

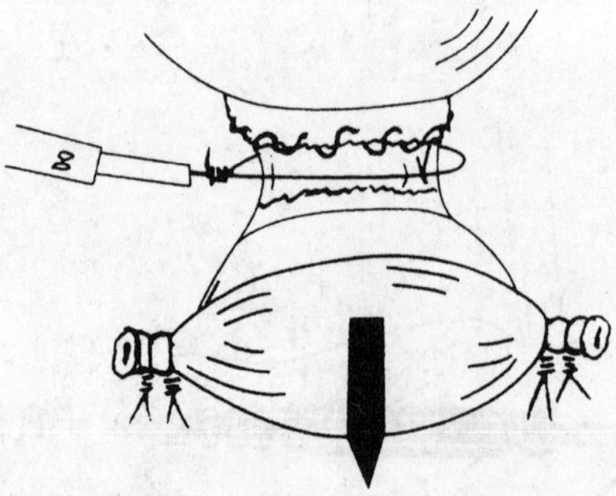

图 1-8-35

将缝膀胱反折腹膜的肠线向前腹壁两侧牵引(可把线两端穿出腹腔外面),放入第 1 根 Roeder 套圈,稍收紧,置于子宫峡部以下。退出 CURT Set,立即抽紧第 1 根套圈,以防可能发生气栓(图 1-8-36)。

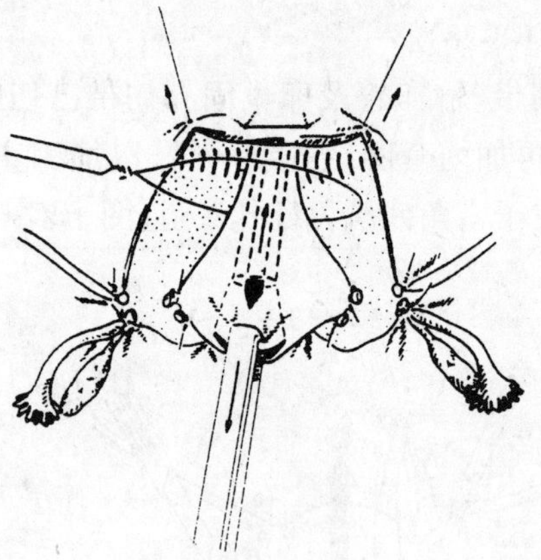

图 1-8-36

九、切下宫体

置入第 2、3 根套圈并扎紧后,于结扎线之上切或剪下宫体。宫体暂放入腹腔内(图 1-8-37)。

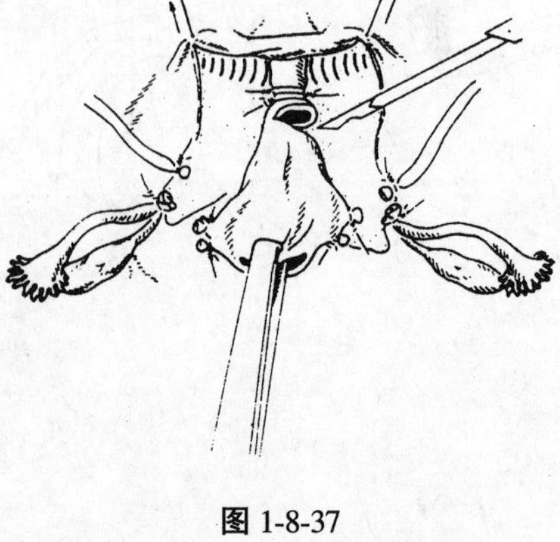

图 1-8-37

十、固定附件残端

将附件残端固定于宫颈两侧筋膜(图 1-8-38)。

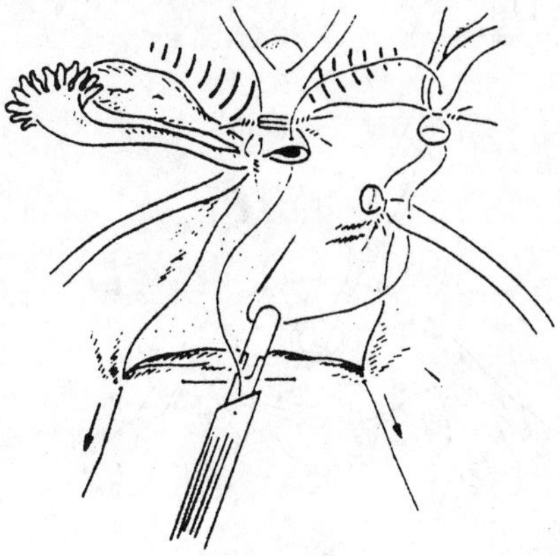

图 1-8-38

十一、残端腹膜化

将膀胱反折腹膜，缝合于残端宫颈后下方的筋膜，使残端腹膜化(图 1-8-39)。

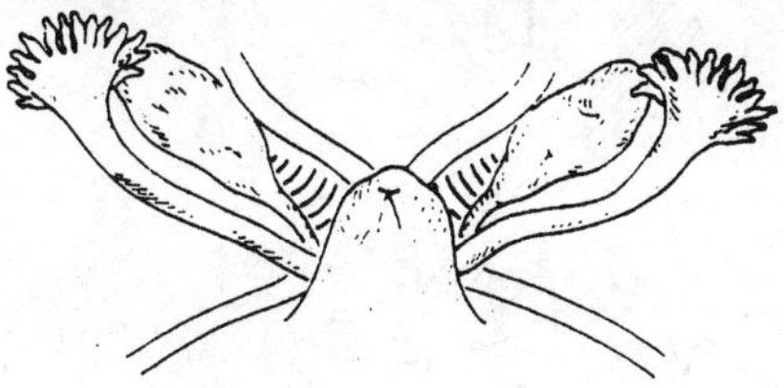

图 1-8-39

十二、取出宫体

切下之宫体用直径 15 ~ 20mm 管状锯齿形刀口、大组织碎块器取出(图 1-8-40)。切下的宫体中心部分组织(图 1-8-41)。切下的宫颈(图 1-8-42)。

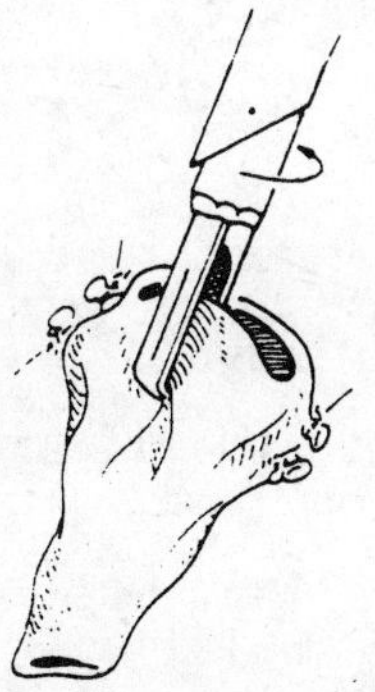

图 1-8-40

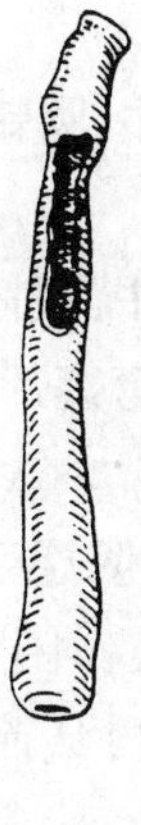

图 1-8-41

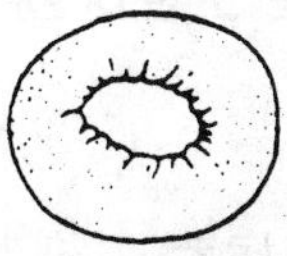

图 1-8-42

十三、冲洗盆、腹腔

术后需认真冲洗盆腔及腹腔。

【注意事项】

1. 手术结束前必须将宫颈筋膜内创面仔细止血。

2. 选用 CURT 时，需注意其直径大小与宫颈大小应尽量相匹配，以免切除组织过多引起损伤，或出血或切除过少使残留宫颈残端不易扎紧。

3. 术后需积极预防创面感染。

【术式优点】

1. 切除子宫颈癌好发的鳞柱交界部位。

2. 保留了阴道原有长度和性功能。

3. 残存宫颈组织与筋膜易于套扎、扎紧，不易损伤筋膜外输尿管或子宫血管。

4. 残存宫颈组织愈合快。

第七节　腹腔镜下配合阴道操作的子宫切除术

腹腔镜下配合阴道操作的子宫切除术(LAVH)，系由腹腔镜手术和阴道手术以不同的方式组合而成。

1. 腹腔镜下处理附件后经阴道切除子宫。

2. 腹腔镜下处理附件及圆韧带后经阴道切除

子宫。

3. 腹腔镜下处理附件、圆韧带及子宫动静脉后经阴道切除子宫。

4. 腹腔镜下处理附件、圆韧带、子宫动静脉、宫骶韧带及切开阴道前、后穹窿后，经阴道或腹部夹切主韧带并从阴道取出子宫。

LAVH兼有剖腹及经阴道手术的优点，可以把子宫切除或估计经阴道操作困难的部分手术步骤，先通过腹腔镜手术来完成，从而扩大了阴道子宫切除术的适应证。

第八节 腹腔镜子宫内膜全切除术

【适应证】

子宫良性出血性疾病者。

【禁忌证】

子宫恶性肿瘤者。

【手术步骤】

一、切除子宫内膜及子宫颈管内膜

应用前述的CURT工具，可切除约80%的子宫内膜及全部子宫颈管内膜，包括子宫移行带(图1-8-43)。

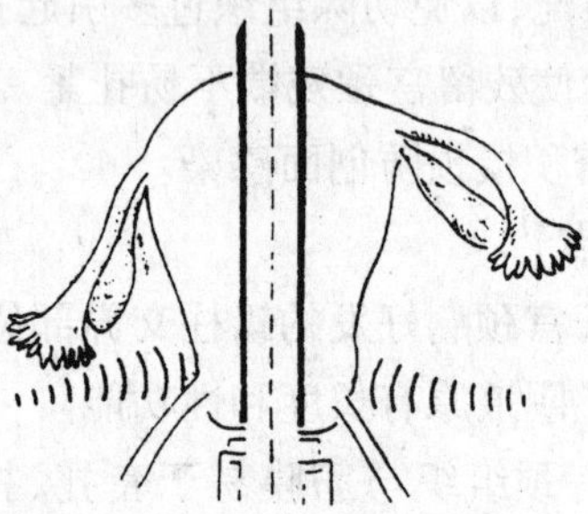

图1-8-43

二、内凝宫内膜

剩下的子宫内膜，可用120℃的内凝头内凝破坏(图1-8-44)。

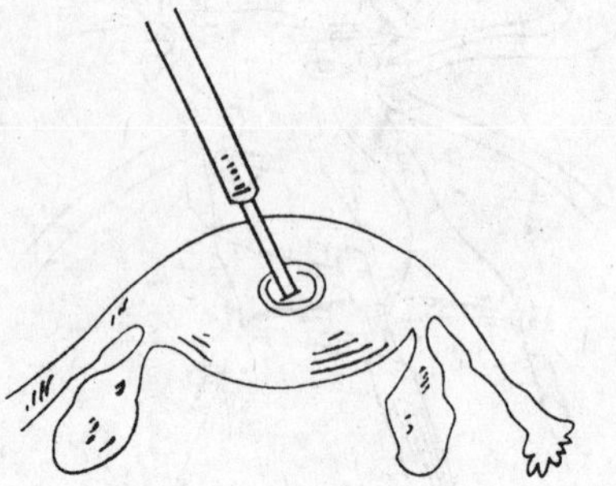

图1-8-44

三、缝合子宫穿孔

子宫体底部的柱状穿孔，可行腹腔镜下"腔内缝合"(图1-8-45)。

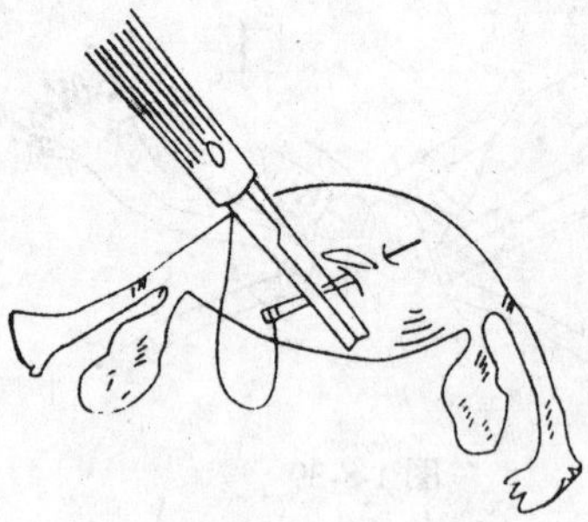

图1-8-45

第二篇 产 科

第一章

产科领域内无创、微创诊断手段

第一节　产科检查

一、腹部检查

孕妇排尿后，仰卧于检查床上，头部稍垫高、露出腹部，双腿略屈稍分开，使腹肌松弛。检查者立于其右侧检查。

1. **望诊**　注意腹部大小、形状、腹壁有无妊娠纹、疤痕、水肿等。

(1)腹大：可能为多胎、羊水过多、巨大儿。

(2)腹小：可能为 IUGR、羊水过少，记错月经日期等。

(3)宫底低：可能为横位。

(4)悬垂腹：可能存在盆头不称。

2. **触诊**　注意腹壁肌肉紧张度，有无腹直肌分离，子宫有无收缩、羊水多少。

运用四步触诊手法检查子宫大小及胎位。

前三步，检查者面朝孕妇，第四步，检查者面向孕妇足端。

(1)第一步：检查者双手置于宫底，查宫底高度，子宫外形，估计胎儿大小与孕月是否相符，判断占据宫底的胎儿部分(胎头、圆、硬，有浮球感。臀较软、不规则)(图 2-1-1a)。

(2)第二步：检查者两手分别置于孕妇的腹部两侧，判断两侧各为胎儿何部(背、宽而平，肢体则呈可变形，有结节感)(图 2-1-1b)。

(3)第三步：检查者右手拇指与 4 指分开，置于耻骨联合上方，握住先露部，进一步判定是头还是臀，左右轻晃，判断是否入盆(图 2-1-1c)。

(4)第四步：检查者两手分别置于先露部的两侧，在近骨盆入口方向深按，复核先露部的诊断(图 2-1-1d)。

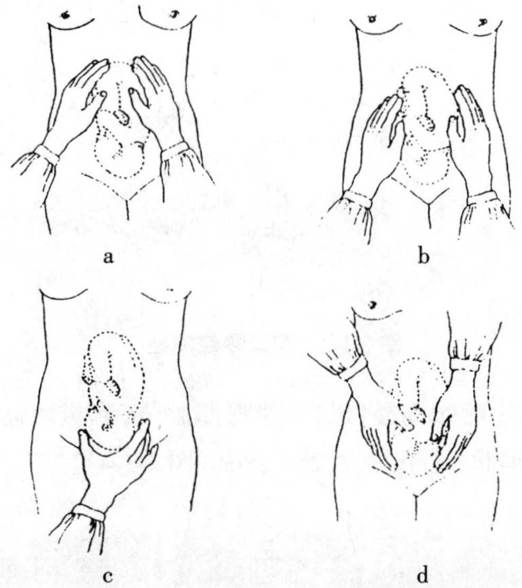

图 2-1-1　胎位检查——四步触诊法

二、肛查

1. 胎先露是头或臀难以确定时，可借助肛查确定。

2. 肛查了解骨盆中下段大小及形态。

三、测量

宫高(耻骨联合上缘中点至宫底),测量腹围(脐周径)。

四、听诊

孕≥18～20周,在孕妇腹壁上可听到胎心音,注意胎心强弱,速率及节律,正常胎心每分钟120～160次(图2-1-2)。

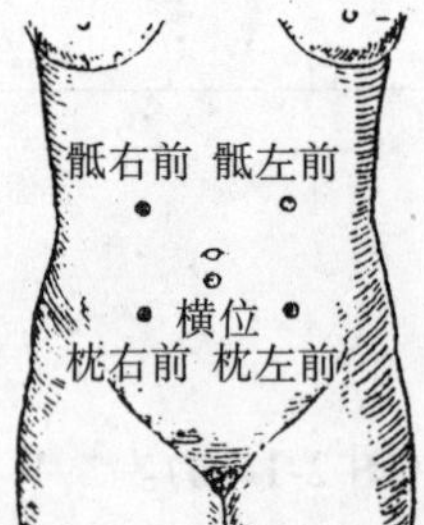

图2-1-2 胎心音听诊位置

五、骨盆外测量

1. **髂棘间径(IS)** 孕妇伸腿仰卧位,测量两髂前上棘外缘间距。正常值为23～25cm(图2-1-3)。

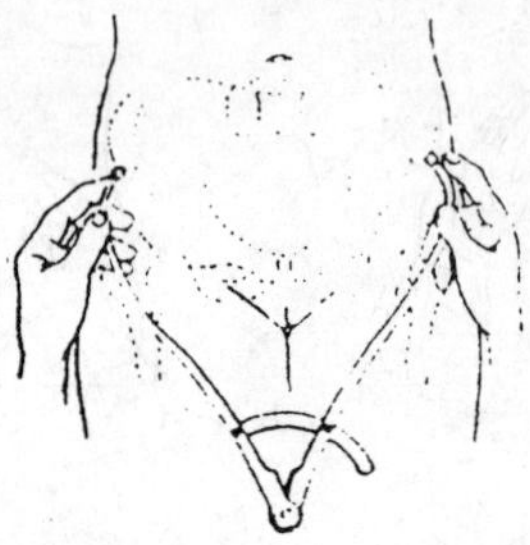

图2-1-3 测量髂棘间径

2. **髂嵴间径(IC)** 伸腿仰卧位,测量两髂嵴外缘最宽间距,正常值25～28cm(图2-1-4)。

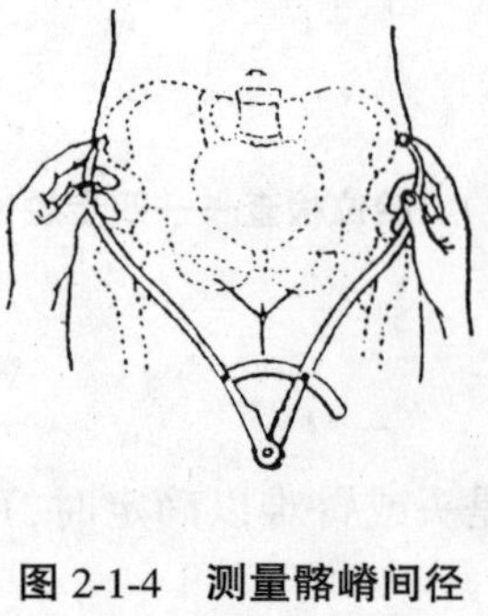

图2-1-4 测量髂嵴间径

3. **粗隆间径(IT)** 伸腿仰卧位,测量两股骨粗隆间距。正常值为29～31cm(图2-1-5)。

此径可间接推测中骨盆横径宽度。

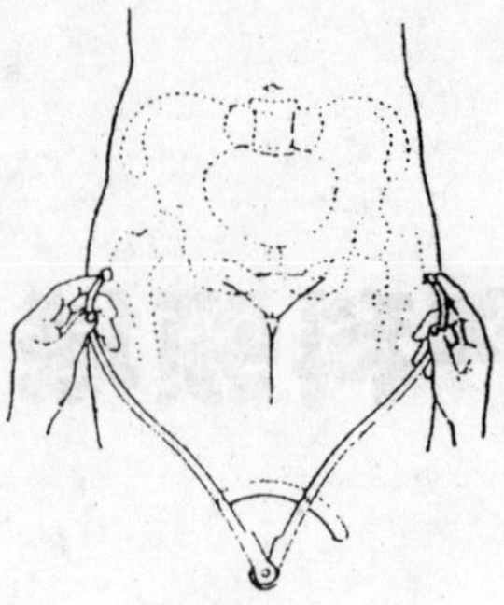

图2-1-5 测量粗隆间径

4. **骶耻外径(EC)** 取左侧卧位,右腿伸直,左腿弯曲,测量第五腰椎棘突下缘至耻骨联合上缘中点下1cm间距,正常值为18～20cm(图2-1-6)。

此径可间接推测骨盆入口前后径的宽度。

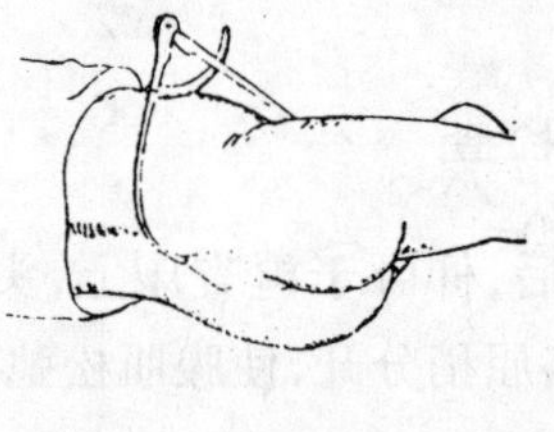

图2-1-6 测量骶耻外径

5. **出口横径(TO)** 即坐骨结节间径,取仰卧位,屈腿,双手抱双膝,测量两坐骨结节前端内侧缘间距。正常值为9cm左右。

TO < 8cm,应测量出口后矢状径。

6. **耻骨弓角度** 正常约90°,左右两拇指平放在耻骨降支的上面,测量两拇指间的角度,< 80°为异常(图2-1-7)。

耻骨弓角度反映骨盆出口横径大小。

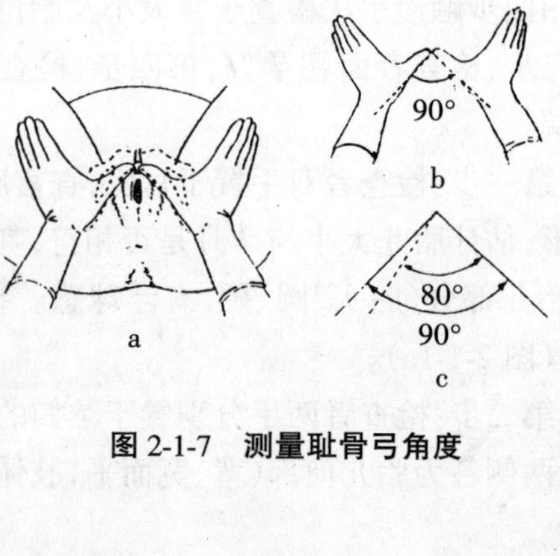

图2-1-7 测量耻骨弓角度

六、骨盆内测量

能较准确地测量骨盆大小。

孕妇取膀胱截石位，消毒外阴，戴无菌手套测量。

1. **骶耻内径(DC)** 耻骨联合下缘中点至骶岬上缘中点间距，正常值 > 12cm。

测量时，中指尖触不到骶岬，提示此值 > 12cm（图 2-1-8）。

测量时间最好在怀孕 6 个月以后，阴道较松软时。

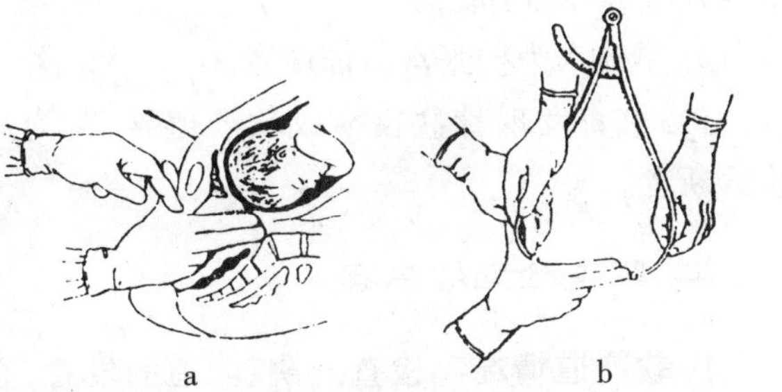

a b

图 2-1-8 测量骶耻内径

2. **坐棘间径** 两坐棘间距正常值为 10cm 左右。可用食、中两指估测两坐棘间距，或用中骨盆测量器测量(图 2-1-9)。

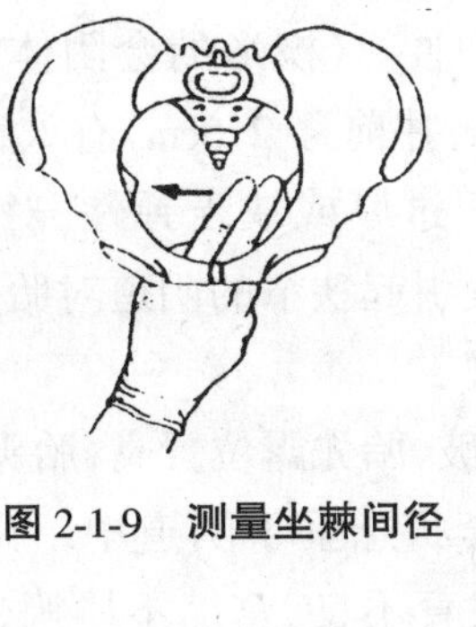

图 2-1-9 测量坐棘间径

七、阴道检查

初诊的孕妇检查。

1. 早孕时做双合诊检查，了解子宫大小、附件、软产道有无异常。

2. 孕期在 6 个月以上，做阴道检查的同时测量骶耻内径与坐棘间径。

3. 孕末 1 个月，尽量避免不必要的阴道检查。

第二节 肛查(P.R)

准确而适时的肛查对及时诊断胎位不正，骨盆中、下段狭窄及盆头不称有重要意义。妇产科工作者必须熟练掌握。以便及时发现剖宫产指征。

肛查较易掌握。操作时无需严格的外阴消毒与较复杂的设备。正确的肛查引起宫腔内感染的机会较阴道检查少，且肛查时手指在直肠内仅隔直肠后壁一层薄膜状组织，了解骨盆腔内的情况(骶骨表面弧度、骶尾关节活动度、坐棘突出度等)，比阴道检查更清楚。但肛查对宫口及软产道其他情况，如胎先露、胎方位及骨盆入口的了解不及阴道检查直接、明了。肛查的使用有其局限性，前置胎盘病例为避免肛查引起大出血，被列为禁忌之一。

一、肛查的时间与次数

1. **潜伏期** 宫口开大 2cm 之内，每 2 ~ 4 小时肛查 1 次。

2. **活跃期** 宫口开大 2 ~ 9cm 时，每 1 ~ 2 小时肛查 1 次。

3. **宫口** 开大 9cm 至第二产程胎儿娩出前，每 1 小时肛查 1 次，必要时 30 分钟查肛 1 次。

肛查时应注意无菌操作，不可暴力，避免损伤直肠壁。在整个产程中肛查的次数累积不得超过 11 次。

二、肛查内容

1. **先露** 先露为胎儿何部，下降程度(居骨盆哪个平面)及胎方位。

2. **胎膜** 胎膜是否完整及其紧张度。如已破膜，应观察羊水颜色、气味，判断有无胎儿宫内窘迫及宫腔感染。

3. **宫颈** 宫颈长短、厚薄及软硬度，宫颈的方向(居前、中、后或偏左、偏右)。宫颈展平及开大程度(宫口开大 2cm 以内，可用 1 指或 1 指松表示，开大超过 2cm 时，则一律用 cm 表示开大的程度)，宫颈与先露的关系(是否衔接)。

宫缩规律有力，宫口不能相应开大，甚呈水肿增厚，为宫颈难产。宫颈居于后方，宫颈前唇长，常可发生前唇嵌顿。破水后，宫颈与儿头不衔接，提示盆头不称或胎先露下降梗阻。

4. **骨盆** 骨盆情况,骶骨表面光滑度、弧度,及其倾斜度(以第三骶骨为中心,分为骶骨的上段与下段),坐骨棘突出度,坐骨切迹底部宽度,骶尾关节活动度,骨盆中下段的径线。

正常骨盆的骶耻内径大于12cm,故行肛查时,触不到骶岬。当骶岬下沉,或存在第二骶岬,或骶耻内径短缩时,方能触及骶岬。

(1)中段平面

①中段前后径:末节骶椎关节(通常是第四、五骶椎关节)至耻骨联合下缘间距小于10cm为狭窄。

②中段横径(坐棘间径):正常者5横指宽,小于5横指(即<9.5cm)为狭窄。

③坐骨切迹底部的宽度,即骶、坐骨间的空隙正常骨盆平均3指宽,≤2指为狭窄。

④骨盆侧壁倾斜度:侧壁明显内聚或显著的骨性隆起者,骨盆内腔变小。

(2)出口平面

①出口前后径:骶尾关节至耻骨联合下面的距离小于10cm为狭窄,在估计此径线时不应忽略骶尾关节的活动度。骶尾关节不活动者,应测尾骨尖至耻骨联合下面的间距,活动度好的骶尾关节在胎儿排出时,可向后移2~3cm,使前后径加大。固定的骶尾关节伴骨性隆起或伴明显前钩的尾骨时,骨盆出口前后径缩小,胎儿娩出时可发生出口梗阻。

②出口横径:坐骨结节前距点间距小于8cm为狭窄。

③盆腔软组织:骶棘韧带的弹性,韧度及盆底组织的厚度。过于肥厚、坚硬或未待胎儿娩出即出现坏死、移位、脱落等异常情况,均应及时行剖宫产术。

第三节 阴道检查(P.V)

阴道检查须为严格的无菌操作,否则会导致宫腔感染。整个产程中阴道检查的次数不能超过两次。否则会增加感染的机会。

一、阴道检查适应证

1. 儿头不衔接。过月头浮,初产妇临产头浮,经产妇破水头浮,尤其宫缩规律有力儿头仍不入盆者。

2. 胎先露与宫口开大情况经腹部及肛查不能确定者。

3. 胎儿出现宫内窘迫,为除外脐带隐性脱垂以及胎头下降梗阻受压等情况。

4. 妊娠合并产前出血,欲确定诊断,拟定处理方针者。

5. B超显示羊水过少(液平≤3cm)为破水诊断者。

6. 妊娠过期为扩宫口剥膜进行引产者。

7. 决定手术分娩前。

8. 产程图显示宫口扩张延缓或停滞,以及胎头下降延缓或停滞者。

9. 早破水为扩张宫口催产者。

10. 肛查发现骨盆狭窄或软产道异常,为进一步诊断者。

二、阴道检查的内容

1. **软产道情况** 检查外阴、阴道的发育,有无水肿、肿物、静脉曲张、瘢痕挛缩、畸形等异常,及其弹性(扩张力)、通畅度等。宫颈管是否消失(分娩开始前颈管一般长1~3cm,初产妇比经产妇长些),宫颈软硬度、厚薄。宫缩及间歇期开大的厘米数。有无裂伤、水肿、坏死、脱落、瘢痕、畸形及赘生物等。宫颈与先露部之间是否紧密相贴。并应注意盆底软组织的厚度、弹性。(楔形的会阴体原厚5cm,分娩时变为2~4cm、并前移2.5cm)有人称之为"第二宫口"的盆底组织过厚或缺乏弹性,对胎儿娩出的阻力,不亚于病变引起狭窄的阴道对胎儿娩出的影响。因此,不应忽视。

若胎膜早破,胎先露位置高,胎头与宫颈贴附不好,宫颈呈袖套状悬垂于阴道中,可能存在盆头不称、子宫下段发育不良、宫缩不协调、脐绕颈或前置胎盘,应进行鉴别。有胎盘前置的宫颈质软,紫蓝着色显著。部分性前置胎盘者,可摸到宫口一部分被海绵状组织覆盖(胎盘),中央性前置胎盘者,则宫口全部被其覆盖(应先经穹窿触诊,如触及胎头与穹窿间有海绵状物,能确诊为前置胎盘时,则不必伸手指入宫口,以免引起大出血)。

先露高浮,宫口开的不大,为避免阴道检查引起人工破水,在宫缩胎囊明显前凸,张力增大时,应避免触摸之;相反,当胎头已深定,前羊水囊不凸欲行人工破水时，应在宫缩前羊水囊张力增高时进行破膜。

流出的羊水应注意其色、量以及是否混有胎便、血液、脓汁等。羊水量少，呈黏稠胎便状是胎儿窘迫严重的征象，血性羊水指示胎盘早剥。有宫内感染的羊水，由于感染的菌种不同，其呈现的颜色与黏稠度也各异。

2. 骨盆情况

(1)首先伸指于两耻骨降支间，估计耻骨弓的角度。如为锐角(＜90°)，则弓下废区大；如为钝角(＞90°)，则弓下废区小。耻骨弓角度小，尤其耻骨降支长(前骨盆深)伴骨盆侧壁向内倾斜者，则表示坐棘间径、坐骨结节间径不富裕，甚至狭窄。

(2)骶岬的突出度。触及骶岬时，应继续向两侧触摸，如在骶岬的两侧触及髂耻线，则肯定其为骶岬。测量骶耻内径(耻骨联合下缘至骶岬)大于12cm为正常。

此外，逐一检查骶骨的弯曲度、光滑度，尾骨翘度，坐骨切迹底部、顶部的宽度，坐骨棘的突出度，坐棘间径，中段与出口前后径及骨盆侧壁倾斜度。检查方法同肛查。

(3)做阴道检查时，可初步估计出骨盆的形态。

①耻骨弓宽大，入口前后径短，坐骨切迹窄，侧壁直立，则为扁骨盆。

②耻骨弓角度小，骨盆侧壁向内倾斜，骶骨较宽、平坦，骶骨下段向前翘，坐骨切变迹窄，坐骨棘较突，则可能为男型骨盆。

③骨盆中、下段前后径高度伸展，骶骨较窄，坐骨切迹宽，骨盆较深，则可能为猿型骨盆。

3. 胎儿情况

(1)先露部及其位置：阴道检查时必须查清胎儿的先露部及其位置。头先露根据囟门及矢状缝的位置确定胎方位。产瘤大，颅骨重叠严重者，不易查清囟门与缝合。此时应触摸胎耳，用食、中二指夹住胎耳来回移动耳轮，耳背与枕骨同侧，以此确定胎位。

(2)产瘤与颅骨重叠：胎头沿产道前进时，受到来自盆底的阻力。二者相互抗击产生产瘤。未破水也可产生产瘤。当胎头颅骨重叠明显，产瘤严重时，有时产瘤虽居棘下，但双顶径尚未通过骨盆入口(腹部触诊可触及尚未入盆的大部分胎头)，指示存在盆头不称，不应盲目地阴道助产，应选择剖宫产结束分娩。

(3)胎头矢状缝

①胎头矢状缝在骨盆入口时，常与母体骨盆斜径一致。胎头矢状缝居于骨盆横径上(枕横入盆)应查明盆头是否均倾。矢状缝靠近耻骨联合，后顶入盆，为后头倾势不均；矢状缝靠近骶岬，前顶入盆，为前头倾势不均。

②胎头矢状缝持续以枕额径(11.2cm)衔于骨盆入口的前后径上，为胎头高直位。

若枕骨朝向耻骨联合时，为枕耻位(正枕前位)，衔接后，通过骨盆入口平面后下降，即可仰伸剥露于耻骨弓下缘，有时可自然分娩。

枕骨朝向骶岬者，为枕骶位(正枕后位)胎头必须高度屈曲及变形，才能进入骨盆。易摸到小囟门。持续呈枕后位者，只有25%经阴道分娩。母子易受损伤。

如果宫口已开全，胎头仍取高直后位，不能下降者，应行剖宫产术结束分娩。

(4)胎头额缝：阴道检查时，若摸到额部隆突与额缝，则为额先露。因枕颏径最长(13.2cm)，阴道分娩困难，应选择剖宫取子术。

(5)面先露：面先露者，应特别注意有无骨盆狭窄及胎儿畸形，以决定生产方式。骨盆正常时，不要过早干涉，颏前位者，须待胎头降至盆底，才能确定盆头关系。面先露，胎头仰伸时，以气管前囟径(9.4cm)衔接为短。因此，面先露颏前位的分娩未必比顶产式困难。颏后位者，因颈部已极度伸展，无法适应产道后面的弯度，故被阻塞的胎头无法自然娩出，施用产钳也不能将嵌顿的胎头牵出。因此，持续性颏后位时，必须选择剖宫产术结束分娩。

第四节　羊膜镜检

羊膜镜检查是晚期妊娠胎膜完整时，以窥镜插入宫颈，在强光照射下观察羊水的色和量的方法，以了解胎儿是否受到缺氧的威胁。

羊膜镜是一个圆锥形的金属管，其中的管芯是圆钝头的，操作时不至于刺破羊膜，整个镜管长20cm，直径分有12、16及20mm三种规格，可应用于不同的客观条件，外接冷光源于内窥镜的远端(图2-1-10)。

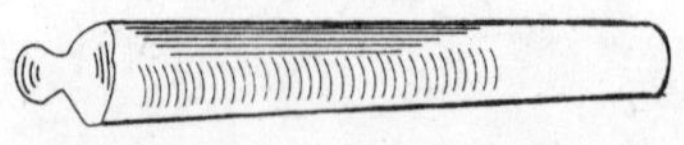

图 2-1-10

【适应证】

1. 妊娠在 37 周以上有危及胎儿的因素存在，例如，过去有不明原因的死胎史或胎儿监护出现胎心率有晚期减速或频繁的变异减速者。

2. 重度妊娠高血压综合征者在妊娠 37 周以后，可用羊膜镜观察羊水量及颜色，如羊水呈棕绿色(严重胎粪污染)，提示胎盘功能不良，胎儿宫内缺氧，应考虑提早终止妊娠。

3. 过期妊娠者在过期妊娠诊断不肯定时，做羊膜镜检查，发现羊水少或有胎粪污染，即是胎盘功能不足的证据，可给予引产处理。

4. 临产后胎心电子监护仪有异常时，可做羊膜镜检查，如发现羊水色和量均正常，则可等待，不必急于干预，这样可省去许多不必要的手术产。如发现异常，即可终止妊娠。

5. 诊断羊膜早破。有时少量羊水流出，不能确定是否羊膜早破时，做羊膜镜检查，可以看到破口或羊水外溢现象，即可以确诊。

6. 妊娠合并症，如妊娠合并重度贫血、糖尿病者。宫内生长迟缓的胎儿，常伴有慢性缺氧，通过羊膜镜检可指导临床处理，以决定终止妊娠的措施。

【禁忌证】

1. 胎儿尚未成熟者

2. 有习惯性早产史的孕妇或是宫颈内口松弛的孕妇，操作后易导致早产者。

3. 先兆早产者。

4. 前置胎盘者。

5. 胎位不正者，如臀位、横位等。

6. 宫颈强直，难以扩张者。

7. 宫体后屈严重，羊膜镜无法插入者。

【术前准备】

1. 应向病人交代检查步骤，可能出现的并发症以及导致羊膜早破的可能。征得其同意后签字，并记录在病历上。

2. 如有胎儿窘迫的现象，经过宫内复苏处理，最好在胎心频率及强度恢复正常后再做镜检。

【手术步骤】

一、体位

受检者应取膀胱截石位。

二、消毒

常规消毒外阴

三、铺巾

铺无菌巾。

四、排尿

排空膀胱

五、阴道检查

1. 明确先露部及在骨盆中的位置。

2. 了解子宫颈的软、硬度，宫口开大情况。

3. 扩张宫颈：如未开大，可用手指慢慢扩张宫口，根据宫口开大程度，选择合适型号的羊膜镜，以能放入的最大号为宜。

六、镜检

在手指的引导下将羊膜镜徐徐送入子宫内口再向前 1cm，以 30°角向骶骨方向轻轻放入子宫。然后取出管芯，将窥镜稍向后退并放回水平位，扭开光源，即可看见羊膜囊下极。若有宫颈黏液或血性分泌，可用棉球拭净(图 2-1-11)。

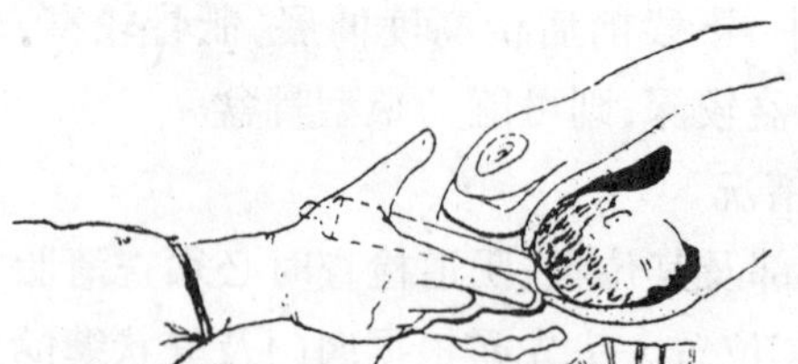

图 2-1-11

如从羊膜镜下看到子宫壁或胎膜紧贴胎头，可将窥镜稍退或前后挪动，同时由助手在腹部将先露部向上推动，使羊水流入羊膜囊下方，形成前羊水。此时窥镜顶部紧贴羊膜，与胎先露有一距离。

【结果判定】

1. 正常的羊水澄清、半透明，有时有胎脂漂浮，呈乳白色。

2. 当羊水呈黄色、棕色或绿色时，提示胎儿宫内窘迫。

3. 胎膜紧贴胎头，多次移动见不到羊水，标志胎盘功能不良。

第五节　羊水检查

高位胎膜早破，或破口小，羊水流出少，需查羊水结晶，可确定胎膜是否已破。

【检查方法】

1. 常规消毒外阴，切勿使消毒液流入阴道。

2. 窥器暴露阴道后穹窿部。

3. 用吸管从后穹窿部吸取羊水，滴于玻片上，待检。

【结果判定】

1. 阴道液 pH 值 4.5～5.5，呈酸性。羊水 pH 值为 7～7.5。将试纸放于有阴道液的玻片上，变色后与标准色图比较，可测出其液酸碱度。若测得的 pH 值超过 6.5，提示胎膜已破。

2. 涂片干燥后，镜检，如有羊齿叶状结晶，为阳性，表示胎膜已破。

3. 在阴道液玻片上滴苏丹(Sudan)Ⅲ液，若观察到胎儿皮脂红色脂肪小球，也证实为破膜。

【注意事项】

1. 采取阴道液时，避免将宫颈血性液混入，以免影响羊水结晶的形成及阴道酸碱度测定的准确性。

2. 早产儿皮脂少，检查来自胎儿皮脂的脂肪小球可呈假阴性结果。

第六节　绒毛活检

【适应证】

1. 从绒毛中提取 DNA 进行分析，做产前基因诊断。

2. 为了诊断遗传性代谢病，直接从绒毛或经培养后测定酶的种类与活力。

3. 为确定胎儿染色体核型者

(1)夫妻双方曾生育过染色体异常儿者。

(2)夫妻双方中有一方家族中曾出生过染色体异常儿者。

(3)孕妇年龄≥35 岁或配偶年龄≥45 岁的孕妇。

(4)性连锁遗传病，连锁隐性遗传病如血友病，进行性肥大性肌营养不良、C6PD 缺乏症等可依据染色体核型确定胎儿性别，以决定胎儿的去留。

4. 检测胎儿血型。

5. 诊断胎儿病毒感染。

【禁忌证】

1. 有习惯性流产史者。

2. 本次妊娠有流产征象者。

【手术时间】

孕 8～10 周时为佳，此时孕囊小，周围均为绒毛覆盖，分支多，易于吸取，不易损伤胎囊。

【术前准备】

术前进行 B 超检查(孕妇不排尿，待膀胱充盈后检查)，以了解子宫位置、胎囊大小、囊壁清晰度、胎芽大小、胎芽与胎囊是否成比例、胎心搏动情况、绒毛枝发育旺盛程度、绒毛边缘与子宫颈内口的距离等，以指导绒毛活检术的进行。

【手术步骤】

一、经阴道绒毛活检

若孕妇子宫极度后倾、有子宫肌瘤、严重肠胀气者，最好选择经阴道途径。

1. **体位**　孕妇取膀胱截石位。

2. **消毒**　常规消毒外阴、阴道。

3. **铺巾**　铺无菌巾。

4. **采取绒毛**　用窥器暴露宫颈，用碘酒、酒精消毒宫颈、颈管及穹窿，再用生理盐水纱球反复擦洗 4～5 次后，将选用的塑料管经宫颈送往宫腔。盲取时当感到前端有柔软感；在 B 超引导下则见管端抵达孕囊边缘时，可接上 10ml 空注射器，以 5～10ml 负压抽吸绒毛，边抽边缓慢退出，至塑料管内有少许分泌物即可。如用活检钳采取绒毛，可依以上步骤直接夹取(图 2-1-12)。

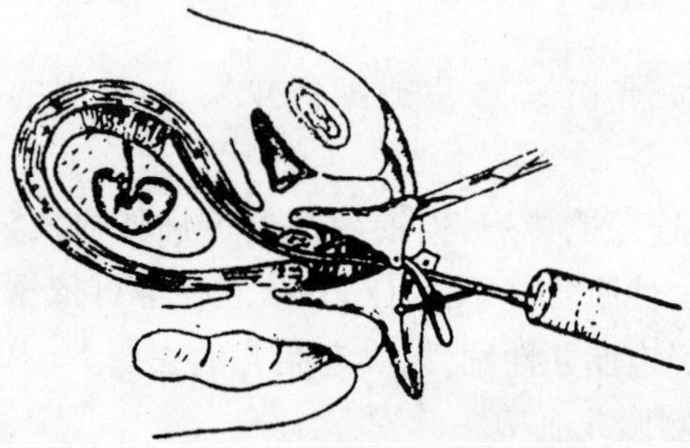

图 2-1-12

5. **送检** 将吸出物注入盛有 Hank's 液的器皿中，肉眼可见白色绒毛枝。

二、经腹绒毛活检

孕妇外阴、阴道、宫颈急性炎症者，则应选择经腹途径。

孕周选择以 9~10 周为宜。

1. **体位** 孕妇取平卧位。

2. **消毒** 以碘酒、酒精行腹部皮肤灭菌。

3. **铺巾** 铺无菌孔巾。

4. **采取绒毛** 在 B 超引导下，由超声换能器上的引针或用 20 号腰椎穿刺针，穿入子宫壁直到绒毛边缘，吸得少许血性液后拔针(图 2-1-13)。

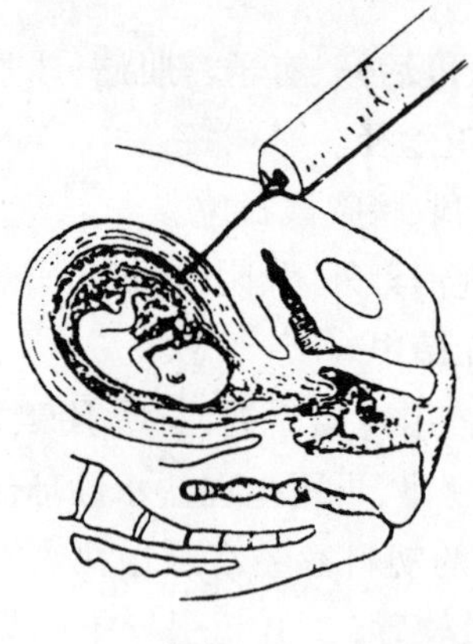

图 2-1-13

5. **送检** 抽出物的处理同经阴道途径者

【注意事项】

1. 阴道、宫颈涂抹碘酒、酒精后必须用生理盐水纱球反复擦洗 4~5 次，以防止抽取的绒毛细胞被残留的酒精破坏，影响染色体的制备。

2. 如需反复抽吸绒毛，应当不超过 3 次。

3. 可以盲取绒毛，亦可在 B 超引导下进行，后者成功率高且合并症少，故应尽量在 B 超指引下取绒毛。

4. 术后卧床休息 24 小时，注意阴道流血。

5. 禁性生活 1 周。

6. 酌情应用抗生素预防感染。

7. 术后 1 周复查 B 超了解胚胎情况。

第七节 羊膜腔穿刺

【适应证】

1. 染色体分析

(1)夫妻双方曾生育过染色体异常儿者。

(2)夫妻双方中有一方家族中曾出生过染色体异常儿者。

(3)孕妇年龄≥35 岁或配偶年龄≥45 岁的孕妇。

2. 基因诊断。

3. 判断胎儿性别。针对性连锁遗传病，主要对某些 X 连锁隐性遗传病如血友病、进行性肥大性肌营养不良、C6PD 缺乏症可以根据染色体核型确定胎儿性别，决定去留。

4. 诊断胎儿畸形。主要是诊断开放性神经管畸形，孕妇羊水中 AFP 升高。

5. 评价胎儿成熟度。

6. 分析羊水生化成分。诊断遗传性代谢病，直接测定羊水中酶活力或培养大量羊水细胞后测定酶活力，以诊断某些疾病。

7. 胎儿病毒感染的诊断。

8. 促进胎肺成熟(羊膜腔内注入氟美松、甲状腺素、内酯等促进胎肺成熟物质)。

9. 治疗胎儿宫内发育迟缓(经羊膜腔注入氨基酸、白蛋白等可促进胎儿发育的营养物质)。

10. 治疗羊水过少(间断向羊膜腔内注入生理盐水，以免胎儿、胎盘、脐带受压而发生胎儿发育畸形、胎肺发育不良或胎儿宫内窘迫)。

11. 控制羊水过多(对胎儿发育无畸形，羊水生化指标正常，切盼子女，又有羊水压迫症状者可间断穿刺放羊水以保胎)。

12. 引产、胎儿畸形、死胎、计划外妊娠(中、晚期)引产。

【禁忌证】

1. 孕期曾有流产征兆。

2. 体温超过37.5℃以上时。

【羊膜腔穿刺时间】

穿刺适应证不同,时间各异。

1. **染色体分析或生化分析**　孕13~17周,以孕15~17周最佳。因此期羊水内活细胞多,培养易成功。

2. **测定羊水内AFP含量**　妊娠16~20周。

3. **测定胎儿成熟度**　终止妊娠前进行穿刺。

4. IUGR　应在排除畸形后穿刺注药。

5. **治疗羊水过少或过多**　在除外胎儿发育异常后进行。

6. 促进胎肺成熟　应在分娩前48小时以上穿刺注药。

【术前准备】

羊膜穿刺前先行胎盘及羊水暗区B超定位,可在B超引导下进行,亦可经B超定位标记后操作。穿刺时尽量避开胎盘,在羊水量相对较多的暗区进行。

【手术步骤】

一、排尿

排空膀胱。

二、体位

受术者采取平卧位。

三、麻醉

于定位点用1%利多卡因局部浸润麻醉。

四、铺巾

铺无菌巾。

五、B超

B超观察胎儿发育情况,了解胎盘位置和羊水量。

六、羊膜穿刺

在实施B超引导下穿刺,尽量避开胎盘。

用20号腰椎穿刺针经腹壁刺入宫腔。进羊膜腔时有落空感。拔出针芯后接10ml注射器抽取羊水,开始2~3ml丢弃之,因可能混有母血。然后再按检查需要量抽取。慢慢抽取羊水分析或注入药物、生理盐水进行治疗(图2-1-14)。

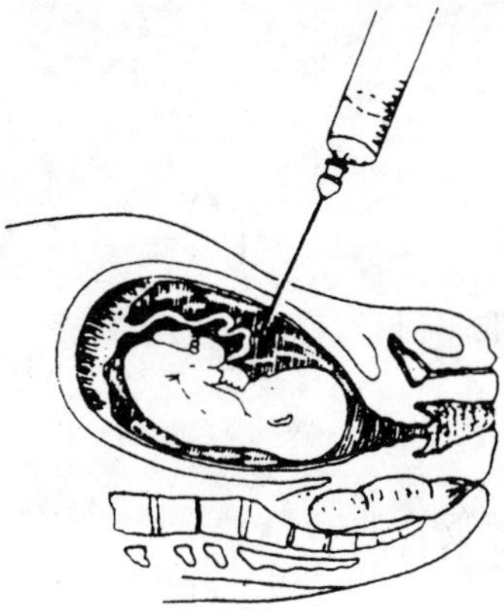

图2-1-14

【注意事项】

1. 胎盘在前壁者,由胎盘边缘部分进针。胎盘在后位者,防止穿刺过深。腹部有手术切口者应避开瘢痕处,因该处可能有肠管与腹壁粘连,易受到损伤。

2. 若第一次穿刺无羊水,放回针心将针稍进深些或回退一些,再无羊水抽出时当更换部位。若抽出为血液,可改变部位再穿。如仍为血液则表示穿刺失败。

3. 抽取羊水量不应过多,速度不宜过快,以免引起宫缩或胎盘早剥。

4. 术后注意胎动及胎心,术后24小时内听胎心3~4次。

5. 术后3天内减少活动,暂不洗浴。

6. 2周内禁性生活。

7. 若穿刺次数多,术后有宫缩时可酌情用子宫松弛剂。

第八节　胎盘穿刺

【适应证】

同绒毛穿刺术。

【禁忌证】

同羊膜腔穿刺术。

【施术时间】

孕期>18周。

【术前准备】

通过B超了解胎儿发育情况及胎盘定位,胎盘附着于前壁者，尤适宜应用此法。

【手术步骤】

一、排尿

排空膀胱。

二、体位

受术者采取平卧位。

三、消毒

常规消毒术野皮肤。

四、铺巾

铺无菌孔巾。

五、麻醉

用1%利多卡因局部浸润麻醉。

六、穿刺

按定位点或在B超引导下，用20号腰椎穿刺针垂直进针，刺入羊膜腔。若为后壁胎盘，则可继续进行，当针端到达胎盘胎儿面后插入2～4mm，拔出针心，与经肝素冲洗过的、内盛10ml生理盐水的20ml注射器衔接，将其抽至20ml处，使形成负压，稍停留，迅速拔出穿刺针。若为前壁胎盘，当针端进入羊膜腔后退回至胎盘表面，再继续回退2～4mm，按上法接注射器抽取(图2-1-15)。

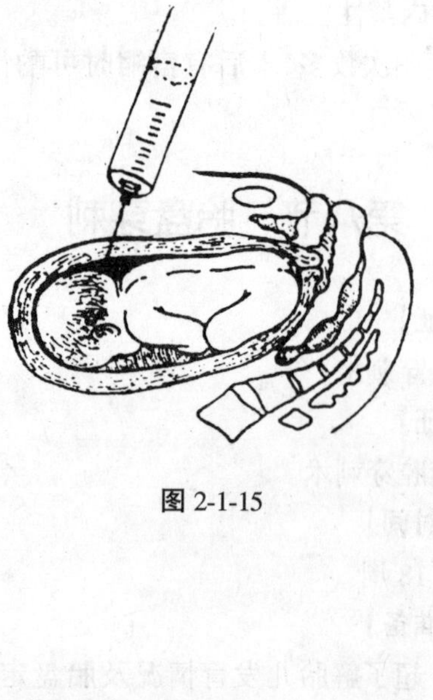

图2-1-15

第九节　胎儿镜检

胎儿镜是直式针镜，是一种硬质光导纤维内窥镜，于妊娠中期经孕妇腹壁及子宫壁穿刺后放入羊膜腔中，可直接观察胎儿体表及胎盘胎儿面。附设装置可同时采集羊水、胎血及胎儿皮肤活检(图2-1-16)。

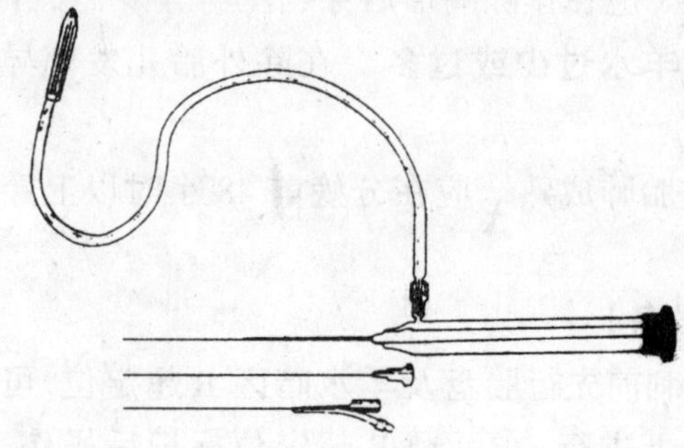

图2-1-16

【适应证】

1. 窥视胎儿体表异常。

2. 取胎血主要用于

(1)染色体分析。

(2)诊断常染色体隐性及伴性染色体免疫功能缺陷。

(3)诊断胎儿免疫性溶血(母儿血型不合)。

(4)诊断胎儿血红蛋白病。

(5)诊断胎儿血小板数量及功能异常。

(6)诊断血友病。

(7)诊断先天性代谢异常，如半乳糖症、黏多糖积累症。

(8)诊断胎儿病毒、细菌及寄生虫等宫内感染。

3. 胎儿活体组织采取诊断遗传病

(1)胎儿皮肤活检：此法适用于不能经DNA分析或其他方法产前诊断的遗传性皮肤病。

①常染色体隐性遗传皮肤病，包括大疱性营养不良性表皮松解症，无汗性外胚层发育不良、大疱性表皮松解病、花斑性鱼鳞病、眼皮白化病、Sögren-larsoson综合征、非大疱性鱼鳞癣样红皮病。

②常染色体显性遗传皮肤病，包括大疱性先天性鱼鳞癣样红皮病。

③伴X染色体隐性遗传性皮肤病，包括少汗性外胚层发育不良。

(2)胎儿肝脏活检：用于产前诊断下述疾病。

①鸟氨酸转酰酶缺乏。

②非酮症性高乳酸血症。

③6磷酸葡萄糖激酶缺乏。

④氨甲酰磷酸合成酶缺乏。

4. 胎儿宫内治疗

(1)宫内输血：通过胎儿镜可以对某些溶血性贫血儿输血。

(2)计划性杀胎：对双胎输血综合征，可杀死其中一胎，使另一胎得以存活等。

(3)胎儿宫内治疗性引流术。

【禁忌证】

同羊膜腔穿刺术。

【施术时间】

1. 孕15～18周，是观察胎儿体表最佳时间。

2. 孕18～21周，为取胎血最佳时间。

【术前准备】

1.B型超声扫描行胎盘定位、胎儿测量、胎位确定、胎儿镜插入位置的选择。

2. 术前用安定10mg静脉注射，可使孕妇镇静并减少胎儿活动。

【手术步骤】

一、排尿

排空膀胱。

二、体位

受术者采取平卧位。

三、消毒

常规消毒腹部术野皮肤。

四、铺巾

铺无菌孔巾。

五、麻醉

用1%利多卡因局部浸润麻醉。

六、切口

在拟定腹腔镜插入部位做5mm长的皮肤切口，切口应直接对着胎儿及胎盘的位置。

七、穿刺

用装上套管的套针(Trocar)经腹壁切口刺入羊膜腔内，如拔出套针有羊水溢出，即证实已在羊膜腔内，可插入胎儿镜窥视(图2-1-17)。

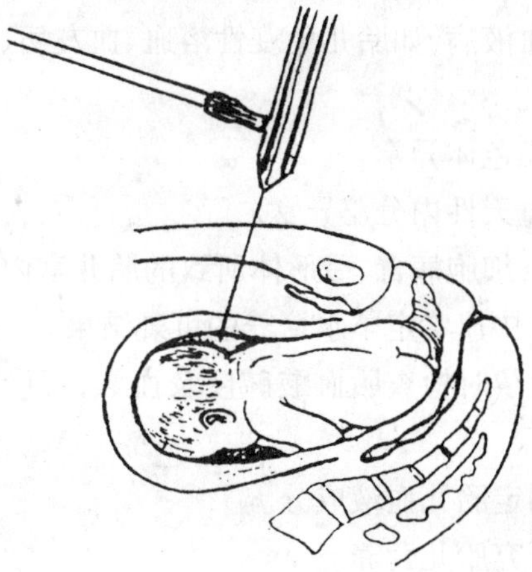

图2-1-17

八、改变体位

操作过程中，可使孕妇改变体位如侧卧位，胸膝卧位等或用手在外部推动胎儿，使检查部位暴露在可见范围之内。

九、皮肤活检

取皮肤活检时，拔出胎儿镜，插入活检钳，在超声波引导下，对准胎儿的背、臀、肩及头皮等处采取皮肤组织。

十、取胎血

取胎血，可将胎儿镜对准胎盘表面血管，用26或27号针直接刺入胎盘表面较大的血管取血，或直接穿刺脐带取血。

术毕，取出胎儿镜，插入部位用纱布加压2分钟。

【注意事项】

1. 胎儿镜的穿刺点应根据胎盘位置而定：后位胎盘穿刺点位于小肢体部分；前位胎盘应选择胎盘周围或胎盘很薄的边缘部位。

2. 因视野有限，应选择需要的看，重点观察。

3. 术后严密观察孕妇的一般状况。

第十节 经腹脐血管穿刺

【适应证】

1. 产前诊断：凡从全血可能确诊的所有疾病，包括：

(1)血液病，如胎儿免疫性溶血、血友病、血小板减少症等。

(2)染色体异常。

(3)先天性内分泌异常。

(4)巨细胞病毒、弓形体所致的胎儿宫内感染。

2. 可快速鉴定羊水培养的可疑结果。

3. 晚孕时检查胎血酸碱度及血氧，可诊断胎儿宫内窘迫。

4. 测定胎儿血液成分。

5. 研究胎儿营养。

6. 探讨胎儿宫内发育迟缓的原因及评估疗效。

7. 研究孕母用药对胎儿的影响。

8. 指导宫内治疗，经脐血管穿刺可开展宫内治疗，如：

(1)给胎儿输血、输血小板。

(2)向胎血循环中注药。

【禁忌证】

同羊水穿刺。

【术前准备】

1. 排空膀胱。

2. 从孕妇静脉注入安定10mg，使之镇静并可减少胎动，以增加穿刺的成功率。

3. 用超声扫描确定胎盘位置及脐带附着处，测量胎儿及羊水暗区，了解胎心及胎动情况。

【手术时间】

妊娠20～22周为最佳抽血时期，此时脐带较粗，容易刺中血管，且胎儿较大，可以耐受抽出足够的血标本。

【手术步骤】

一、体位

受术者采取平卧位。

二、消毒

按常规做腹部皮肤灭菌后涂无菌耦合剂，超声探头亦涂无菌耦合剂后套裹一个无菌手套。

三、麻醉

用1%利多卡因局部浸润麻醉。

四、穿刺

经B超测定皮肤到脐带的距离，据此以22号穿刺针穿刺。

穿刺点在距胎盘附着处2cm以内的脐带(belly stalk)较为理想，因此处脐带相对固定。进针途径有以下三种(图2-1-18，图2-1-19，图2-1-20)。

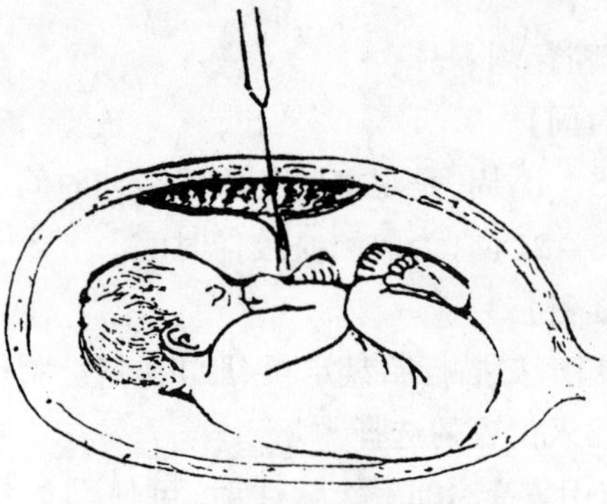

图2-1-18 经胎盘直接至脐血管

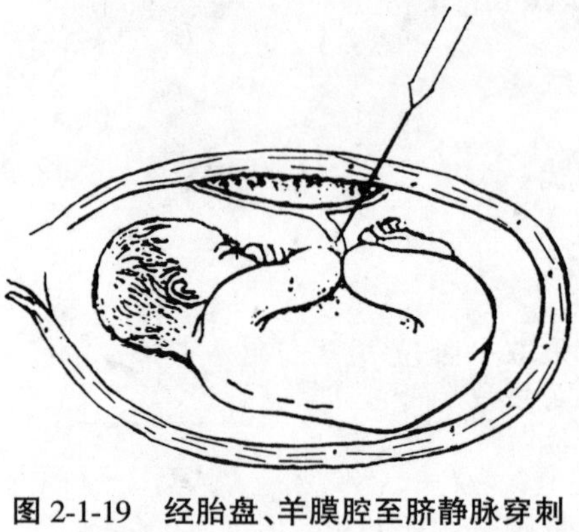

图2-1-19 经胎盘、羊膜腔至脐静脉穿刺

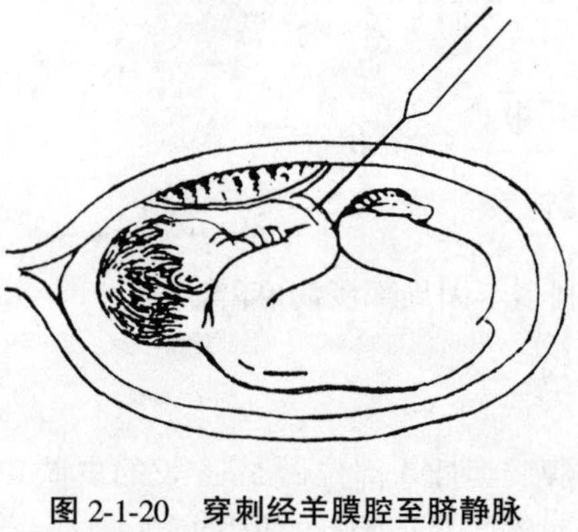

图2-1-20 穿刺经羊膜腔至脐静脉

穿刺针刺入脐血管即拔出针心，接注射器抽出适量胎血（3～5ml）后将针心插回，拔针。

【注意事项】

1. 拔针后压迫穿刺点片刻。

2. 继续用 B 超观察脐带穿刺处有无出血及胎心、胎动 15 分钟。

3. 观察孕妇 1 小时。

第十一节　胎儿大小的诊断方法

一、根据宫底高度预测胎儿大小

古老的概算胎儿身长的方法是根据妊娠月数，即胎儿身长值在妊娠 5 个月前为月数^2(cm)；妊娠 6～10 个月为月数×5(cm)。概测体重值于妊娠 5 个月前为月数^3×2(g)；妊娠 6～10 个月为月数^3×3(g)。

由于羊水量正常的胎儿大小一般与子宫增大程度一致，故可用子宫的大小间接判断妊娠月份和估计胎儿大小。最常用的方法是根据测量的子宫底的高度（用软尺测量耻骨联合上缘至子宫底顶端的弯曲长度）推算胎儿的发育，其公式为：

子宫底高度(cm) - 3(月数 + 1)

其值 < -3 为胎儿发育不良；

其值在 -3～+3 之间为发育正常；

其值 > +5 为胎儿过大或异常；

巨大儿者应警惕是否盆头不称。

二、妊娠曲线图

系将孕妇体重的增加、腹围、宫高的增加、胎头双顶径值的增长（B 超测量）、孕妇血压、蛋白尿、水肿及胎位、胎心等，制成标准曲线图。于每次孕期检查时，将检查的结果随时记录于曲线图上，连续观察，对比，可以概测出胎儿的发育及大小。

三、妊娠胎儿标度法(Prognofeto-scale)

以妊娠日数为基准，按妊娠日数并列出相关的胎头双顶径值(cm)，枕额径值(cm)，子宫前后径厚度(cm)，子宫体部长度(cm，超声波测知)，母体腹围(cm)，母体体重增加值(kg)以及胎儿标准体重(kg)的生理常数制成图表，以此推算子宫内的胎儿体重(kg)。按此表可推算出妊娠日数相应的胎儿体重数值。

四、超声波测量胎头双顶径(BPD)

胎头各径线的增长与胎儿体重的增加一致，其中以胎头双顶径值更有意义，妊娠 28～38 周期间，胎头双顶径每周增加 2mm，每周增加的数值低于 1.7mm 为异常。胎头双顶径 8.7cm 为胎儿成熟的标志。通常认为如胎头双顶径达 8.5cm 以上，则 91% 的胎儿体重超过 2500g。根据超声波诊断仪测得的胎头双顶径值，可按下述公式推算出胎儿体重的近似值。

Hellman 氏：BPD(cm)×772.2 - 3 973.8（误差 ± 382g）。

Sabbagha 氏：BPD(cm)×933.1 - 5 497.8（误差 ± 404g）

Thompson 氏：BPD(cm)×1 060 - 6 675（误差 ± 480g）

Kohorn 氏：BPD×613 - 2 569（误差 ± 490g）

中国忠明：BPD×838.3 - 4 411（误差 ± 653g）

简便计算法：BPD×900 - 5 200

五、超声波测量 AID、头围、腹围、股骨长、肱骨长

根据测量结果来推测胎儿大小。

第十二节　胎儿成熟度的诊断方法

需进行羊水分析。

一、羊水 L/S 比值的测定

正常新生儿出生后能维持自由呼吸，且呼气时肺泡不萎陷，而保留一定的残气。是由于肺泡表现Ⅱ型细胞分泌表面活性物质。其中主要成分是卵磷脂。

自妊娠 25 周左右，卵磷脂(L)合成量迅速增加，但鞘磷脂(S)量增加缓慢。L/S≥2 为胎儿肺成熟的指标，L/S < 1.5 为肺不成熟。

二、泡沫试验

羊水加入 95% 酒精混合振荡，出现较为稳定的

泡沫为(+)。(+)表示肺表面活性物质增加，标志肺成熟。

三、羊水中肌酐浓度的测定

羊水中的肌酐是胎儿肌组织中肌酸的代谢产物，经胎儿肾脏随尿液排入羊水中。因此，可通过羊水中肌酐的浓度来判定胎儿肾成熟度。羊水中肌酐浓度超过 2.0mg/dL，指示胎儿肾成熟；肌酐浓度低于 1.49mg/dL，指示胎儿肾未成熟，其中间值为可疑，此法准确性较高。

四、羊水中胆红质类物质浓度的测定

羊水中胆红素、胆绿素、氧合血红蛋白、正铁血红蛋白、正铁血红素、尿胆元等总称为胆红素类物质。随着妊娠的进展，胎儿肝脏酶系统逐渐完善，则羊水中胆红素类物质逐渐减少。妊娠 36 周以后，羊水中无胆红素类物质。当肝脏未成熟或 Rh 血型不合时，羊水中含胆红素类物质。此法估计胎儿成熟度不够敏感。

五、测定羊水中脂肪细胞的出现率

妊娠后半期，羊水中出现的上皮细胞，主要来自逐渐发达的皮脂腺细胞，随着妊娠周数的增加，胎儿皮脂腺逐渐成熟，羊水中脂肪细胞出现率逐渐增高，可作为胎儿皮肤成熟度的指标。如羊水滴片中的脂肪细胞出现率达 10%~20%，标志胎儿皮肤成熟。

六、测定羊水中的甲胎蛋白(AFP)

羊水中的 AFP 产生于胎儿肝、消化管、卵黄囊、胎盘合体细胞。随着妊娠的进展，羊水中 AFP 逐渐减少。羊水中含 AFP50μg 时，为妊娠 37 周以上。此值可作为胎儿成熟度的指标之一。羊水中 AFP 值的测定，也有助于死胎、胎儿畸形的诊断。当胎死宫内时，胎盘内的 AFP 可一时地转入母体，使母血中的 AFP 呈异常高值。当胎儿发育畸形(神经管开放)时，AFP 向羊水中漏出。因此，母血及羊水中 AFP 值的升高是诊断无脑儿、脊椎裂等胎儿畸形的依据之一。

七、测定羊水中的电解质

妊娠初期，羊水中电解质含量基本和细胞外液相同，其中含的主要是钠、氯、碳酸氢根离子及少量的钾、钙、镁、磷酸氢根离子。随着妊娠的进展，由于胎儿尿大量排至羊水中，使羊水逐渐变为低钠、低钾、低渗。当钠值低于 25mg/dL 时，胎儿体重在 2500g 以上。

第十三节　胎儿储备功能检查法

可通过内源性及外源性胎儿监护仪进行检查，有条件的医院，产程中最好能对每个产妇连续监护，以便及时发现异常。如只能做选择性监护，可对先兆子痫、过月妊娠、胎儿有宫内窘迫症状及应用催产素静脉点滴者，进行系统的监护。应用胎儿监护仪时，在胎心率、宫缩图上记录，并应注意观察宫缩曲线与胎心率间的关系。

一、胎儿心率变化的观察

1. **胎儿基线心率**(Baseline heart rate，BHR)　系指在一定时间内(至少 10 分钟)胎儿心率的平均值。正常时，每分钟胎心率(Beats per minute，bpm)基线的摆动幅度是在 120~160 次/min 之间。

(1)胎心加速型：BHR > 160 次/min 称为频脉或心动过速。见于母体发烧，甲状腺功能亢进，母体应用副交感神经阻滞剂(如阿托品类药物)以及胎儿宫内窘迫的早期。

(2)胎心减速型：BHP < 120 次/min 为迟脉或心动过缓见于宫颈旁神经阻滞，母亲注射利血平等药物以及胎儿宫内窘迫的晚期。

2. **胎儿心率的变异性**　系指胎儿交感神经与副交感神经间的变动所出现的胎心率的生理性变化。

(1)胎儿心率基线：其摆动幅度仅为 5~10 次/min 时，提示胎儿入睡或受镇静剂影响，或因胎儿缺氧呈中度抑制状态。

鉴别其原因的方法，经阴道或经腹部推按，或振荡胎头或臀部，如经此刺激后 BHR 出现变化，说明胎儿曾入睡；如经刺激后 BHR 无变化，则说明胎儿神经系统处于抑制状态(图 2-1-21)。

(2)胎心基线固定型：胎心基线率变化相差每分钟低于 5 次，或几乎无变化，呈平直状。提示胎盘功能不良，胎儿宫内窘迫，或胎儿曾接受过度镇静剂，

或心动节律中枢受到严重抑制。

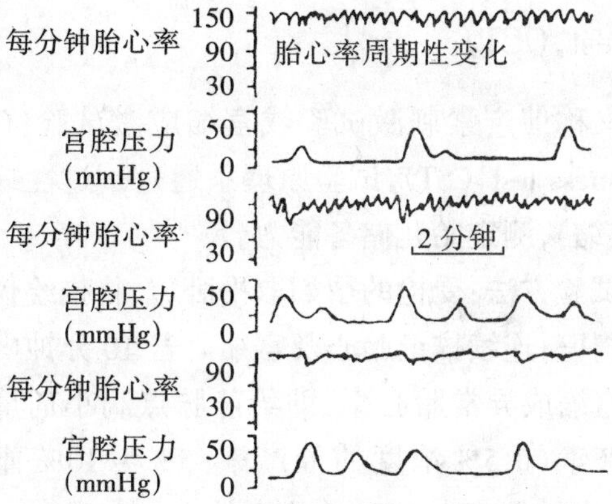

上面与中间的记录指示胎心率周期性变化，每分钟有4～6周期性变化，其线摆动幅度为每分钟20次搏动(20bpm)，下面的记录则指示基线摆动明显缩小。

图 2-1-21　心率基线与基线摆动(心率周期性变化)

3. 胎儿心率周期性变动　系指宫缩引起的胎心率加速或减速变化而言。

宫缩时胎心率一过性加速，表明胎儿良好；宫缩时胎心率变慢，则为不良征兆(图 2-1-22)。

宫缩时胎心率减慢分为早发型心率减慢；迟发型心率减慢；变化型心率减慢三种类型。

(1)早发型心率减慢(早期减缓，early decelerations，ED)(图 2-1-23)。

特点：宫缩的同时出现胎心率减慢，宫缩终了同时消失。多见于宫口开大4～7cm时，给产妇吸氧及改变体位时此波型不改变。这是由于胎头受压副交感神经张力增加所致。应用阿托品后此减速消失。出现此种心率的胎儿头皮血 pH 值常无异常。胎儿出生后 Apgar 评分不低。但当胎儿心率下降到80次/min以下，或在分娩早期频繁出现，或心率基线在160次/min以上并发早期减缓时，预示胎儿不良。

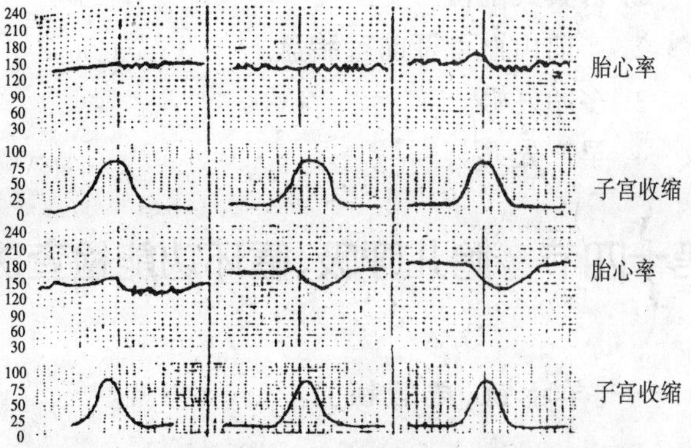

图 2-1-22　正常胎心率演变为迟发型心率减慢伴胎心率基线周期性变化丧失

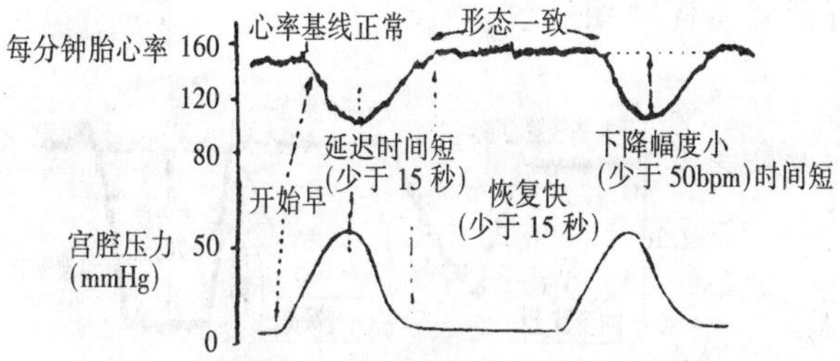

图 2-1-23　早发型心率减慢

(2)迟发型心率减慢(晚期减缓 Late decelerations，LD)(图 2-1-24)。

特点：为迟于宫缩出现的胎心率减慢。系因子宫—胎盘功能不良，导致缺氧，胎儿心肌受抑制引起。静点催产素诱发子宫过强的收缩可使原胎盘功能低下的胎盘血液更加减少，出现迟发型心率减缓。给产妇吸氧能改善此种波型或使之消除。迟发型减缓很难由听诊发现。监护发现此种波型尤其是在持续20分钟以上时，提示胎儿预后不良。应给予下述处理：

①左侧卧位。

②氧气吸入。

③静脉输液等全身支持疗法。

④停止静脉点滴催产素或刺激乳头等刺激子宫收缩，可加重胎儿宫内缺氧窒息的处理。

如果经上述积极治疗后，胎心率仍无改善，应除外胎儿畸形，尤其应注意排除胎儿心脏发育缺陷，在此前提下，应考虑采取剖宫产术抢救胎儿。

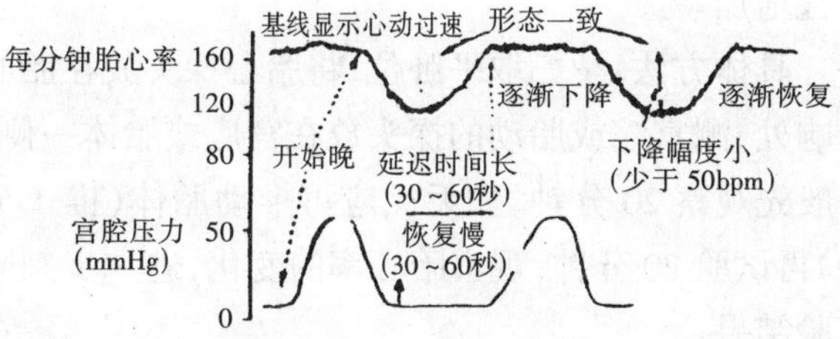

图 2-1-24　迟发型心率减慢

(3)变化型心率减慢，即变异减缓(Variable decelerations，VD)(图 2-1-25)。

特点：散在性、多发性胎心减速、胎心率的减慢及波型、振幅的变化与子宫收缩波型间无固定关系。

导致变异减缓的原因，主要是脐带受压。多见于脐带绕颈，绕体病例。由于脐带受压或因宫缩引起胎盘绒毛间腔血流量突然减少，以致引起胎儿大循环血容量的降低。心率下降的深度及持续时间与脐带受压程度相一致。

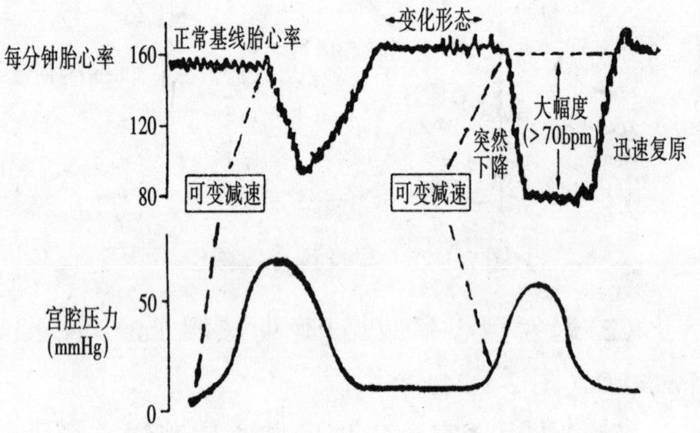

图 2-1-25 变化型心率减慢

如果此种胎心率减慢持续的时间少于 60 秒钟，一般不需要立即手术结束分娩。

严重的变化型心率减慢，胎心率可降至 70 次/min 以下，持续时间在 60 秒钟以上；或低于 60 次/min，持续 30 秒钟以上，或反复发作时，均应立即行剖宫产术，以抢救胎儿，避免胎死宫内。

二、无刺激试验（NST）

系不给产妇任何刺激，观察孕 34 ~ 37 周的高危患者，在胎动时胎儿反映出来的胎心率变化，以判断胎儿对缺氧的耐力及胎儿的储备能力。

通常，胎儿在子宫内每隔 15 ~ 20 分钟呈反复交替地睡眠与觉醒状态。睡眠时无胎动，无胎心变异率的增加。正常的胎儿在宫缩与胎动时胎心率呈一过性增加。

具体方法：孕妇取平卧位，将胎心探头放在胎心最响处，测宫缩或胎动的探头放在宫底或胎体一侧，一般先观察 20 分钟，如无反应可推动胎体（推 1 分钟）再试验 20 分钟，观察胎心率的变化，进一步判断试验结果。

反应型：胎心率基线在 120 ~ 160 次/min，胎动时胎心加速 > 15 次/min，持续时间 > 15 秒。此型表示胎儿情况良好。无其他因素影响，在一周内分娩，胎儿能耐受分娩时暂时缺氧的负荷。

无反应型：胎心率基线在 120 ~ 160 次/min，或胎动很少。胎动时胎心率不上升或上升，< 15 次/min，或持续时间 < 15 秒，此型表示胎儿在宫内已受到一定程度的损害，对暂时缺氧耐受力差。

三、催产素激惹试验（Oxytocin challenge test，OCT）

又称催产素刺激试验或宫缩应激试验（Contrachon stress test，CST），试验原理系通过一过性缺氧负荷（宫缩），测定胎儿储备能力。

试验方法：受检的孕妇取平卧位，将描绘仪探头置于腹壁，连续描记胎心及宫缩。若 10 分钟内无自发性宫缩或异常胎心率，即给静脉点滴小剂量稀释的催产素（0.5% 浓度的催产素：5% ~ 10% 葡萄糖 500ml 中加催产素 2.5U），静点从 0.5 ~ 1.0mU/min（2 ~ 4 滴/min）开始，每 15 ~ 20 分钟加一倍剂量，直到 10 分钟内出现 3 次宫缩，每次宫缩持续 40 ~ 60 秒时，即维持此剂量催产素 30 分钟。Freeman 将 OCT 试验结果分为以下三种：

1. **阴性** 变异率在 6 次/min 以上，无迟发型胎心率减慢。

2. **阳性** 变异率在 5 次/min 以下，迟发型胎心率减慢连续出现 3 次以上。

3. **可疑阳性** 偶见迟发型胎儿心率减慢 LD。

催产素激惹试验的临床意义：OCT 阴性者一般在一周内不致死亡，是胎儿在一周内临产耐受良好的指标；OCT 阳性者表示胎儿死亡危险性增加，不一定是胎盘功能不良。约有 1/4 OCT 阳性病例，分娩时不出现 LD。但 OCT 阳性而尿 E_3 低时，胎儿肺已成熟能存活者，应行剖宫取子术结束分娩。通常 OCT 配合尿 E_3 连续测定，可提高诊断准确率。OCT 试验应结合临床情况及其实验室检查结果，做出具体处理方案。

OCT 禁忌证：

1. 古典式剖宫产史。
2. 产前出血可疑前置胎盘。
3. 多胎妊娠。
4. 早产先兆。

第十四节 胎儿呼吸、循环功能检查法

一、羊水镜（羊膜镜）

是通过羊膜观察羊水中有无胎粪混浊，以此来判断胎儿有无窘迫的检查方法。如有条件，分娩开

始后的病例均可通过羊水镜进行宫内监视。

正常的羊水镜像为澄清，无色透明，胎发束状浮动。胎脂片浮游闪白色，胎儿皮肤呈白色。羊水被胎便污染时，可呈黄色、淡绿色或暗绿色。

1. 在分娩开始前羊水即呈现黄色混浊，指示胎盘功能不良，胎儿储备力低下。

2. 羊水呈淡绿色或暗绿色时，则预示胎儿缺氧，预后常常不良。

3. 羊水呈红色混浊时，标志胎盘早剥。

羊水呈上述异常变化时，往往需剖宫产术抢救胎儿。通常，褐色羊水提示胎儿已经死亡。

羊水镜检方法简便、经济，容易掌握，与胎心率密切配合，可作为估计胎儿情况的辅助诊断方法。

二、胎动

胎儿在子宫内活动正常是胎儿情况良好的一种临床表现，正常胎动每小时 3～5 次。胎动增加表明有良好的储备能力；若每小时胎动低于 3 次，可能是胎儿储备能力不足、胎儿慢性缺氧，胎动减少所致。一般胎动停止后 12～48 小时胎心随之消失。急性缺氧的初期，胎动突然异常活跃，继之胎动停止，胎儿死亡。因此，当胎动活跃时，应把握住时机，适时剖宫，抢救胎儿。

估计胎儿体重在 2500g 以下者，如每周胎动次数减少 50%以上，常表明胎儿情况严重。Fearson 认为若每日 12 小时的胎动数低于 10 次，则指示胎儿缺氧。应进一步检查其他指标，必要时行剖宫产术。

三、胎儿头皮末梢血的 pH 值和气体分析

一般来讲，如胎心节律、强弱以及每分钟的跳动次数均在正常范围内，胎儿不存在宫内窘迫，但如果胎心率和胎动异常，则需要做其他辅助的检查，以协助处理方针的决定。在未破膜病例，可借助羊水镜观察羊水有无胎便污染；对已破膜病例，如有条件，则可测定胎儿头皮末梢血的酸碱度并进行气体分析，以便了解胎儿有否呼吸性和代谢性酸中毒。胎儿头皮血实验室检查的正常值：pH 值 > 7.25，P_{CO_2} < 8kPa(60mmHg)，碱剩余 > 8mEq/L。

第十五节　胎儿—胎盘单位功能检查法

胎盘的运输功能对胎儿的生长发育有直接影响。慢性胎盘运输功能不良，可导致胎儿宫内发育迟缓；急性胎盘运输功能障碍，可使胎儿死于宫内。

一、母体尿中雌激素值(E 值)

妊娠期雌激素 E 的产生，显著增加是与胎儿胎盘相关联的。即从胎儿肾上腺分泌的去氢表雄酮(DHEA)，在胎儿的肝脏及肾上腺 16-α 羟基化，在胎盘芳香化，被转化为 E_3，从母体尿中大量排出。妊娠中、晚期尿中 E 主要是 E_3，故多以 E_3 的测定作为胎儿—胎盘的功能指标。

根据尿中 E 值测定可了解：胎儿的 DHEA(生成 E 的原料)的产生能力；胎儿胎盘 E(特别是 E_3)的转化能力；胎儿—胎盘—母体系的循环动态。孕妇尿中 E 的测定是最主要和可靠的方法。

正常妊娠过程中，越接近妊娠末期，E 值就越高，需连续观察 E 值的图线变化。母体尿中 E 值在正常范围以下或虽在正常范围内，但其值急剧下降 50%以上时应考虑为胎儿胎盘功能不全。

表 2-1-1　尿中 E 值(mg/d)

妊娠周数	正常值	警戒值	危险值
32～36	15 以上	15～10	10 以下
37～38	20 以上	20～10	10 以下
39～41	25 以上	25～15	15 以下

仅依靠雌激素的量来处理高危妊娠是不够的，还应明了胎儿的成熟度及其在母体外的生活能力。故雌激素的测定应与胎儿的成熟度的判断结合起来，以减少早产儿与新生儿死亡。

二、随意尿中雌激素/肌酐比值(E/C)

E/C 与 24 小时尿中的 E 之间关系密切。可用 E/C 值代替 24 小时尿 E 值的测定。此法可纠正由于留尿不准或由于肾功能变化而造成的误差。E/C 对胎儿预后的估计价值大，正常的 E/C 值 > 15；E/C 值 10～15 为警戒值；E/C 值以 10 为危险值的上界。

三、血中 E_3 的测定

近年来用放射免疫测定血中的 E_3 值来了解胎儿—胎盘功能。此种检查法较复杂，要求条件较高。

四、雌激素/17 酮类固醇比值(E/17ks)

测定孕妇尿 E/17ks 比值可进一步判定胎儿—

胎盘单位功能障碍的主要矛盾之所在。野岳等指出,妊娠32周以后,E/17ks>4表明胎盘的芳香化能力正常。如E值低,而E/17ks亦低,说明胎盘的芳香化能力不足;如E值低而E/17ks高,则表明主要障碍来自胎儿的DHEA生成少。

五、去氢表雄酮(DHEA)负荷试验

其意义与E/17ks相似。可进一步判定胎儿—胎盘单位功能不良主要障碍之所在。如给DHEA负荷后,尿中雌激素的量在4小时内急剧上升为正常;如24小时仍不增长,则表明胎盘功能低下。反之,如E值低,而DHEA负荷试验的反应正常,是表明胎盘功能正常,而胎儿不能供给足够的DHEA。

第十六节 胎盘功能检查法

一、内分泌检查

血中胎盘生乳素(HPL)的测定:HPL是胎盘合体滋养细胞产生的蛋白类激素。

HPL是胎盘特有物质,HPL的测定对胎盘功能的判定有重要意义。HPL半衰期短,可迅速地反映胎盘的功能状态。因此,它可预测胎儿的预后,是一种可靠的检查方法。

妊娠晚期,HPL的正常值为14μg/ml,其值<4μg/ml时,表示胎盘功能不良,胎儿危险,应考虑行剖宫产术挽救胎儿。

二、血清酶的检查

1. 耐热性碱性磷酸酶(Heat stable alkaline phosphatase, HSAP) 是胎盘合体细胞产生的一种酶。它随妊娠的进展而增加,超过预产期后缓慢下降,当胎盘退化,梗死时,大量滋养叶细胞崩解,胎盘功能急性受损,HSAP突然升高,持续的HSAP的低值可伴有低体重儿(SFD)、畸形儿,死胎;而HSAP突然升高时,则多有胎盘急性坏死,胎儿危险现象。

2. 催产素酶(oxytocinase) 孕妇血清中有使催产素失活的酶,即催产素酶。主要是胱氨酸氨肽酶(CAP),CAP由胎盘合体细胞产生。CAP持续低值表明胎盘功能不良;CAP骤降,则表明胎盘有急性功能障碍。

三、阴道脱落细胞涂片

成堆舟状细胞、无表层细胞,嗜酸性细胞指数10%以下,致密核少,表示胎盘功能良好;舟状细胞消失或极少,表层细胞增多,嗜酸性细胞在10%以上,致密核20%以上,并有底层细胞出现,预示胎盘功能不良或老化。

四、B超测定羊水量及胎盘功能

1. 羊水平段 3.5~6cm为正常范围。羊水平段越大畸形发生率越高。8~10cm畸形率为43.6%,11cm以上畸形率为88.5%。低于3.5cm为羊水过少。

2. 胎盘功能分级的临床意义

0级:未成熟。

Ⅰ级:开始趋向成熟。

Ⅱ级:Ⅱ级早:成熟早期。

Ⅱ级晚:成熟。

Ⅲ级:胎盘已成熟,趋向老化。

胎盘成熟为一渐进过程,故各级成熟度在各孕周可有交叉重叠现象。少数Ⅲ级胎盘在37周前出现,相反在37周后尚有少数胎盘为Ⅰ级。

五、胎盘运输功能的动力试验

常用的方法有阿托品试验和新福林(Neosynephrine)试验。

1. 阿托品试验 对早期诊断胎盘功能不全有很重要的临床意义。本试验是根据Fick原理,即通过胎盘的物质浓度和通过的速度,与胎盘功能成正比;与母体胎儿循环中药物浓度亦成正比;而与胎盘渗透膜的厚度成反比。

先描记宫缩及胎心图。描记30分钟后再用阿托品静点,每分钟0.1mg/ml,10分钟(共滴入1mg)用药期间连续观察胎心对阿托品的反应。包括反应的速度,胎心率的变化及反应持续的时间。阿托品阻断副交感神经受体,引起交感神经功能亢进,使胎心加速。阿托品的试验结果如下。

(1)阳性反应:静点阿托品5~9分钟后,胎心率增加约30次/min。该反应见于胎盘运输功能良好的孕妇。

(2)阴性反应:静点阿托品胎心率无变化。见于

过期妊娠，胎盘梗死，绒毛透明性变，胎盘渗透功能降低，胎儿存在慢性或隐性宫内窘迫。

(3)不典型反应：静注阿托品后，胎心增快的潜伏期延长(超过10分钟)；或胎心率仅增加5～10次/min，呈现迟钝反应。

阿托品试验阳性者，多足月顺利分娩；阴性及不典型反应者，其中绝大部分均因胎儿宫内窘迫需行剖宫取子术。

2. **新福林试验**　与阿托品试验的原理相似，均系通过注入药物观察胎盘的通透性和胎儿储备能力，来协助诊断胎盘运输功能障碍。由于此种实验的个体差异大，准确性较差，临床上应用少。

胎儿监护种类及可靠性将不断增加，应综合分析各监护指标。

如果各种检查指标指明胎儿已有生活能力，无畸形和遗传性疾病，其胎盘功能低下，或胎儿有宫内窘迫，短期内又不能自然分娩者，可选择剖宫产术。

第十七节　产程进展图

该图简称为产程图是一种反应产程进展实况的图形，主要根据临产后宫口开大与儿头下降的具体数据画成产程进展的曲线，以判定产程进展是否顺利，鉴别难、顺产，指导临床处理。产程图分期如下。

一、潜伏期

从孕妇出现规律宫缩(即每10分钟内有2～5次宫缩)开始，宫颈展平，宫口逐渐开至2cm所持续的时间称之为潜伏期。

二、活跃期

宫缩频率及强度逐渐增加，宫口从开大2cm起进入活跃期。活跃期又分为如下3个阶段。

1. **加速阶段**　宫口开大2～4cm所持续的时间称之为加速阶段。

2. **最大倾斜阶段**　宫口开大4～9cm所持续的时间称之为最大倾斜阶段。

3. **减缓阶段**　宫口开大9～10cm所持续的时间称之为减缓阶段。

临床应用产程图的关键在于善于识别异常产程图，及时、准确地处理分娩中的异常，适时地决定剖宫产。

第十八节　异常产程图

全国第一次围产会议将产程图归纳为五种异常图像。

一、潜伏期延长

为可能阴道分娩型。应仔细查出隐蔽性难产因素，盆头不称、软产道梗阻、宫颈难产、原发性宫缩乏力、子宫收缩不协调或过度精神紧张、疲劳、进食不佳等，均可导致潜伏期延长。经积极处理后有阴道分娩的可能。

表2-1-2　潜伏期延长的区别

子宫收缩类型	低张型	高张型
	1. 子宫协调性收缩间歇期，子宫肌肉完全放松	1. 子宫不协调性收缩间歇期，子宫肌肉不完全放松
	2. 宫腔压力 < 6.7kPa(50mmHg)，子宫收缩 < 3次/10min	2. 宫腔压力 > 10.6kPa(80mmHg)，子宫收缩 > 4.2次/10min
	3. 宫腔基础压力正常3项全具备，或有其中一项	3. 宫腔基础压力 > 2.6kPa(20mmHg)，3项全具备或有其中一项
症状	阵缩痛一般可忍受	阵缩时疼痛难忍
阴道或肛查	前羊水囊不凸	前羊水囊凸
对镇静药物反应	反应差	反应好
对催产素的反应	效果佳	效果差
破膜效果	可有作用	作用好
胎儿窘迫出现时间	较晚	较早
治疗	支持疗法 刺激宫缩	镇静休息 人工破膜

单纯潜伏期延长需剖宫产结束分娩者不多。原发性宫缩乏力引起的潜伏期延长应鉴别是属于低张型还是高张型的宫缩乏力。

潜伏期延长是否需要采用人工破膜及刺激宫缩的方法，主张尚不一致。大多数人主张潜伏期的治疗应着重休息和营养等支持疗法，在除外盆头不称与胎位不正，经其他方法刺激宫缩效果不佳，且宫颈已容受，宫口开大 2cm 时，始考虑行人工破膜，刺激宫缩的方法(图 2-1-26)。

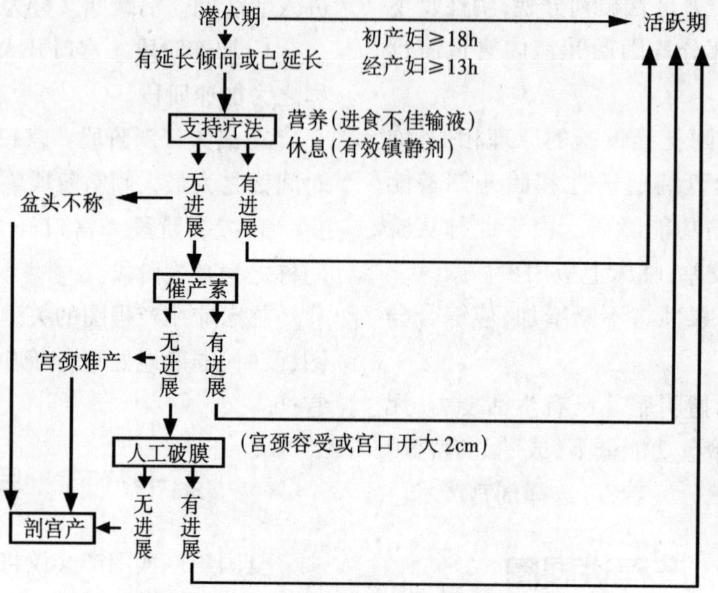

图 2-1-26 潜伏期延长的处理方案

二、宫颈扩张延缓或停滞

活跃期宫口扩张速度应大于 1cm/h，若其扩张率≤0.8cm/h，为活跃期宫口扩张延缓。

活跃期宫口扩张或胎先露下降停滞≥4 小时，为活跃期宫口扩张停滞或胎先露下降停滞，宫口扩张停滞与胎先露下降停滞可同时发生。有的学者主张≥2 小时产程无进展即应视为停滞(图 2-1-27，图 2-1-28)。

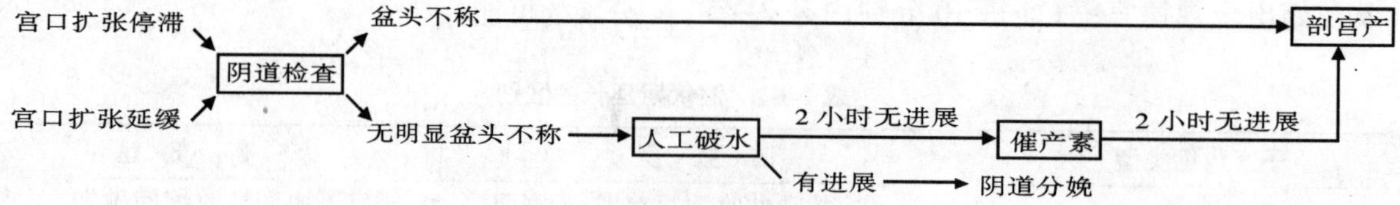

活跃期宫口扩张延缓或停滞处理原则

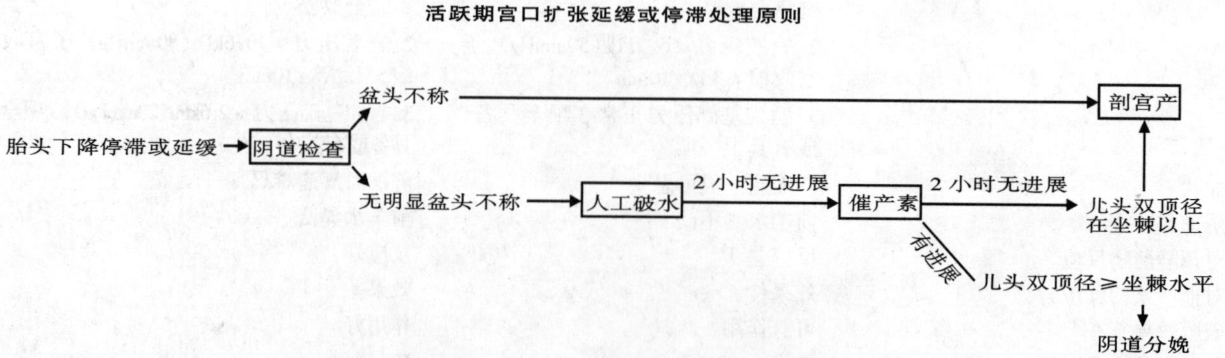

图 2-1-27 胎头下降延缓或停滞处理原则

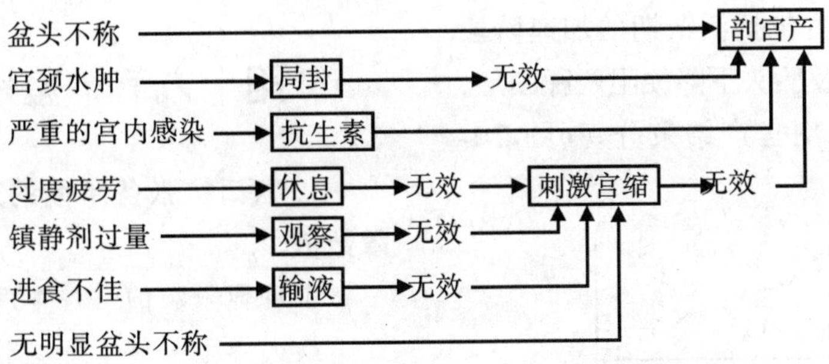

图 2-1-28　**活跃期继发宫缩无力处理原则**

活跃期是产程的关键时刻，难产大多发生在此期。无论是活跃期延缓或停滞均应积极寻找原因。阴道检查，一般宫口开大 3～4cm，如果能触及胎头颅的矢状缝，无明显盆头不称，未破水者可行人工破膜。有下列情况应考虑有盆头不称的可能。

1. 矢状缝在骨盆入口斜径上，在矢状缝的前方可能触及大囟门，为枕后位，儿头屈曲不良。

2. 矢状缝在骨盆入口横径上，靠近骶岬侧(或靠近耻骨联合侧)，为前顶先露(或后顶先露)，称之为前盆头倾势不均(或后盆头倾势不均)。一般前盆头倾势不均不易纠正。

3. 矢状缝在骨盆入口前后径上，为胎头高直位，小囟门位于宫口中央，标志胎头极度俯屈。枕骨朝向耻骨弓者为枕耻位；枕骨朝向骶岬者为枕骶位。

4. 额先露或颏后位。

5. 颅骨变形严重，产瘤大，颅骨重叠明显。或产瘤位于棘下，但耻骨联合上方仍可触及部分胎头未入盆。

6. 已破水，先露与宫颈不能紧贴，宫缩时胎头不下降，或宫口扩张停滞。

7. 宫颈严重水肿，呈紫黑坏死外观，活跃期继发宫缩无力，应想到是否有盆头不称。只有通过对产程的仔细观察才能发现相对性盆头不称。

天津市中心妇产科医院王淑雯通过 1 230 例产程图分析，总结出 13 种产程图形，5 种基本产程图。

Ⅰ型(阴道自然分娩型)：此型多能经阴道自然分娩。但临床过程中如出现胎儿宫内窘迫或产前出血等危及母子安全的症状时，也应考虑选择剖宫产术。

Ⅱ型(可能阴道自然分娩型)：即单一潜伏期延长图形。经积极寻找隐蔽性难产因素处理后，可争取阴道自然分娩(图 2-1-29)。

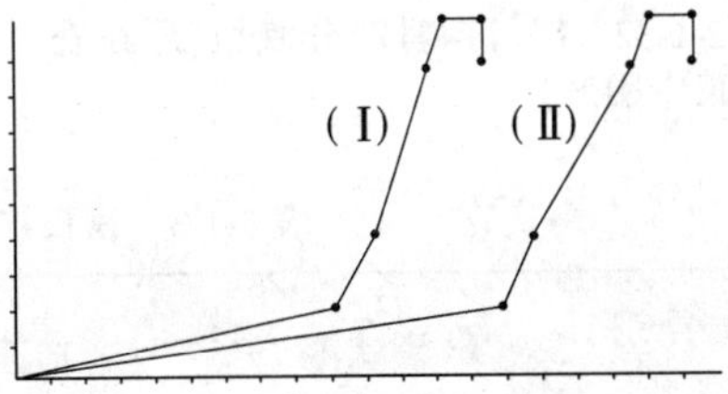

图 2-1-29　**(Ⅰ)经阴道分娩型**

(Ⅱ)可能经阴道分娩型

Ⅲ型(可能产钳分娩型)：包括活跃期的减缓阶段延长与活跃期有两个阶段连续延长的两种图形。经积极处理后，多可经阴道分娩，产钳分娩的机会增加(图 2-1-30)。

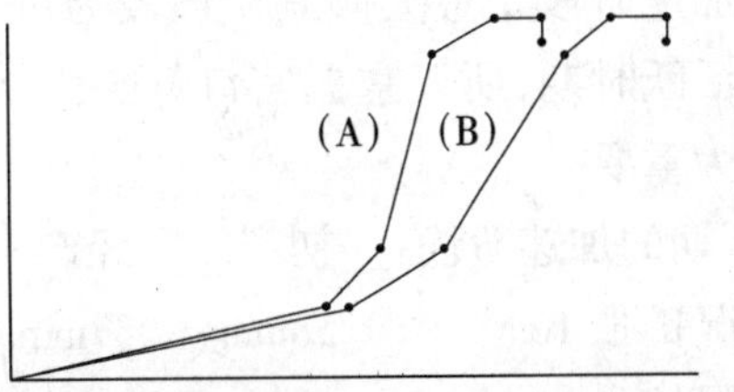

(A)活跃期减缓阶段延长型　　(B)活跃期两个阶段连续延长型

图 2-1-30　**(Ⅲ)可能产钳型**

Ⅳ型(可能剖宫产分娩型)：潜伏期延长合并其他阶段延长。此种图形预示可能有部分梗阻，校正困难时，需行剖宫产术(图 2-1-31)。

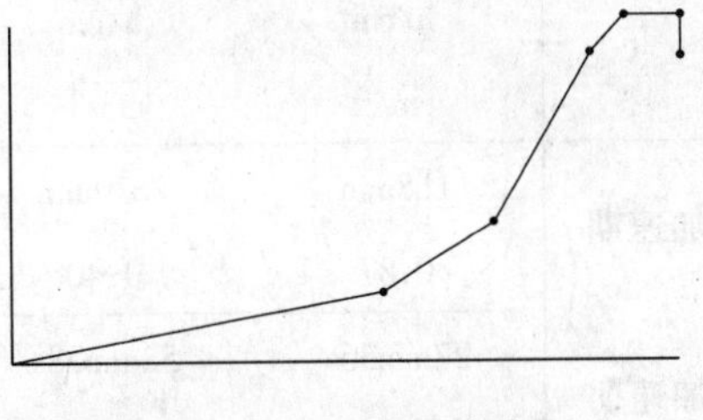

图 2-1-31　**(Ⅳ)可能剖宫产型**

Ⅴ型(剖宫产分娩型):包括活跃期的加速阶段或最大倾斜阶段梗阻,以及胎头下降梗阻两种图形,表示分娩进展停滞,需行剖宫产结束分娩(图 2-1-32)。

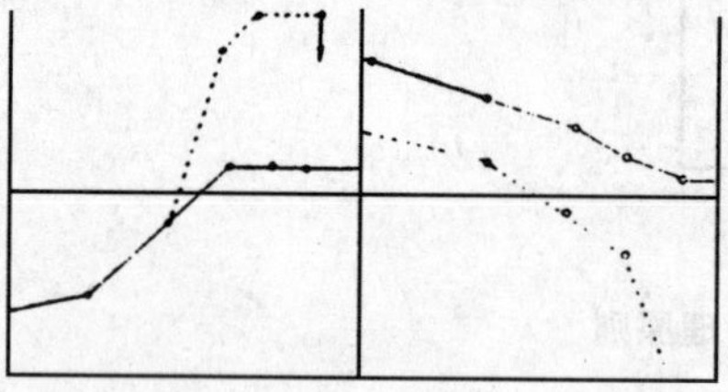

(A)活跃期宫颈扩张停滞 (B)活跃期胎头下降阻滞

图 2-1-32 (Ⅴ)剖宫产分娩型(虚线表示正常图形)

第十九节 鉴别难产的指标

1. 宫口扩张各阶段的生理界限数值及最大界限数值

生理界限数值——生理均数+2倍标准差。

最大界限——生理均数+3倍标准差

生理界限数值的临床意义,如超越此界限未达最大界限,可进行观察并及时寻找出现延长的原因,如超越最大界限,应积极寻找原因进行校正治疗,使分娩进展恢复正常。治疗后1~2小时,再行宫口检查,如无进展即可认为宫口扩张梗阻,应积极决定分娩方式。

表 2-1-3 宫口扩张各阶段的生理数值及最大界限数值

		潜伏期	加速阶段	最大倾斜阶段	减缓阶段	第二产程
初产妇	生理界限	18h10mm	3h40min	3h43min	1h4min	1h42min
	最大界限	22h41min	4h32min	4h43min	1h22min	2h9min
经产妇	生理界限	13h10min	2h30min	2h38min	3h24s	42min
	最大界限	16h30min	3h8min	3h18min	1h 全距	54min

2. 宫口扩张速度的指标 可预断分娩的难易,以活跃期的加速阶段及最大倾斜阶段较为可靠,为宫口扩张最活跃时期,所以掌握宫口每扩张1cm所需的时间最为重要。

(1)活跃期的加速阶段:	初产	经产
生理情况扩张 1cm	58min	37min
生理界限扩张 1cm	1h50min	1h15min
最大界限扩张 1cm	2h16min	1h34min

(2)最大倾斜阶段:	初产	经产
生理情况扩张 1cm	21min	15min36s
生理界限扩张 1cm	45min	32min
最大界限扩张 1cm	57mihn	40min

超过最大界限为宫口扩张速度延长。

3. 胎头下降速度的指标 胎头下降潜伏期胎头下降缓慢,不宜作为判断分娩进展的指标,下降加速期(宫口开在≥4cm),此阶段开始时胎头居棘下0.5cm,第二产程终了时胎头下降5cm。胎头下降速度指标,参考宫口扩张速度后再加以判定。

表 2-1-4 胎头下降速度指标

	初产妇			经产妇		
	生理均数	生理界限	最大界限	生理均数	生理界限	最大界限
	h/cm cm/h	h/cm cm/h	h/cm cm/h	h/cm cm/h	h/cm cm/h	h/cm cm/h
下降加速期	1h8min 0.87	2h30min 0.40	3h8min 0.32	1h5min 0.92	1h38min 0.45	2h45min 0.34
急降加速期	27min36s 2.16	52min28s 1.13	1h4min54s 0.91	9min36s 6.22	19min15s 3.14	24min5s 2.15

4. 产程的警戒区数值 正常经产妇的分娩预警线为4小时4分钟，警界线为5小时23分钟，异常线为6小时41分钟。警戒区为2小时37分钟（图2-1-33，图2-1-34）。

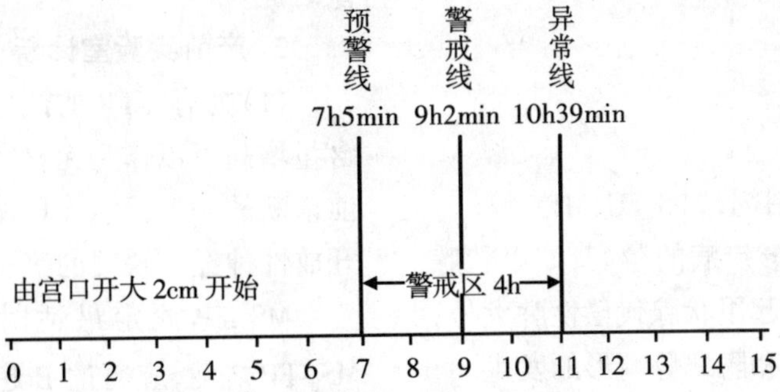

图2-1-33 初产妇产程的警戒区数值

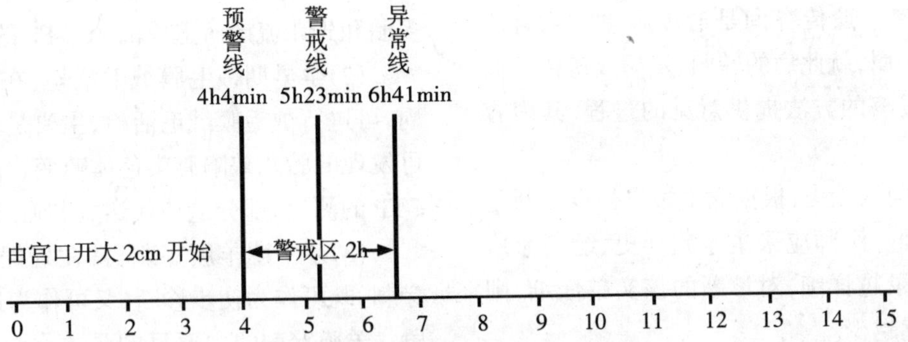

图2-1-34 经产妇产程的警戒区数值

警戒区数值仅适用于临产后无明显盆头不称者，无胎位不正，无骨盆狭窄者。对有明显盆头不称，骨盆狭窄或横位等胎位异常者均不适用。

正常初产妇的分娩有83%从宫口开大2～3cm开始计算为7小时5分钟，即预警线前分娩完了，97%以上到9小时2分钟即警界线前分娩完了，只有2%～3%到11小时前分娩完了。超越11小时还不能分娩者应为超越异常线，可能就成为异常分娩，警戒区时限为4小时。

警戒区的设计有利于基层接生人员作为转送产妇的时间依据。基层接生人员或实习医生在处理分娩过程中，如产妇超越预警线时限尚未分娩，进入警戒区者，应提高警惕，严密观察，积极寻找原因。有条件者应做好处理难产的准备，否则应在接近异常线之前，做好转送产妇的准备。

第二十节 遗传病及先天畸形儿的产前诊断

产前准确地诊断遗传病及畸形儿，可帮助医师正确选择分娩方式，是优生优育的重要环节。

一、产前诊断对象

对每个孕妇都应进行产前诊断，但在有些地区，因受条件限制，只能对以下孕妇进行必要的产前诊断。

1. 40岁以上高龄孕妇。
2. 有生产染色体异常儿史的孕妇。
3. 夫妇有一方为染色体平衡易位或嵌合体。
4. 已生过一个无脑儿等神经管缺陷的孕妇。
5. 双亲有先天性代谢病或已生过一个病儿者。
6. 前胎或家族系中有严重伴性遗传病者。
7. 羊水增生过快，疑有胎儿异常者。
8. 孕期，尤其孕前8周胚胎发育最重要的时期，接触过下述有致畸危险因素者。

(1)妊娠3个月内接受过X线照射，尤其受精后8周之内，胚胎对放射线最敏感。

(2)病毒感染，如风疹病毒、巨细胞病毒、流感病毒、水痘病毒、肝炎病毒、柯萨奇B等病毒。

(3)药物和化学物质

①抗生素：四环素可影响胎儿牙齿发育并引起白内障；链霉素可损害颅神经；卡那霉素可引起听觉障碍。

②磺胺药。

③激素及其拮抗药物。

④抗惊厥药。

⑤抗代谢药和免疫抑制剂，如5-FU、MTX等。

9. 罹患可引起胎儿畸形疾病的孕妇，如甲状腺功能低下的孕妇，除了可引起甲状腺代偿性肿大外，还可以引起骨骼、牙齿异常和隐睾等畸形的发生。

二、产前诊断的主要方法

1. 遗传咨询 遗传咨询是遗传病患者或有患遗传病风险的亲属，就此病的转归、发病或遗传的概率及其预防或缓解的方法提供意见的过程，其内容包括：

(1)详细询问家族史：根据病史做出初步诊断是遗传咨询的基础。医师应采集家族详史，绘制家族系谱，家族史记录越详细，对诊断的核实越仔细，则遗漏或差错也就越少。

(2)风险估算：一旦获得家族详史诊断明确后，就可对某次妊娠的风险进行估算了。在严重的遗传性疾病中，其子代危险率如果等于或大于10%时，通常不应再要孩子。

主要遗传病风险估算如下：

①常染色体显性遗传病：患者的子女有50%的患病风险，而健康亲属的子女则无患病风险。常见的有马-奋综合征、家族性多囊肾、多指(趾)畸形、软骨发育不全、成骨不全、先天性肌强直、遗传性球形红细胞增多症等。

②常染色体隐性遗传病：子女中有高达1/4的再发风险，50%为表现型正常的致病基因携带者，25%完全正常。常见有白化病、苯丙酮尿症、半乳糖血症、肝豆状核变性、糖原累积病、黏多糖增多症Ⅰ型等绝大多数先天性代谢异常疾病。

③X链锁显性遗传病：子代患病机会为50%，绝无父子相传。女婴发病多于男婴，但症状较男婴轻，临床较少见，如遗传性肾炎、抗维生素D佝偻病等10多种疾病。

④X链锁隐性遗传病：男性患儿的母亲必为隐性基因携带者，遗传常由母系而来。男婴儿一半正常，一半为患者；而女婴中一半正常，一半为携带者。常见病如血友病A、血友病B、6-磷酸葡萄糖脱氢酶缺乏症。

2. 产前实验室诊断

(1)血清a-FP的测定：羊水中甲胎蛋白(a-FP)含量增高可以作为无脑畸形和开放性脊柱裂胎儿产前诊断的一种标志。母血的a-FP(MS_a-FP)测定作为开放性神经管缺损的筛选试验。

MS_a-FP测定最适时间是孕16～18周，在测MS_a-FP之前，应通过B超准确测定胎龄，免疫放射测定或酶联免疫试验，在孕15周时超过90mU/ml，孕20周时超过160mU/ml时应警惕。并应排除由于多胎和先兆流产所造成的MS_a-FP的升高。

(2)孕早期绒毛膜绒毛活检：在妊娠的第8～12周，可进行绒毛膜绒毛活检，主要是查染色体。此期可发现的胎儿缺陷有染色体畸变、神经管缺损(羊水a-FP的测定)部分遗传代谢病和血红蛋白病。

(3)孕中期羊膜穿刺：常在妊娠16周前行羊膜穿刺，既可作为初步诊断，又可作为进一步诊断的手段。羊膜穿刺的主要目的是羊水分析，包括检测羊水细胞的染色体胎儿核型，测定羊水的生化成分，如甲胎蛋白、乙酰胆碱酯酶、光密度、卵磷脂-鞘磷脂比值或磷脂酰甘油。同时通过羊膜穿刺，向羊水内注射不透X线液体，可用来显示胎儿解剖方面的缺陷。

(4)胎儿镜检查和胎组织采样：胎儿镜检查是一项新技术，可直接窥视胎儿，并能采取胎血或胎儿组织，可诊断几十种先天畸形。此法是在局麻下，做3mm长的皮肤切口，然后插装有尖头套管针的胎儿镜套管。用胎儿镜检查法，可从妊娠中期的绒毛板或脐带血管获取胎血，用胎血进行产前诊断的第一类疾病是血红蛋白病。

(5)先天性畸形的超声诊断：用B超诊断胎儿异常，主要根据胎儿某一特定部分不成比例的生长(如小头畸形的头部或侏儒症的四肢)，或是呈现组织结构缺损(如脊柱裂)，或是出现某一缺陷时有关器官影响(如阻塞性尿路病或十二指肠闭锁)的图像。

要特别观察羊水量，高位肠道阻塞一般伴羊水过多，羊水过少时应仔细观察胎儿泌尿道。

第二十一节　B 超在产科临床的应用

B 超扫描对剖宫产有重要指导作用。术前进行 B 超检查，可对胎盘位置、成熟度、胎盘病变、羊水量多少以及胎儿大小、发育状况、胎方位、有无畸形等做出较明确的诊断。

一、胎盘

1. 胎盘成熟度　当代妇产科临床上多采纳 Grannum 分级法，即按胎盘的绒毛板、胎盘实质以及胎盘基底层三部分结构的变化将胎盘分为以下 4 级（表 2-1-5）。

表 2-1-5　Grannum 胎盘分极

胎盘	0 级	Ⅰ级	Ⅱ级(早　晚期)	Ⅲ级
绒毛板	界限清楚，光滑平整的曲线	界限完整，轻微锯齿状起伏	出现切迹，伸入胎盘实质，未达基层底	切迹达基底膜
胎盘实质	均匀分布的细小光点	散在回声增强的光点	出现逗点状回声增强的光点	出现无回声区，显示胎盘小叶，散在规则的回声增强的光点，伴声影
基底层	同胎盘实质，无回声增强的光点	无回声增强的光点	出现虚线状排列的回声增强的光芒	大而融合的回声增强区，可伴声影
胎盘成熟度	未成熟	开始趋向成熟	早期——成熟 早期 晚期——成熟	胎盘已成熟，趋向老化
孕期	多见于孕早、中期	多见于 29～36 周	多见于 36 周(33～40 周)	多见于 38 周

胎盘成熟是一复杂、渐进的过程，相互间交叉重叠少数Ⅲ级胎盘出现在 37 周以前，相反，37 周以后也偶有Ⅰ级胎盘者（图 2-1-35，图 2-1-36）。

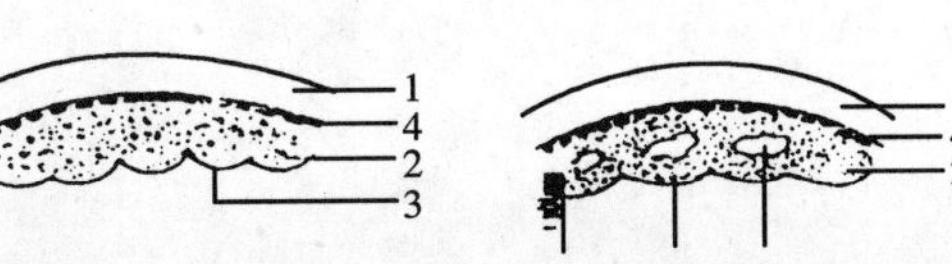

a. 0 级　　b. Ⅰ级

1. 子宫壁　2. 胎盘实质　3. 绒毛板

图 2-1-35　胎盘分级

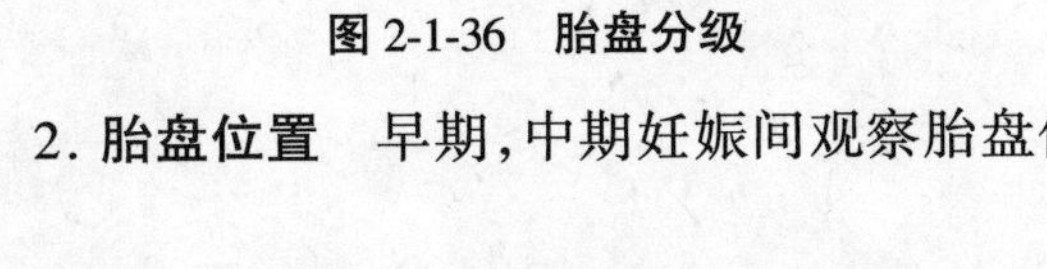

c. Ⅱ级　　d. Ⅲ级

1. 子宫壁　2. 胎盘实质　3. 绒毛板
4. 基底膜　5. 钙化斑　6. 退化中心血池

图 2-1-36　胎盘分级

2. 胎盘位置　早期，中期妊娠间观察胎盘位置时，必须充盈膀胱，一般膀胱需充盈 300～500ml 尿液。无尿可注入生理盐水 500ml 左右。

通常，胎盘居于子宫底、前壁、后壁、侧壁。胎盘位置下移时形成前置胎盘。

因胎盘下移的程度不同，前置胎盘又分为以下几种类型。

(1)边缘性前置胎盘：胎盘下缘达宫内口边缘为边缘性前置胎盘。

(2)部分性前置胎盘：胎盘部分遮住宫内口为部分性前置胎盘。

(3)中央性前置胎盘：胎盘将宫口全部遮住为中央性前置胎盘。

(4)低置胎盘：胎盘下缘距宫内口 4cm 以内为低置胎盘。

胎盘下缘距宫颈外口超过 6cm 时，可排除前置胎盘。

妊娠中期胎盘覆盖宫内口者甚为常见。随着胎儿的发育，子宫下段伸展，胎盘位置多能自然上移。因此，原本胎盘位置低者，可因其位移而发生转化。

故孕末期不能根据孕中期的 B 超扫描结果来决定分娩方式。

一般来讲,妊娠 30 周以后胎盘仍覆盖宫内口者,可诊断为前置胎盘。

后壁前置胎盘,常因胎头遮挡,不易查出。遇此情况,最好令孕妇取头低臀高位,检查者可用手轻压并将胎头轻轻上推。使胎先露离开子宫下降,以暴露后壁的前置胎盘(图 2-1-37)。

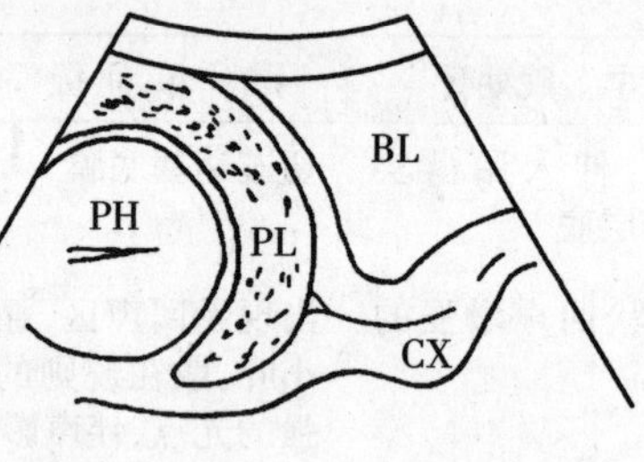

图 2-1-37 胎盘下缘越过子宫颈内口:前置胎盘

3. 胎盘异常

(1)胎盘早剥:妊娠 28 周以后,正常位置的胎盘在胎儿未娩出前,部分或全部自子宫壁剥离称之为胎盘早期剥离。

后壁胎盘在超声波扫描时不易看清胎盘全貌,因胎头、胎体可遮盖胎盘的某部分,故后壁胎盘早期剥离,在 B 超扫描时可能漏诊。

胎盘早期剥离的 B 超扫描表现有以下特点(图 2-1-38)。

①胎盘变厚。

②胎盘后有边缘不规则暗区(胎盘后出血)。

③胎盘绒毛板隆起,突入羊膜腔内。系由于胎盘后血肿对其推挤所致。

④血性羊水,则可见羊水中有光点浮动。

⑤重症者胎心减慢,甚至消失。

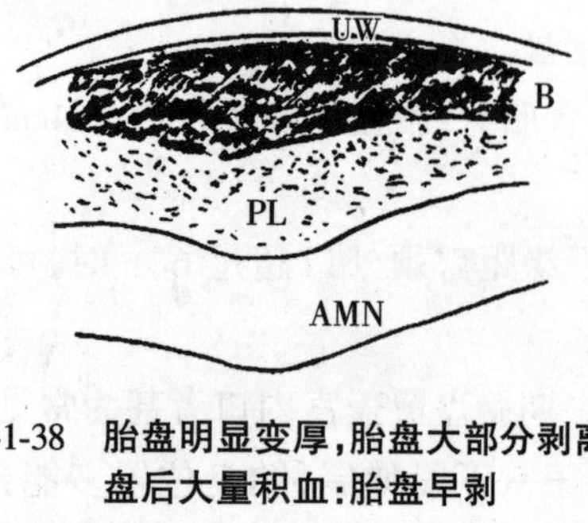

图 2-1-38 胎盘明显变厚,胎盘大部分剥离,胎盘后大量积血:胎盘早剥

(2)胎盘大小异常:自妊娠 36 周以后,胎盘逐渐变薄,正常胎盘厚度一般不超过 5cm。

胎盘过大、过厚者多见于母体重度贫血,母子血型不合、有核红细胞增多症及糖尿病等。

孕妇合并慢性高血压或妊娠高血压综合征时可伴有小胎盘。

因此,胎盘的大小不能作为估计胎盘发育的指标。

(3)胎盘绒毛血管瘤:此瘤可生长在胎盘的任何部位,大小不一,多呈圆形或椭圆形红色实性肿块,瘤体大者影响胎儿的血液供应,尤其瘤体压迫脐带,可引起胎儿死亡。胎盘绒毛血管瘤常合并羊水过多、妊高征、产前出血、早产、低体重儿和胎儿异常等。

二、羊水

羊水量间接反映宫内胎儿的状态,羊水过多或过少,均属于异常现象。

超声波检测羊水,可确定羊水量及有无混浊。羊水的声像图特征为宫腔内透声暗区。羊水深度低于、等于 3cm 为羊水过少;高于 8cm 为羊水过多;3cm 以上 8cm 以下为正常范围。测量羊水过少时,需测量羊水的纵径与横径,测量 4 个象限的羊水,各记录在 + 内。

多胎妊娠两个以上的羊膜囊中的羊水应分别测定,不能笼统而论。双胎间“输血综合征”的胎儿,受血的胎儿羊水量多,给血的胎儿羊水量少。因此,必须分别测量,才能正确地估计胎儿状况。

羊水量的多少与孕周相关(见表 2-1-6)。

羊水量过多、过少均可能合并胎儿畸形。早破水、过期妊娠、胎盘功能低下可合并羊水过少。

表 2-1-6　各孕周羊水深度(cm)

孕周	均值	标准差	孕周	均值	标准差
14	3.31	0.79	28	5.54	0.82
15	3.60	0.82	29	5.50	0.75
16	3.55	0.63	30	5.50	0.75
17	3.93	0.96	31	5.51	0.66
18	4.14	0.72	32	5.48	0.68
19	4.30	0.68	33	5.49	0.65
20	4.55	0.74	34	5.48	0.67
21	4.63	0.76	35	5.40	0.57
22	4.78	0.75	36	5.42	0.66
23	5.09	0.74	37	5.23	0.66
24	5.09	0.74	38	5.11	0.71
25	6.34	0.80	39	4.95	0.71
26	5.42	0.74	40	4.74	0.54
27	5.47	0.74	41	4.65	0.39

三、脐带

1. 脐带缠绕　B超扫描观察脐带主要是了解有无脐带缠绕与脱垂，以指导临床处理。脐带缠绕的声像图表现为缠绕处体表有明显压迹，在压迹上方可有扁圆形或圆形小衰减包块(脐带横断面)，有时可见其内的血管呈短光条。

脐带缠绕周数不同，声像图也各异。

(1)脐绕颈1周：胎儿颈背皮肤压迹呈U字形。

(2)脐绕颈2周：胎儿颈背皮肤压迹呈W形，其上方有两个相连的衰减小包块，形似带壳花生，内有短光条(图2-1-39)。

(3)脐绕颈3或4周：胎儿颈背皮肤压迹呈锯齿状，上方有一念珠样衰减包块，内有短光条。

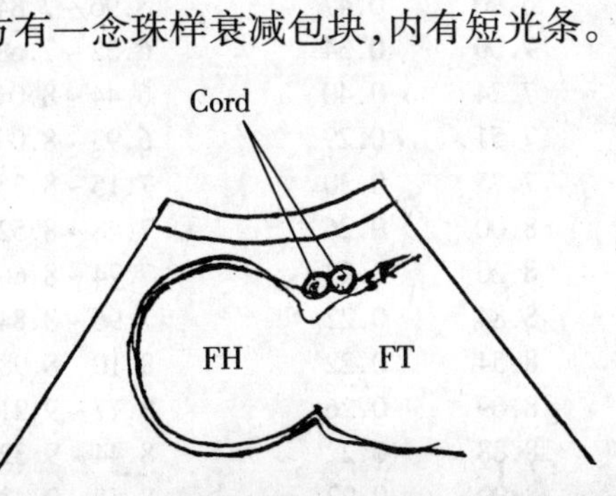

图 2-1-39　后颈部皮肤压迹呈W形，上方有带壳花生样衰减包块，内有短亮线：脐绕颈2周

2. 脐带隐性脱垂　B超扫描可见长条绳索状或呈团状的脐带在儿头(头位)的下方或侧下方。

四、胎儿

B超扫描可了解胎儿数目、胎儿大小，主要是胎头大小，胎方位，性别，胎儿脏器、软组织及骨骼发育状况及有无畸形。实施扫描时可直接观察胎儿在子宫里的活动，以及脏器的功能状态——胎儿心跳节律、宫内呼吸运动、吞噬羊水及排泄尿液的过程……

应尽量争取在早期妊娠期间给孕妇做一次B超检查，以便能尽早发现胎儿异常。

1. 鉴定单胎或多胎　早在妊娠7周即可查出多胎妊娠。一般来讲，在妊娠早期与中期多胎妊娠的检出率几乎是100%。妊娠晚期因胎儿充满宫腔易漏诊。

多胎妊娠的超声影像特点如下：

(1)子宫各径线大于孕周。

(2)宫腔内可见两个或两个以上胎囊(图2-1-40)。

(3)两个或两个以上胎儿影像。

(4)两个胎盘，或一个大胎盘。

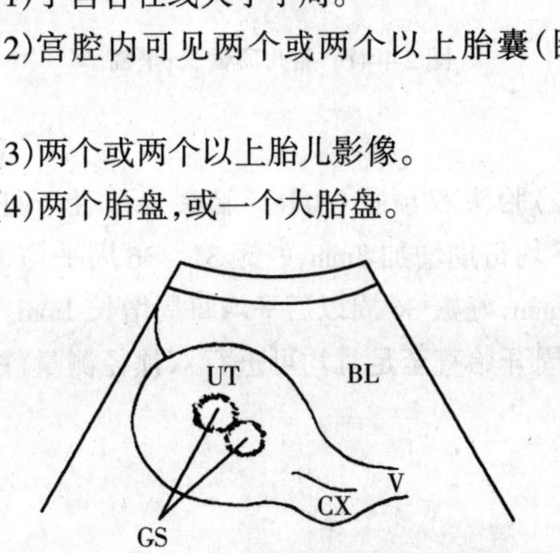

图 2-1-40　子宫腔内可见两个胎囊：双胎

若超声扫描发现是双胎妊娠时，应注意观察两

胎儿间“隔膜”的层数，以鉴别是单卵双胎，还是双卵双胎。

一绒毛膜二羊膜双胎具有一个胎盘，是单卵双胎。二羊膜囊间隔膜是二层羊膜，如纸样薄，超声显像似发丝。

二绒毛膜二羊膜者多为双卵双胎，若见到两个胎盘。则可确定为双卵双胎。若两胎盘融合为一，则不易鉴别是单卵双胎还是双卵双胎。二绒毛膜二羊膜双胎其间隔膜是四层，即由二层绒毛膜、二层羊膜组成。此隔膜厚度如同脐带壁，B超扫描时易于见到。

如果B超检查发现是单羊膜囊双胎，即单卵双胎，应对胎儿进行密切地随访观察，待胎儿有宫外生存能力时，即行选择性剖宫产术，以防单羊膜囊双胎发生脐带相互缠绕，宫内窒息死亡等意外。

2. 测定胎儿大小 B超扫描可通过双顶径、肢体长度、腹周径、坐高等的测量推算胎龄，估计胎儿体重。

(1)胎儿坐高：系指胎儿头顶至臀部的最大距离(图2-1-41)。

此径线变异小，是估计胎龄的较准确的方法。坐高测量时间以孕6～13周为宜。

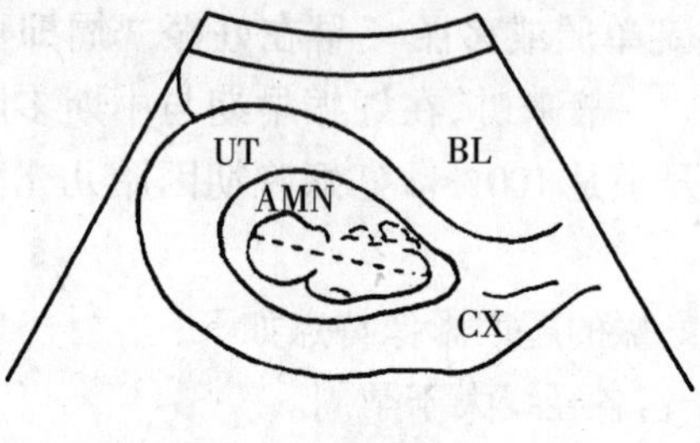

图2-1-41 胎儿顶臀长：坐高

(2)胎头双顶径(BPD)：胎头双顶径于妊娠31周前平均每周增加3mm，妊娠31～36周平均每周增大1.5mm，妊娠36周以后平均每周增长1mm。自妊娠12周开始直至足月均可进行双顶径测量(图2-1-42)。

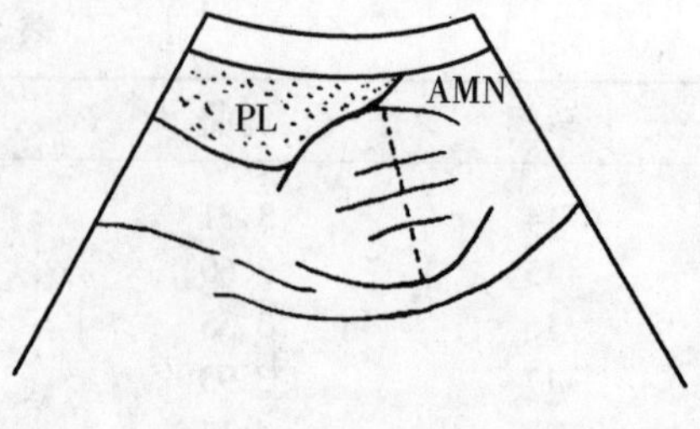

图2-1-42 胎头双顶径

孕末期主要是通过胎头双顶径，来估计胎儿大小。双顶径的大小与孕周相关(表2-1-7)，双顶径值受检测技术、胎方位及胎头型的影响。长头形双顶径小，圆头形双顶径大。因此，通过BPD估计胎儿大小不能达到100%准确。

表2-1-7 双顶径与孕龄关系

孕周	均值	标准差	95%标准差范围(cm)
12	2.29	0.47	1.35～3.23
13	2.48	0.56	1.36～3.60
14	2.82	0.49	1.84～3.80
15	3.20	0.31	2.58～3.82
16	3.59	0.47	2.56～4.53
17	3.68	0.49	2.70～4.66
18	4.29	0.47	3.35～5.23
19	4.49	0.44	3.61～5.37
20	4.88	0.40	4.08～5.68
21	5.16	0.42	4.32～9.00
22	5.22	0.55	4.32～9.32
23	5.90	0.42	5.06～6.74
24	6.10	0.66	5.44～7.42
25	6.42	0.34	5.68～7.16
26	6.92	0.48	5.66～7.58
27	6.90	0.47	5.96～7.84
28	7.00	0.34	6.32～7.68
29	7.24	0.40	6.44～8.04
30	7.51	0.29	6.93～8.09
31	7.75	0.30	7.15～8.35
32	8.00	0.26	7.48～8.52
33	8.20	0.23	7.74～8.66
34	8.84	0.22	7.96～8.84
35	8.54	0.22	8.10～8.98
36	8.69	0.26	8.17～9.21
37	8.88	0.22	8.44～9.32
38	8.99	0.22	8.55～9.43
39	9.12	0.25	8.62～9.62
40	9.19	0.23	8.73～9.65
41	9.16	0.17	8.82～9.50

双顶径值与头围、腹围、股骨长度测定值等多种参数相结合，推测胎儿体重，可提高准确度。

(3)头围：头围值是妊娠晚期(最后6周)推测胎龄的一项有价值的指标。此期间应用头围测量比双顶径更准确，且可补充双顶径的不足。

(4)腹围：妊娠36～42周测量腹围，可补充双顶径的不足。胎儿宫内生长迟缓，母子血型不合者，则改用股骨长度等的测量。

(5)股骨长度：从妊娠15周后，即可测量股骨长度。股骨长度可推测胎龄，诊断短肢畸形。其准确性与双顶径相似。

3. **诊断胎儿畸形**

(1)脑积水：诊断脑积水不能仅以双顶径作为惟一诊断依据。因脑室扩张先于颅骨，脑室扩大至一定程度，脑积水进入晚期，胎头颅骨才开始扩大。

晚期脑积水声像学表现为如下情况。

①双顶径明显大于胎龄：要求在丘脑标准平面测量双顶径，在非标准平面测出的双顶径误差是2～3mm。

②胎头围明显大于腹围，头体比例失调。

③颅腔内持续出现1cm处的液性暗区。

④大脑镰薄膜在脑脊液中漂动，超声扫描时，尤其振动腹壁时，可见大脑镰显像呈一条线，此正中线可随之漂动，即"正中线漂动征"。这是脑室积水的特征之一(图2-1-43)。

胎头双顶径大于11cm时，应警惕有无脑积水畸形。若正中线漂动征阴性，可排除脑积水。

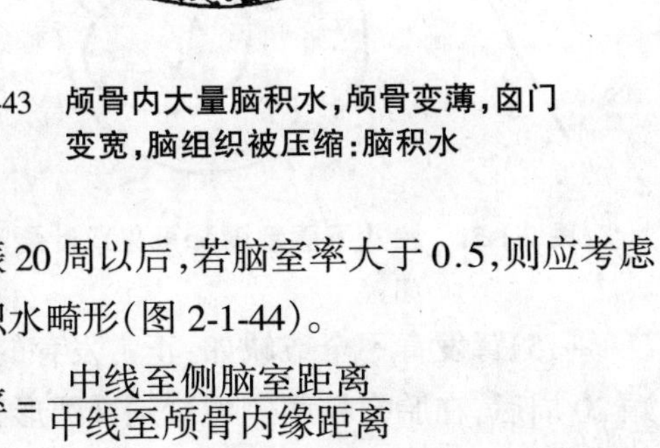

图2-1-43　颅骨内大量脑积水，颅骨变薄，囟门变宽，脑组织被压缩：脑积水

⑤妊娠20周以后，若脑室率大于0.5，则应考虑胎儿有脑积水畸形(图2-1-44)。

$$\text{脑室率}=\frac{\text{中线至侧脑室距离}}{\text{中线至颅骨内缘距离}}$$

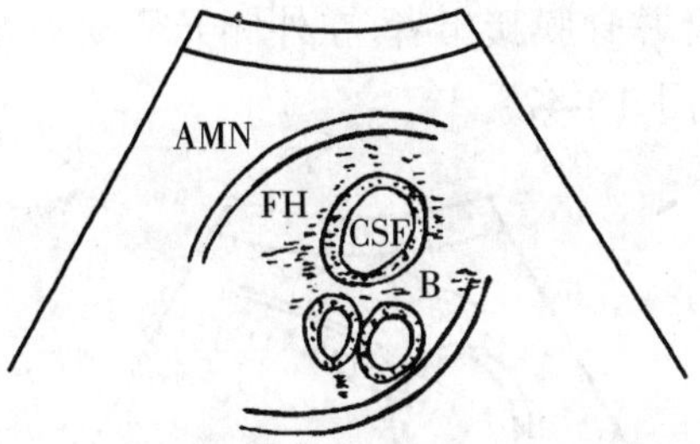

图2-1-44　胎儿颅骨内有3个含脑积液的"洞"：空洞型脑积水

(2)无脑儿：B超扫描时无胎头颅骨完整的圆形光环，为无脑畸形(图2-1-45)。

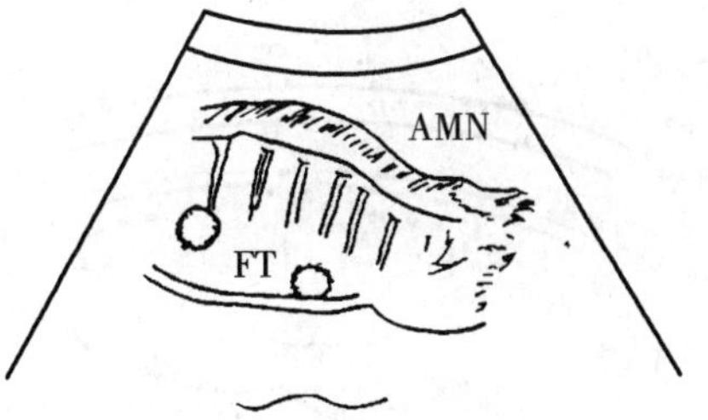

图2-1-45　胎儿头部无颅骨光环：无脑儿

(3)脑膜脑膨出：系颅骨沿矢状缝发生破裂，自颅裂处膨出脑膜、脑组织。超声图像表现为：头颅光环中断，自此中断处有球形透声暗区突出，有脑组织膨出者，在透声暗区内掺杂低回声区(图2-1-46)。

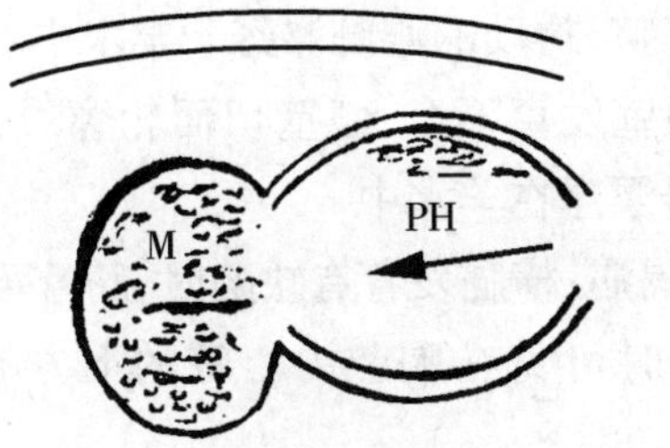

图2-1-46　胎儿颅骨枕部骨质缺损，经此处膨出实性包块：脑膜脑膨出

(4)小脑畸形：超声图像表现胎儿的头围、双顶径、头面积低于该孕周的3个标准差以上，即可诊断为小脑畸形。

(5)脊柱裂：B超扫描正常胎儿脊柱的纵切面呈排列整齐的两条平行光带。而脊柱裂表现为如下几种现象。

①两条光带变宽，排列不齐。

②外侧光带有缺损。

③合并脊膜膨出者，在外侧光带缺损处可见囊性暗区(图 2-1-47)。

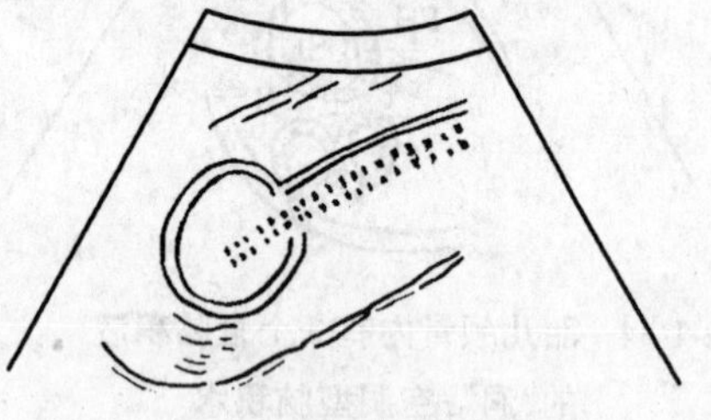

图 2-1-47 胎儿尾椎部脊膜膨出

④脊柱横切面破裂处椎管呈“U”字形(图 2-1-48)。

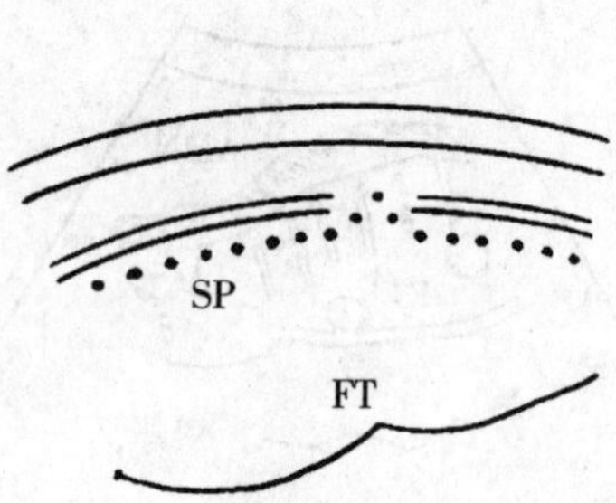

图 2-1-48 脊柱椎体参差不齐，无脑儿合并开放性脊柱裂

(6)心脏畸形：心脏体积大于 1/2 胸腔容积，则揭示有心脏畸形。

(7)内脏外翻畸形

①胸壁发育不全：B 超扫描时可见胸廓切面轮廓线不完整，搏动的心脏漂露于羊水中。

②腹壁发育不全：腹壁切面轮廓线不完整，胃、肠等脏器漂浮在羊水中。

(8)膈疝：横膈发育有缺陷时，肠管可进入胸腔。B超扫描时可见在胸腔内心脏的下方有充液的肠管。

(9)胎儿胸水与腹水：胎儿的胸水与腹水常同时发生。胎儿的胸腔或腹腔积液可单独存在，亦可与其他畸形并存。

①胸水：B 超扫描显示胸腔内有液性暗区，肺脏被挤，变小，胎心在胸水中搏动。

②腹水：B 超扫描可见胎儿腹壁与内脏之间有不等程度液性暗区，常见到肠管、肝脏等在腹水中漂动。

(10)食管闭锁：超声扫描胎儿胃肠区找不到含液的胃泡或肠管。偶可见胎儿有反吐现象。

(11)胃幽门梗阻：B 超检查可见胃扩张呈“单泡”状。

(12)十二指肠闭锁：B 超扫描可见胎儿上腹部出现“双泡症”。系由于近端十二指肠及胃扩张造成的影。连续观察此征不消退，即可确诊(图 2-1-49)。

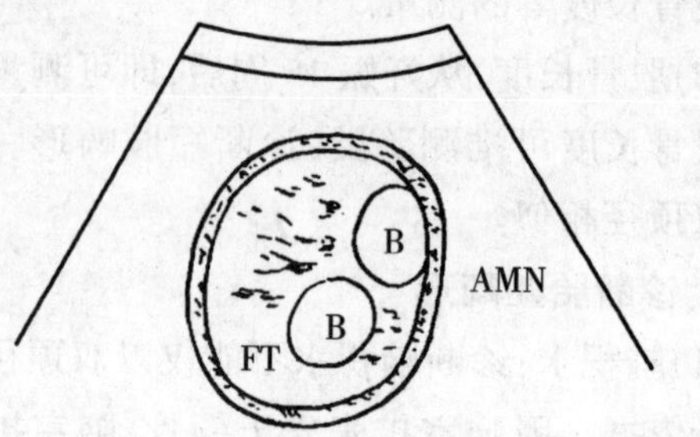

图 2-1-49 胎儿腹部横切面内有两个囊泡：双泡症

(13)小肠闭锁：超声检查可见到许多扩张充液的肠环(图 2-1-50)。

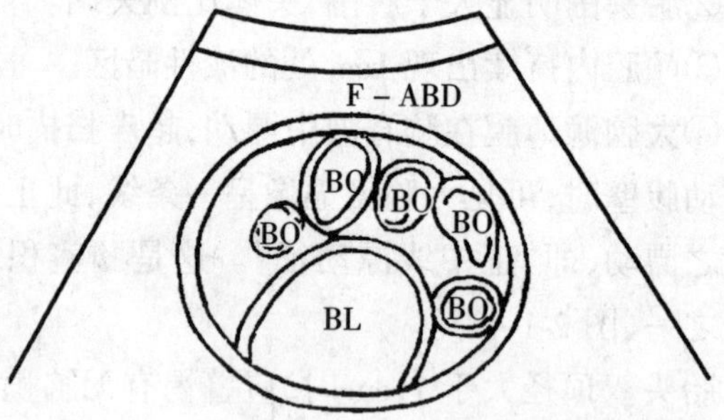

图 2-1-50 胎腹内有多个充液肠环：胎儿小肠闭锁

(14)肛门闭锁：B 超扫描可在胎儿下腹部见到“双叶症”(图 2-1-51)。

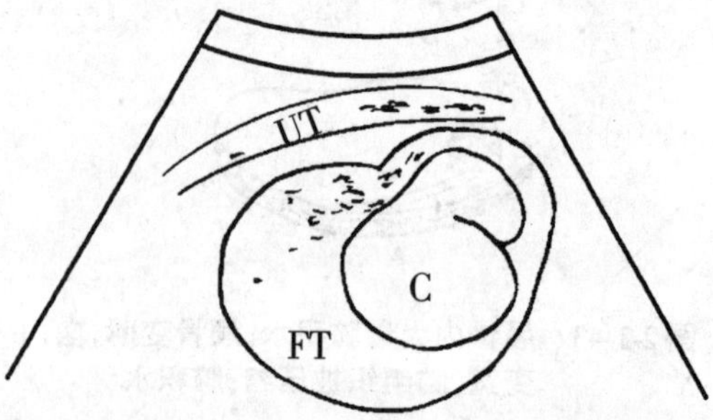

图 2-1-51 胎儿下腹部膨降可见双叶囊泡：肛门闭锁

(15)肾发育不全或缺如：正常发育的胎儿，在妊娠 20 周后，在胎脊柱两侧可看到椭圆形肾脏。肾缺如或发育不良者，则不易看清正常轮廓。双侧肾缺

如时，可看不到充液的膀胱。

(16)肾盂积水：正常肾脏内有小于0.7cm的液性暗区。若肾脏体积增大，且有超过1cm的液性暗区，胎儿可能有肾盂积水。

(17)多囊肾：B超扫描可见多房性囊性肿物，呈蜂窝状，看不清肾脏的正常结构(图2-1-52)。

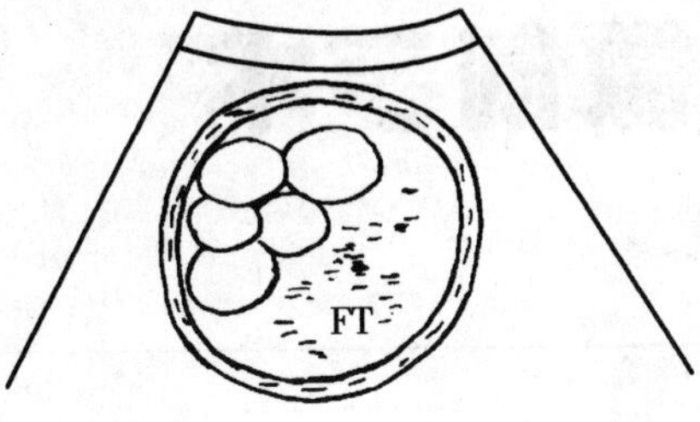

图2-1-52　胎儿右肾增大，内有多个小囊：多囊肾

(18)尿道梗阻：胎儿尿道狭窄畸形可导致膀胱尿潴留。尿潴留常伴双侧肾盂积水。尿液潴留膀胱，其前后径常超过5cm。

(19)骶尾部肿物：B超扫描可见胎儿骶尾部有质地不均的团块。

(20)联体双胎畸形：B超扫描可发现两胎儿某部有联结部位。

(21)先天愚型：妊娠中期做超声检查，可显示出某些可疑先天愚型征象。

先天愚型在B超扫描时显示出的典型表现特征如下。

①颈背部皮褶增厚：孕15～20周时，先天愚型胎儿颈背部皮褶厚度超过6mm者占43%。

②第五指中节指骨骨化中心发育不良：约60%的先天愚型患儿第五指中节骨发育不良，导致指弯曲者50%。

③长骨较短

a. 先天愚型儿上肢长骨长度较正常胎儿平均值小2个标准差。

b. 股骨较短。如测得的股骨长度比应有股骨长度之比小于0.91时，其中68%可诊断为先天愚型儿。

双顶径与股骨长度比值，有助于鉴别患儿与正常发育儿。如比值大于正常值1.5个标准差，至少可确定50%的先天愚型儿。

超声波测量胎儿双顶径及长骨长度，特别是肱骨长度，及颈背部皮褶厚度，结合母亲年龄(高龄初产发生率高)，血浆甲胎蛋白和人绒毛膜促性腺激素值，有助于确定先天愚型儿(图2-1-53)。

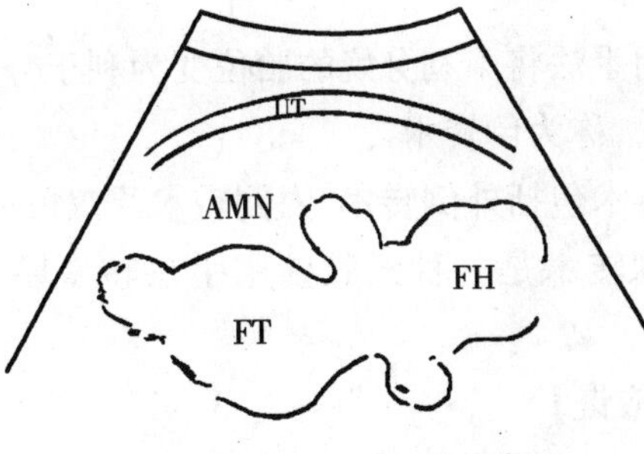

图2-1-53　胎儿短肢畸形

第二章

产科领域内无创、微创手术

第一节 外倒转术

利用手法将不利分娩的胎位变为利于分娩的胎位的方法，称为倒转术。

倒转术包括外倒转术、内倒转术及双极倒转术。

外倒转术是一种经腹壁用手法转变胎位的手术。

【适应证】

1. 横位或斜位者。
2. 妊娠 30～36 周的臀位，经胸膝卧位、艾灸矫治无效者。

【禁忌证】

1. 羊水过多或过少者。
2. 双胎胎位异常者。
3. 盆头不称者。
4. 产前出血者。
5. B 超证实有脐绕颈或绕体者。
6. 合并心脏病、高血压、妊高征等的臀位，通常不行外倒转术；而横位，则可谨慎进行外倒转术。
7. 既往有剖宫产史、子宫肌瘤剔除史、子宫畸形矫治术史等子宫有瘢痕者。
8. 双子宫、子宫纵隔等子宫畸形者。

【必备条件】

1. 活胎、胎心正常、胎心监护无异常反应者。
2. 先露未入盆或已入盆经处理可推出骨盆入口者。
3. 胎膜未破，有适量的羊水者。
4. 腹壁与子宫壁无敏感现象者。
5. 非多产妇。
6. 软产道及骨产道均正常，无盆头不称者。
7. 子宫无瘢痕，无畸形者。
8. 孕期无阴道出血史者。
9. 无妊高征、高血压等合并症者。
10. 术前 B 超确定胎儿发育正常，胎心好，胎位明确，并排除胎盘前置、前壁胎盘及脐带绕颈、绕体等异常者。

【手术步骤】

一、排尿

孕妇先排空膀胱。

二、体位

孕妇仰卧，抬高臀部，两腿髋、膝关节屈曲，尽量放松腹壁。

三、查体

检查胎位，听胎心 1 分钟。

最好通过胎心监护仪监测胎心率及胎心强度

四、转动胎体

如先露已入盆，应先将先露部上推，继之，术者两手分别握住胎头与胎臀两极，使胎儿保持俯屈姿势。一手将胎头沿儿腹方向轻轻推动，另一只手将胎臀慢慢推向宫底，使臀位或横位逐渐地纠正为头位(图 2-2-1，图 2-2-2，图 2-2-3，图 2-2-4)。

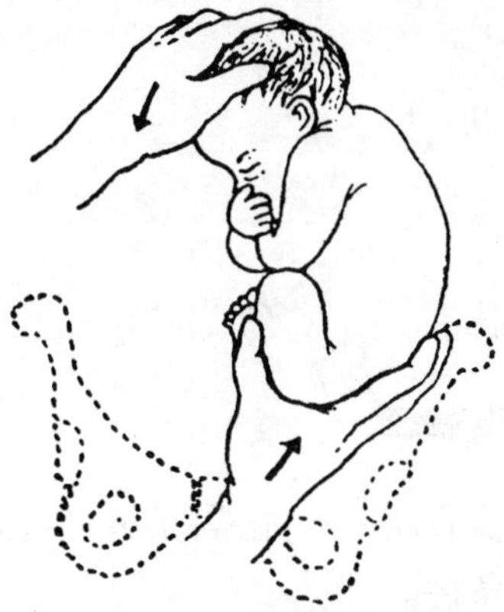

图 2-2-1

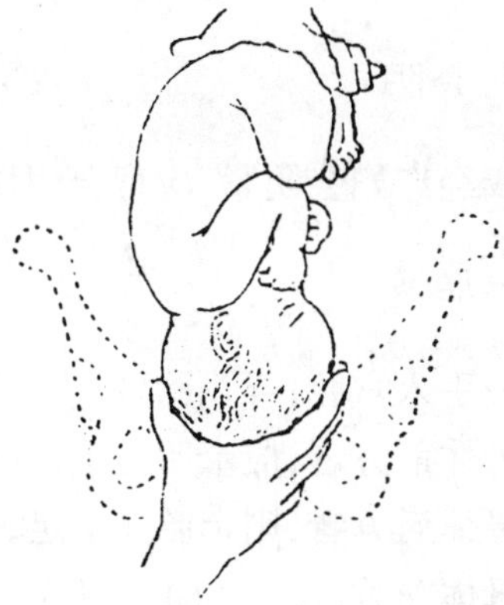

图 2-2-2 已转成头先露

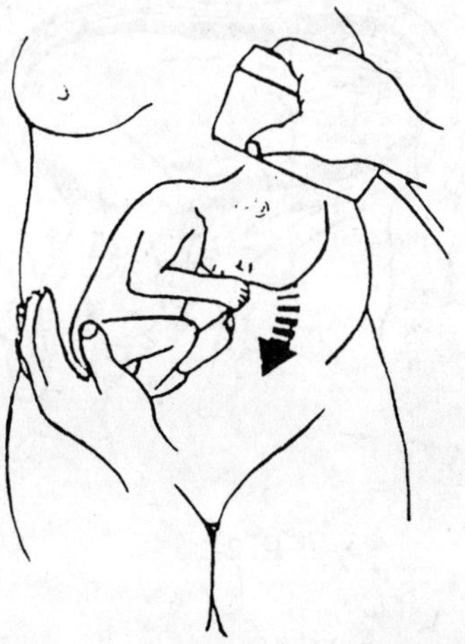

图 2-2-3 也可用传感器转动胎体用传感器与手配合，压胎头转动胎体

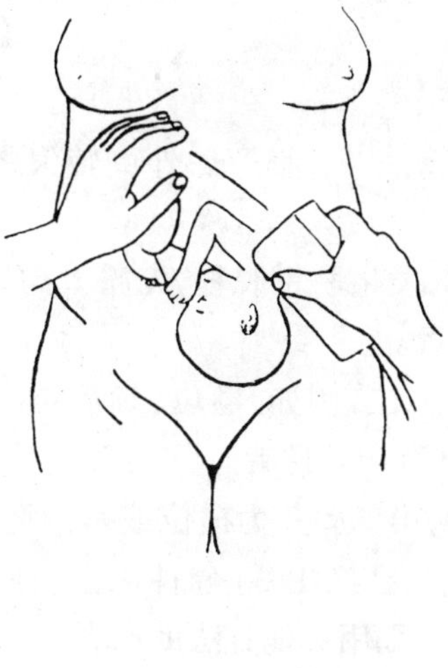

图 2-2-4 将胎儿转成头位

五、固定头位

当胎儿转成头位后，用中等大的毛巾两条，卷成16cm长的卷，分别置于胎头两侧。用 33cm 宽的布绕腹两周，用别针固定之。包扎的松紧程度，应以坐下时无紧束不适感为宜。

六、术后观察

术后观察 30 分钟，再听胎心，如无异常，1 周后复查。

七、定期随诊

如一次外倒转未成功，可于 3～5 日后复查。

【注意事项】

1. 外倒转过程中，应密切注意听胎心，如出现异常，需立即停止操作，等待其恢复正常。若 5 分钟后胎心仍不恢复正常，应放弃手术，并将胎儿恢复为原位。

2. 术中若孕妇自觉腹痛或出现宫缩，应暂停操作。

3. 胎先露已入盆或外倒转有困难时，不应强行施术。

4. 术毕告诉孕妇回家后自数胎动，若胎动有异常(活跃或减少)，应立即到医院复诊。

第二节 内倒转术

术者一手伸入宫腔握住胎足，另一只手在腹部协助，将横位、斜位或头位等转变为足先露的手术称为内倒转术。

【适应证】

1. 横位或斜位，临产后外倒转失败，又无剖宫产条件者。

2. 头位，发生脐带脱垂，先露太高，不能施产钳术急速助娩者。

3. 异常头位，例如，额位、颏后位，不能经阴道分娩，又无剖宫产条件者。

4. 双胎，第二胎儿为横位或宫内窘迫急需娩出者或第一胎儿已娩出30分钟以上，而第二胎儿头位，高浮，不宜采用其他方法助产者。

5. 部分性前置胎盘，经产妇，宫口已开大，阴道出血较多，又无剖宫产条件时，可考虑人工破膜后牵出一足，用先露部压迫止血。

【禁忌证】

1. 子宫有瘢痕者，例如，剖宫产史、子宫肌瘤剔除史、子宫畸形曾行矫治术等。

2. 盆头不称者。

3. 子宫先兆破裂者。

4. 胎膜破裂已久，羊水流净，子宫紧裹胎体者。

5. 子宫缩窄环者。

6. 子宫畸形，例如，双子宫、子宫纵隔等子宫发育不良，宫腔狭窄者。

7. 多胎妊娠，例如，双胎的第一个胎儿，三胎的第一、第二个胎儿，胎位不正时不能采取内倒转术。

【必备条件】

1. 无盆头不称，估计能经阴道娩出者。

2. 宫口已开全或近全或能容一手通过，子宫壁较松弛者。

3. 胎膜未破或破膜不久，尚有适量羊水者。

4. 无子宫破裂先兆征兆。

5. 活胎儿或施行毁胎术有困难的横位死胎。

【麻醉】

麻醉要求子宫肌壁完全松弛，通常用乙醚等醚类吸入麻醉达三期Ⅱ(角膜反射消失)。

双胎第二胎儿或多胎最后一个胎儿行内倒转术时，一般不需麻醉。

【手术步骤】

一、体位

产妇取膀胱截石位。

二、消毒

常规消毒外阴。

胎儿上肢脱出阴道口外者也一同消毒。

三、铺巾

铺无菌巾。

四、导尿

排空膀胱。

五、阴道检查

做阴道检查明确胎先露，了解骨盆大小，明确是否具备手术条件。

六、刺破胎膜

胎膜未破者，应先破膜。

七、切开会阴

初产妇或经产妇会阴紧，应行会阴切开术。

八、牵拉胎足

术者伸一手入宫腔，寻找胎足。

儿背在母体前方者，应牵胎儿下足(图2-2-5)。

儿背在母体后方者，则牵胎儿上足，使内倒转时儿背保持在母体前方(图2-2-6)。

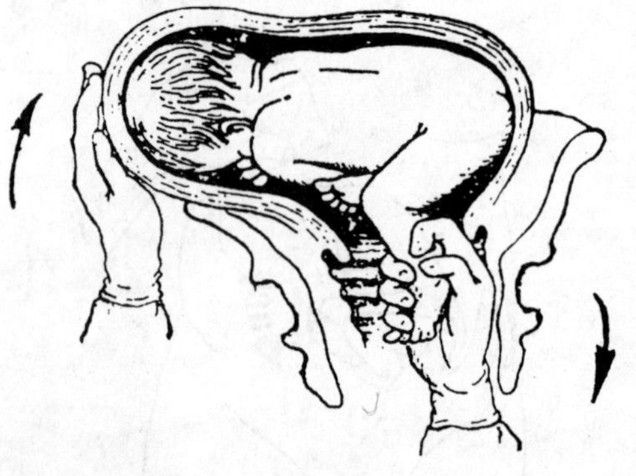

图2-2-5

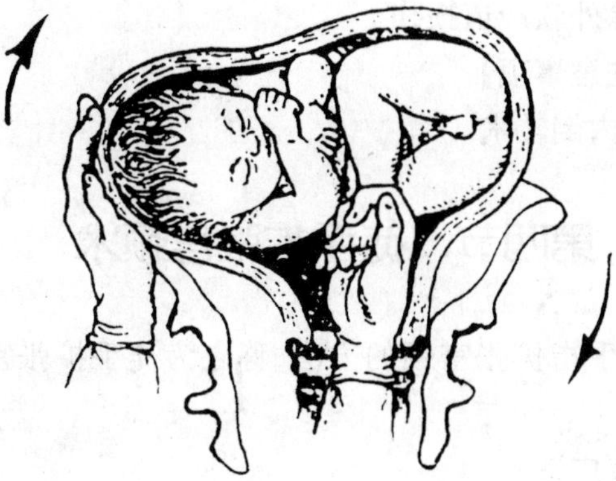

图 2-2-6

九、倒转胎体

1. 术者一手握住胎足，缓慢轻柔地向下牵拉。另一只手在腹壁协助，慢慢将胎头回转，使胎轴与子宫纵轴一致。在牵拉过程中若另一足亦下降，则可一并握住牵拉，并应注意始终保持足跟朝上(图 2-2-7)。

2. 当胎膝部露出母体阴道口外时，内倒转即完成。此时宫口若开全，应立即行臀牵引术助娩；宫口未开全时应勤听胎心，待宫口开全后，自然娩出或行臀牵引术。

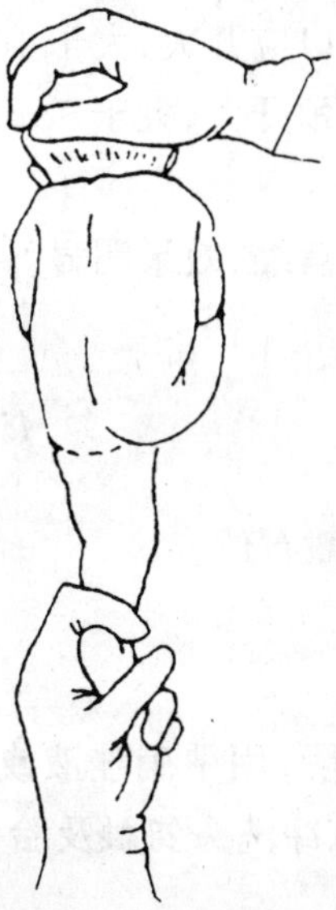

图 2-2-7 倒转胎体

十、术后探查

术毕，常规探查产道，了解是否有宫壁、宫颈、阴道裂伤。如有，应立即行修补术。

【注意事项】

1. 内倒转术要求足够深度的麻醉，若麻醉不深，不能操作，否则易诱发子宫痉挛性收缩。

2. 在寻觅胎足时，应仔细与手区别，千万勿将胎手误足牵引，以防导致医源性的手术困难。

3. 倒转后，应听胎心，如出现胎心异常，且宫口已开全，须立即行臀牵引术娩出胎儿。

4. 操作必须轻柔，以防引起母体子宫破裂，胎儿肢体骨折、脱臼等母子损伤。

第三节 双极倒转术

头位胎儿转成臀位的手术，称之为双极倒转术。实际上双极倒转术包括在内倒转术内。

【适应证】

有下述情况，又无剖宫产条件时行双极内倒转术。

1. 头位合并脐带脱垂，宫口开得不大，头位置高，可将足牵至下方，以防脐带再度脱垂，并减轻脐带受压。

2. 部分性前置胎盘，阴道出血量多，可施此术牵一足，以胎臀压迫胎盘剥离面，从而止血。

3. 额位者。

4. 颏后位者。

5. 头与手复杂先露，胎手回纳困难者。

【禁忌证】

同内倒转术。

【必备条件】

子宫口开大至少能通过 2 指，其余条件同内倒转术。

【麻醉】

同内倒转术。

【手术步骤】

一、体位

产妇取膀胱截石位。

二、消毒

常规消毒外阴。

三、铺巾

铺无菌巾。

四、导尿

排空膀胱。

五、阴道检查

做阴道检查明确胎先露，了解骨盆大小，确定是否具备手术条件。

六、刺破胎膜

胎膜未破者，应先破膜。

七、牵拉胎足

术者与胎足所在母体相反侧之手，伸入阴道内，如胎足在母体右侧，则术者伸左手，用食、中二指伸入子宫颈内。宫腔内手指将儿头推向侧上方，同时外手握胎臀，推向下方，促使胎足下降接近内手，内手从胎身侧方找到胎足，并将一足夹于二指之间，徐徐向子宫颈外牵引直至胎膝露于外阴，此时外手把握胎头。向子宫底部上推，以助倒转的完成(图 2-2-8)。

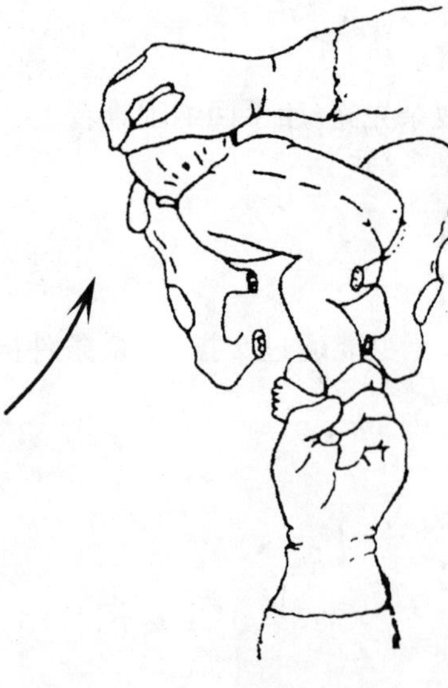

图 2-2-8

八、术后探查

术毕，分娩结束后，必须探查宫腔、子宫颈、阴道，以除外软产道损伤。

【注意事项】

同内倒转术。

第四节 徒手扩张宫颈术

用手指扩张宫颈的方法，称之为徒手扩张宫颈术。

【适应证】

1. 引产，例如，胎盘功能不良，过期妊娠需引产者。

2. 第一产程延长、胎儿宫内窘迫、妊高征者，为缩短第一产程，可施徒手扩张宫颈术。

3. 临产过程中，宫颈被压于耻骨联合后，扩张受阻者。

【禁忌证】

1. 盆头不称者。

2. 宫颈管尚未消失，宫口未开，宫颈组织硬韧者。

3. 不具备经阴道分娩条件者。

【必备条件】

1. 无明显盆头不称。

2. 引产时宫口应开大，大于 1cm。

3. 临产后宫颈开大，大于 3cm，对促进产程的进展效果更佳。

4. 维持有效宫缩，效果明显。

【手术步骤】

一、体位

产妇取膀胱截石位。

二、消毒

常规消毒外阴，用甲硝唑液或洗必泰液冲洗阴道，冲洗时要注意冲洗头勿触及胎头。

三、铺巾

铺无菌巾。

四、扩宫

术者以食指和中指伸入子宫颈前唇与儿头之间，在子宫收缩时，尽量将子宫颈向上推，并向两侧扩张(图 2-2-9)。

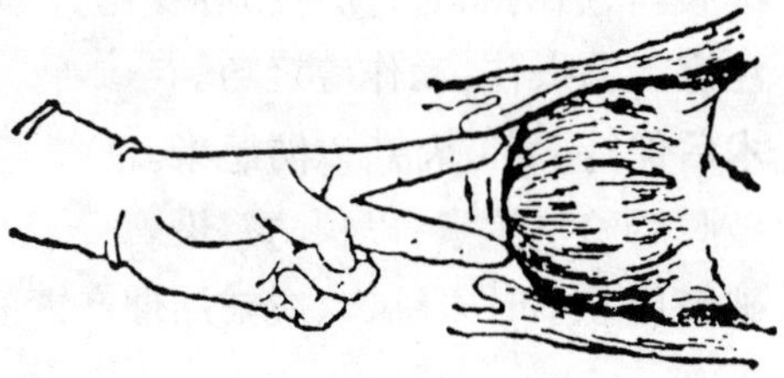

图 2-2-9

当子宫颈扩张,先露下降,手指无法伸入先露与耻骨联合之间的空隙时,即停止操作,待其自然扩张。

【注意事项】

1. 严格无菌操作,术后给抗生素,以预防感染。

2. 操作应轻柔,以免引起宫颈裂伤。

3. 术毕,常规检查宫颈有无撕裂伤。

第五节　剥膜术

施术者用手指将接近子宫颈口的部分胎膜与宫壁分离,称之为剥膜术。

剥膜前,通常先扩张宫颈,能反射地引起子宫收缩,故临床上常用此法引产或加速产程进展。

【适应证】

1. 过期妊娠者。

2. 母体合并症,例如,妊高征,高血压,心、肺功能不良,继续妊娠对母体健康有严重威胁者。

3. 死胎。

4. 无存活能力的畸形胎儿。

【禁忌证】

1. 胎位不正,例如,横位、额先露、颏后位者。

2. 有剖宫产指征,例如,盆头不称,产道梗阻者。

3. 宫颈坚硬,无阴道分娩条件者。

4. 外阴、阴道炎症者。

5. 前置胎盘者。

【手术步骤】

一、体位

产妇取膀胱截石位。

二、消毒

常规消毒外阴、阴道。

三、铺巾

铺无菌巾。

四、导尿

已自解小便的不导尿。

五、剥膜

剥离胎膜术,术者用手轻轻分开阴道口,食指伸入子宫颈管中,沿 3、6、9、12 各点进行扩张,如宫口扩张大于 2m,可将食指、中指伸入宫颈管内扩张宫颈,然后沿子宫下段轻轻将胎膜与子宫壁呈环状分离 1~2 周,分离深度应大于 4cm,越深效果越好(图 2-2-10)。

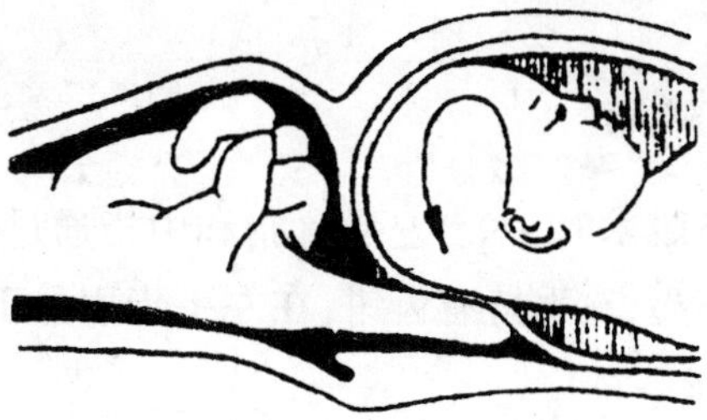

图 2-2-10

【注意事项】

1. 剥膜术前、术后听胎心,注意胎心变化。

2. 操作应严格无菌,动作轻柔,若触及海绵样组织,应立即停止手术,以免引起大出血。

3. 若估计剥膜后短时间内不能结束分娩,可适当加用抗生素预防感染。

第六节　破膜术

破膜术可用于引产与催产。

【适应证】

1. 过期妊娠者。

2. 妊娠合并妊高征、高血压、肾脏病等疾患,继续妊娠对母子均不利,需引产者。

3. 羊水过多者。

4. 胎盘早期剥离或部分前置胎盘者。

5. 产程进展缓慢,宫口开大 3~4cm 时,可破膜加速产程。

6. 宫口开大 8~10cm,胎膜迟破者。

【禁忌证】

1. 先露浮动或胎位不正,例如,横位、额先露、颏后位等。

2. 脐带先露或脐带隐性脱垂者。

3. 有剖宫产指征,例如,盆头不称,产道梗阻者等。

【手术步骤】

一、准备

同剥膜术。

二、扩宫与剥膜

宫口小于 4cm 时,可先扩宫口,剥膜,然后施破膜术。

三、破膜

行破膜术时,术者左手食指和中指通过颈管触及前胎膜囊,右手持有齿钳,在左手指引导下,刺破胎膜(图 2-2-11)。

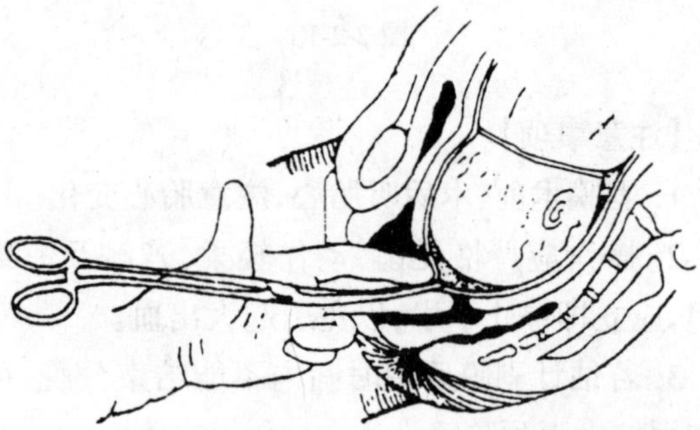

图 2-2-11

【注意事项】

1. 最好在无宫缩时破膜,以使羊水缓慢流出,避免脐带随羊水脱出。

2. 羊水过多破膜时,更应使羊水缓慢流出,以防宫腔内压力骤降引起胎盘早期剥离。且在羊水流出过程中,腹部上加沙袋,以避免腹腔内压突降诱发虚脱。

3. 破膜前、后听胎心,注意胎心变化。

4. 注意无菌操作,动作应轻巧。

5. 术后保持阴部清洁,以防感染。

6. 破膜后给抗生素,以预防感染。

7. 破膜后 6 小时未临产,应辅加催产素静点。

第七节 徒手剥离胎盘术

术者用手剥离,取出滞留于宫腔内的胎盘的手术,称为徒手剥离胎盘术,又称人工剥离胎盘术。

【适应证】

1. 第三产程超过 30 分钟,经一般处理,胎盘仍未排出者。

2. 胎儿娩出后,胎盘尚未娩出,阴道活动性出血超过 200ml。

3. 前置胎盘或胎盘早剥,胎儿娩出后仍有阴道出血者。

4. 某些难产手术,例如,横位内倒转术,毁胎术毕,需探查宫腔,有必要立即娩出胎盘者。

5. 醚类药物麻醉后。

【禁忌证】

植入性胎盘者,切勿强行剥离。

【麻醉】

1. 一般不需麻醉,可适量给予镇静剂。

2. 宫口部分关闭,术者无法伸手入宫腔者,给醚类药物吸入麻醉。

【手术步骤】

一、体位

产妇取膀胱截石位。

二、消毒

用 0.5%碘伏液再次涂擦消毒外阴。

三、铺巾

铺无菌巾,注意遮住肛门。

四、导尿

排空膀胱。

五、术者准备

术者刷手，穿手术衣，戴无菌手套。

六、手取胎盘

术者伸一只手入宫腔，循脐带找到胎盘，如胎盘为已剥离被宫颈嵌顿者，可将胎盘取出。

如胎盘尚未剥离，术者以掌面的尺侧缘或并拢的五指，手背紧贴宫壁，从胎盘的边缘，如裁纸状，慢慢地将胎盘自宫壁分离，同时左手在腹部扶住子宫底，并稍向下推，以利宫腔内手的操作(图 2-2-12)。

待胎盘全部剥离后，将胎盘全部握住，另一只手拉住脐带，待宫缩时取出胎盘。

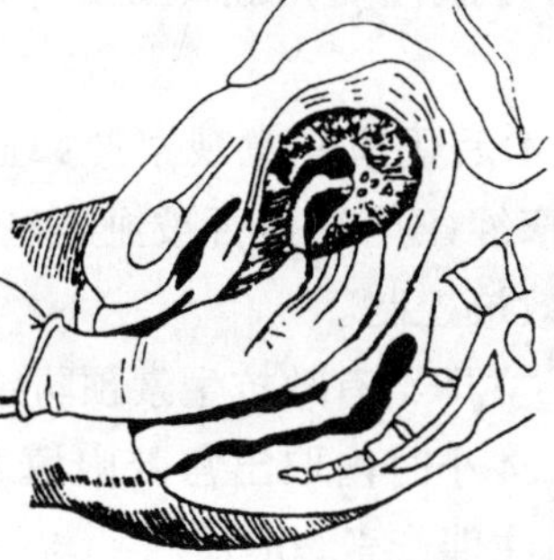

图 2-2-12　行人工剥离胎盘术

七、术毕检查

1. 术毕立即检查胎盘、胎膜是否完整。如有缺损，应重新伸手入宫腔，取出残留的胎盘、胎膜。

2. 如宫腔内有细碎的胎盘、胎膜残留，手取不净时，可用大头刮匙刮宫。

3. 术毕探查宫壁、宫颈、阴道有无裂伤，如有，应及时修补。

【注意事项】

1. 若胎盘与宫壁间无明显界限，应想到植入性胎盘的可能，不能强行用暴力撕拉胎盘，以免导致子宫损伤或子宫内翻等意外。

2. 术后给宫缩剂，肌注或静点催产素 20U 或经腹壁直接向子宫肌壁内注射麦角新碱 0.2mg。

3. 给抗生素预防感染。

第八节　宫腔纱条填塞术

【适应证】

由于子宫收缩乏力所致的产后出血，经采用宫缩剂及其他方法积极治疗无效时，可试用宫腔纱条填塞术止血。

【禁忌证】

1. 子宫肌壁有薄弱处或裂伤或畸形子宫，如单角子宫、纵隔子宫等。

2. 子宫有瘢痕，例如，有剖宫产史、肌瘤剔除史、双子宫吻合史等。

3. 生殖器官有严重炎症者。

【必备条件】

1. 经阴道分娩后，子宫出血需行宫腔纱条填塞术时，宫口应尚未闭合，且可允许术者手通过。

2. 剖宫产术中子宫收缩乏力，出血，经其他方法积极抢救无效，欲行宫腔纱条填塞术止血时，可经子宫切口处填入纱条，即未缝合子宫切口前，可试行宫腔纱条填塞术。

【麻醉】

不需特殊麻醉。

【手术步骤】

一、体位

1. 经宫颈口填塞纱条时，产妇取膀胱截石位。

2. 剖宫产术经子宫切口填塞纱布时，产妇取仰卧位。

二、消毒

经宫颈口填塞纱条时，应再次用 0.5% 碘伏液消毒外阴、阴道及宫颈。

三、铺巾

铺无菌巾。

四、暴露宫颈

用双叶拉钩暴露宫颈，用卵圆钳夹住宫颈前、后唇，并由助手扶持。

五、手术方法

1. **徒手宫腔纱条填塞术**　术者左手在腹部下

推子宫底，右手持无菌纱条（浸过甲硝唑液或庆大霉素药液），以食、中二指夹纱条送入宫腔，从宫底部起，自左向右，自上而下依次填塞宫腔。当子宫上段填满后，外手固定子宫，内手对填塞的纱条平均用力挤压，使纱条紧压在一起。阴道亦用同法塞紧，外阴用无菌纱布保护，加敷丁字带（图 2-2-13）。

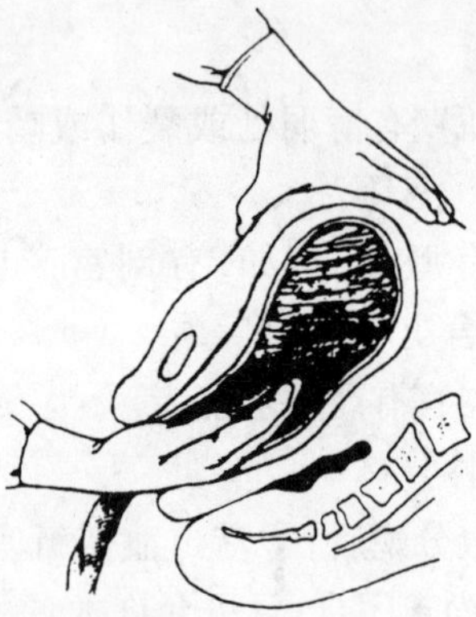

图 2-2-13

2. **器械宫腔纱条填塞术** 用器械填塞纱条时，助手从腹壁固定子宫底，术者左手伸入宫腔做引导，右手持海绵钳或妇科填塞钳夹纱条送入宫腔，先填宫底，填塞方法及顺序同徒手填塞法（图 2-2-14）。

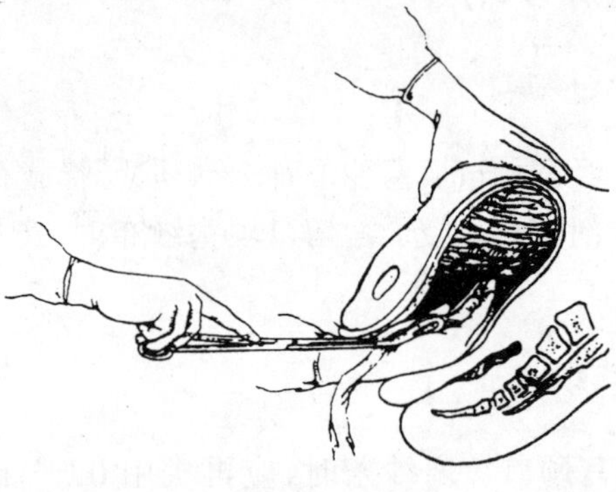

图 2-2-14

3. **经剖宫产子宫切口填塞纱条术** 在剖宫产术时，经子宫切口填塞纱条，纱条的尾端需经宫颈口送入阴道，然后常规闭合子宫切口。

【注意事项】

1. 宫腔纱条填塞应依次进行，而且要填塞坚实。若宫底处有空隙，则不能止血，上部出血，下部有纱条阻塞使血不能外流，可导致对出血的误诊，以致延误治疗。

2. 尽量采用徒手宫腔纱条填塞法，若使用器械填塞时，用力不可过猛，以防损伤宫壁。

3. 宫腔纱条填塞应动作轻柔，严格执行无菌操作。

4. 宫腔纱条填塞后，静滴催产素（10% 葡萄糖 200ml 加催产素 20U），无高血压、心脏病及对麦角新碱过敏史者，可肌注麦角新碱 0.2～0.4mg，以加强宫缩止血。

5. 填塞术后仍应注意观察产妇血压、脉搏、宫底高度及填塞纱条尾端是否被血染红，以了解子宫出血是否有效被控制。

6. 术毕，立即给有效抗生素预防感染。

7. 术后 24 小时内取出宫腔内填塞的纱条。取纱条前，应肌注催产素 20U。

第三篇　计划生育

第一章

计划生育领域内无痛、无创检查法

第一节　基础体温测定

基础体温即休息 6~8 小时后，尚未起床、谈话、活动、进食前测定的体温，可间接反应妇女卵巢功能。

正常生育年龄的妇女，基础体温于月经期后稍低，排卵当日更低，排卵后由于卵巢分泌的黄体素可使体温升高 0.33~0.5℃。直至行经前黄体素分泌下降，体温也随之下降，至下次排卵后体温又复上升，称双相曲线(图 3-1-1)。

正常排卵的妇女体温升高应持续 12~14 天，若仅持续 8~9 天，表示黄体发育不健全。

无排卵者体温不升，呈单相曲线。

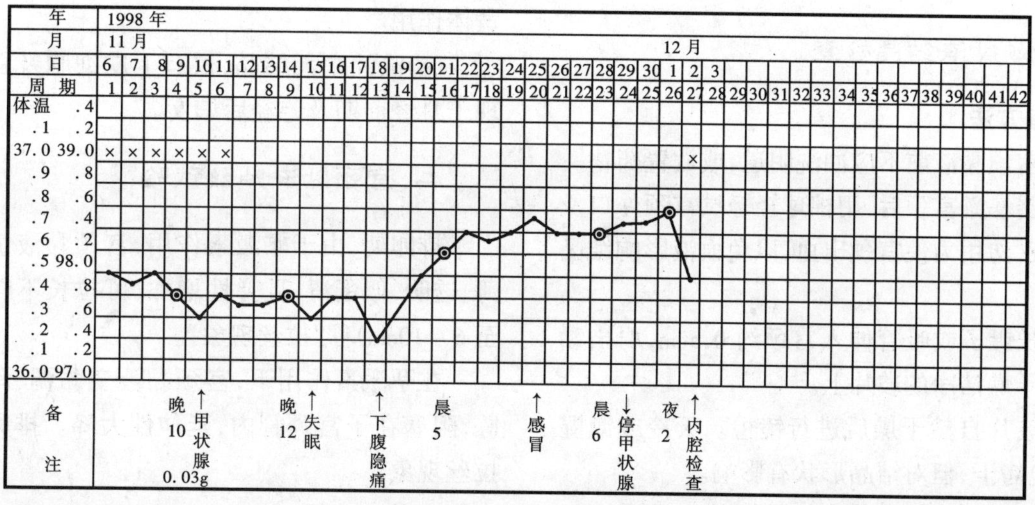

图 3-1-1　基础体温曲线

一、适用范围

1. 不孕症者测基础体温，了解有无排卵，若有排卵，排卵期同房，以提高妊娠率。如无排卵，可使用促排卵药物，观察基础体温变化，以了解治疗效果。

2. 指导功血的诊断与治疗。

3. 掌握排卵日期，以便采取安全期避孕法。

二、测试方法

1. 备描记体温的体温表、记录笔 1 支，体温计 1 支，每晚睡前将体温计水银甩低后置于床边。

2. 每晨清醒后，立即测口温 5 分钟。夜班后，卧床休息 6～8 小时后测口温。测定的温度数记录于体温表内。

3. 记录体温的方法

(1)以“•”表示体温。

(2)用“⊙”表示房事日期，并注明时间。

(3)将发烧、感冒等疾病，或迟睡、饮酒等可能影响体温等特殊情况，在表中注明。

(4)周期中，如有服药，应注明何种药。服药及停药日期应以“↑”及“↓”加注。

(5)每一月经周期，使用一张体温表的一表格，自表格左侧开始记录，以“×”表示经期开始与结束。

(6)连续记录 3 个月体温。

第二节 子宫颈黏液检查

子宫颈管内膜富有腺体，分泌黏液。其黏液性能受卵巢激素影响，故可通过宫颈黏液性能(量、黏稠度、黏液结晶类型)的测定，推测卵巢功能。

一、宫颈黏液结晶检查

1. 检查方法

(1)取宫颈黏液前不应冲洗阴道，或放置药物。

(2)窥器暴露宫颈后，用棉球轻轻拭宫颈外口及穹窿部黏液，勿用力使宫颈出血，以免血液影响结晶形成。

(3)用长镊子或吸管伸入宫颈约 0.5cm，取出黏液，轻铺于干燥洁净的玻片上。

(4)待玻片自然干燥后进行镜检。天冷或潮湿时可用灯泡烤干，但对结晶形状有影响。

2. 结果判定 宫颈黏液结晶性状与量决定于雌激素的水平。近排卵期雌激素水平最高时，宫颈黏液结晶最丰富，形成密集的细长羊齿叶状。当排卵后，黄体激素阻止结晶形成，黏液结晶可全消失(图 3-1-2)。

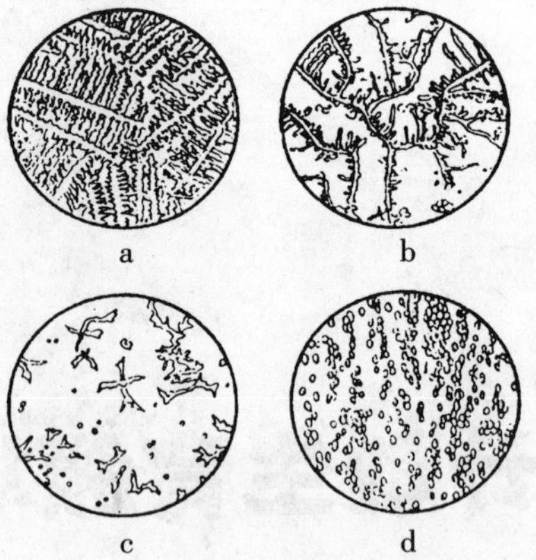

a.“+++”典型结晶 b.“++”较典型结晶
c.“+”不典型结晶 d.“-”椭圆体

图 3-1-2 宫颈黏液结晶

(1)典型结晶(+++)：涂片布满直、细长、分支繁复的羊齿叶状结晶，表示即将排卵。

(2)较典型结晶(++)：涂片布满弯曲较粗的羊齿状结晶，或呈带状，似树枝落雪状，相当于月经周期第 10～12 天，即排卵前 2～4 天。

(3)不典型结晶(+)：结晶呈细树枝状，分支少、稀疏，似金鱼草状，相当于月经第 7～8 天，表示雌激素水平低落。

(4)椭圆体：较白细胞大 2～3 倍，但较窄，透光度大，镜下有亮感。约在排卵后 48 小时出现，表示黄体作用。

(5)涂片中无结晶，仅有上皮细胞及白细胞，出现于月经前期及绝经后妇女。

二、宫颈黏液抽丝试验

排卵期，由于雌激素作用，宫颈黏液量增多、稀薄、透明，似蛋清，且弹性增加，可拉长不断(可拉长至 6～10cm)称“拉丝现象”。

在孕激素作用下，宫颈黏液变黏稠、浑浊，似胶胨，阻塞在子宫颈管内，延伸性大降。排卵后期，无拉丝现象。

1. 临床应用

(1)判定有无排卵：从月经干净开始，每日或隔日连续测定宫颈黏液，渐渐增多，日稀，下半月量变少、黏稠，提示可能有排卵。

(2)如整个月经周期中宫颈黏液的黏稠度变化不大，提示雌激素低落，卵巢功能不全。

(3)若宫颈黏液持续呈稀薄 、透明，且延展性强，而无周期性变化，标志雌激素高度影响，缺乏孕激素作用，提示无排卵，或未妊娠，以鉴别闭经原因。

2. 检查方法

(1)暴露宫颈，观察宫颈口黏液性状（稀薄或黏稠，透明或混浊），用干棉球擦净宫颈表面及阴道穹窿部分泌物，用干燥长吸管或长镊子伸入宫颈1cm，钳取黏液。

(2)将黏液置于玻片上，用另一张玻片蘸取黏液，拉成丝状，测其长度。或直接分开钳取黏液的钳口，测其拉丝长度。

第三节　输卵管通气检查

【适应证】

1. 原发或继发不孕症，男方精液及生殖功能正常，为排除输卵管阻塞或了解输卵管阻塞部位。
2. 检查、评价输卵管再通术的效果。
3. 对轻度输卵管黏膜粘连有疏通作用。
4. 输卵管再通术后经宫腔注药或通气，可防止吻合部粘连，以保证手术效果。
5. 研究输卵管的生理解剖及病理改变。
6. 检验各种绝育术的效果。

【禁忌证】

1. 内、外生殖器急性炎症或慢性盆腔炎急性或亚急性发作者。
2. 月经期者。
3. 阴道不规则出血者。
4. 重度宫颈糜烂或宫颈炎有脓性分泌物者。
5. 阴道清洁度Ⅲ～Ⅳ度者。
6. 罹患严重全身疾病，如心功能代偿较差、活动性结核病、肾衰、糖尿病酸中毒、癌症者等。
7. 妊娠期者。

【检查时间】

月经彻底干净3～7天，3天内无房事。

【操作步骤】

一、体位

受检者取膀胱截石位。

二、消毒

常规冲洗外阴、阴道。

三、铺巾

铺无菌巾。

四、安装通气仪

妥善安装通气仪（图3-1-3）

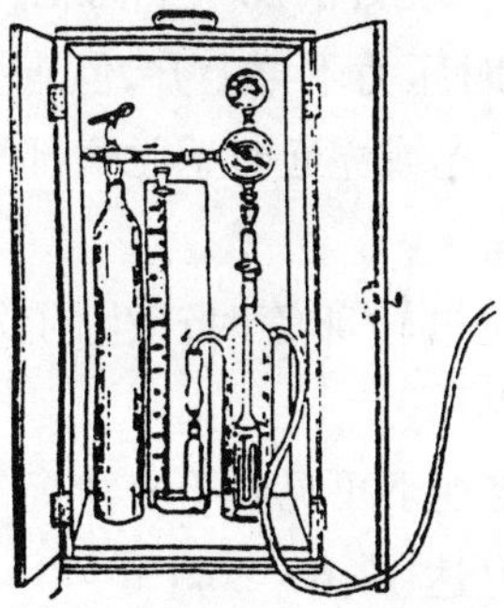

图 3-1-3

五、暴露宫颈

用窥器暴露宫颈，擦净宫颈黏液，用0.5%碘伏液消毒阴道、宫颈外口及宫颈管。

六、探测宫腔

用宫颈钳夹住宫颈前唇向外牵拉。以探针测宫腔方向、长度，并排除颈管狭窄。若颈管狭窄，可用宫颈扩张器稍扩大（图3-1-4）。

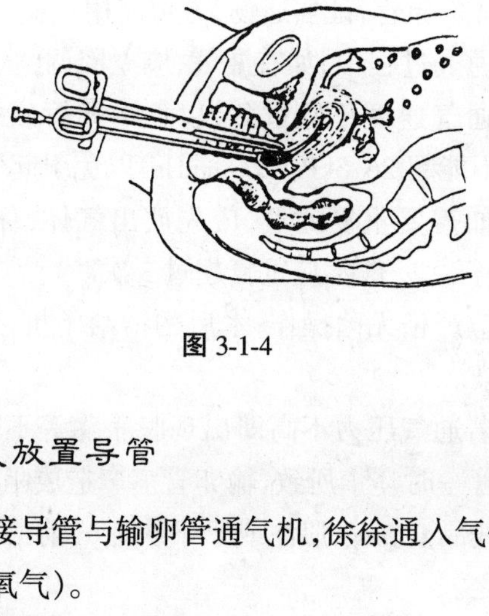

图 3-1-4

七、放置导管

连接导管与输卵管通气机，徐徐通入气体（二氧化碳或氧气）。

注意事项

(1)随时观察描绘记录。

(2)助手同时在腹部用听诊器听取是否有气体通过输卵管时所产生的吹泡声。

(3)严密注意患者有无突然下腹剧痛、气急、紫绀等输卵管破裂或气栓表现。

九、结果判定

1. 输卵管通畅的临床表现

(1)压力上升至10～13kPa(80～100mmHg)时，迅即下降2.6～5.3kPa(20～40mmHg)，此后气体继续经过输卵管时压力不再上升，但有波动。

(2)患者坐起或立起时感觉肩部酸痛，系气体刺激膈神经所致。

(3)气体通过输卵管时产生的吹泡声，清晰可闻。

(4)荧光透视下可见膈下有游离气体。

(5)当压力达18.6～20kPa(140～150mmHg)时，出现压力下降，说明原有轻度粘连或阻塞，已被分离而通畅。

2. 输卵管阻塞的临床表现

(1)压力升达21.3～26.6kPa(160～200mmHg)，仍持续不下降。

(2)在下腹部未闻及吹泡声。

(3)患者感到下腹部胀痛。

出现输卵管阻塞现象时，可再重复做一次通气，以避免因输卵管痉挛所产生的误诊。

【注意事项】

1. 通气术前，应仔细检查通气机，并先使气体通过子宫颈导管，证实通畅，方可应用。

2. 通气过程中，如有漏气，应立即调整。

3. 通气速度不宜过急，以免输卵管破裂，且压力最高不能超26.6kPa(200mmHg)以免引起气栓。

4. 如需要重复通气，应先放出气体，休息片刻后，再进行。一般不应重复超过3次。

5. 应严格无菌操作，术后酌情给予抗感染药物预防感染。

6. 若通气压力不高即出现腹胀痛等不适，可能为输卵管一时痉挛所致，输卵管痉挛造成阻塞假象，可给阿托品0.5mg，肌注或于下次通气前给予注射，以缓解之。

7. 通气过程中应采取臀高头低位，以防万一气栓时气体进入头部。

8. 气体进入腹腔，刺激腹膜，若出现晕厥，应立即停止通气，抢救患者。

9. 通气后，二周内禁性生活。

第四节 输卵管通液检查

【操作步骤】

一、排空膀胱

受检者自行排尿。

二、体位

取膀胱截石位。

三、消毒

常规消毒外阴、阴道及宫颈。

四、铺巾

铺无菌巾。

五、暴露宫颈

用窥器暴露宫颈，用宫颈钳夹持，牵拉宫颈，将通液导管插入宫颈。

六、通液

混合药液通液术

将通液导管与注射器“Y”形接管、压力计逐个相连。压力计应高于注射器水平，以免注射液进入压力计。或无压力计，注射器直接与通液导管相连。

注射器内装有20ml生理盐水或生理盐水内混有药液(生理盐水10ml，庆大霉素针剂16万U，地塞米松针剂10mg，3%利多卡因5ml)，缓缓推注，压力维持在21.3～26.6kPa(160～200mmHg)，切勿超过26.6kPa(200mmHg)(图3-1-5)。

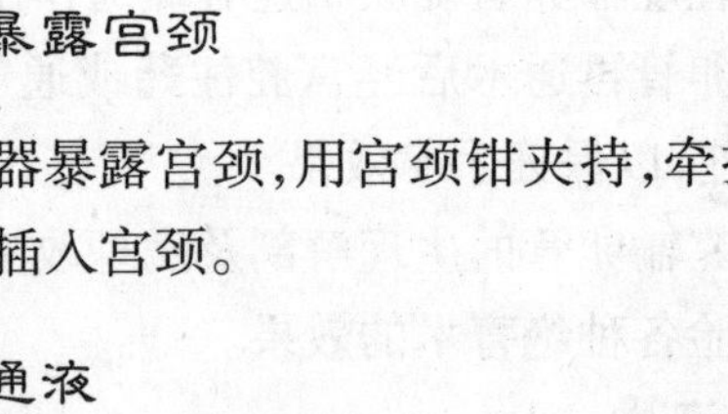

图3-1-5 输卵管通液装置

【临床表现】

1. 输卵管通畅的临床表现

(1)注入20ml盐水,毫无阻力,压力维持在8~10.6kPa(60~80mmHg),患者无酸胀不适,停止注液后,压力速降,表明液体已进入腹腔,反复试验,结果相同。

(2)不用压力计,直接由注射器向导管内推注。输卵管通畅时,注入生理盐水20ml无阻力,患者无不适症状。

2. 输卵管阻塞的临床表现

(1)注入生理盐水4~5ml,患者即感下腹酸痛,且压力持续上升不降。

(2)不用压力计,当注入生理盐水时,感觉有阻力,勉强注入不足10ml,患者即感下腹胀痛,停注入盐水后,液体又回流到注射器中,标志输卵管阻塞。若再加压注射,又能将盐水逐渐推进,提示输卵管轻度粘连已被分开。

【注意事项】

1. 严格无菌操作。

2. 注射用的生理盐水,应加温至接近体温,以免冷盐水刺激输卵管发生痉挛。

3. 推注盐水时,导管应与宫颈紧贴,以防漏水。

4. 术后1周内禁性生活。酌情给抗感染药物。

B超下过氧化氢通液术

先向宫腔灌注生理盐水15ml,再缓慢注入3%过氧化氢3~5ml,在B超下观察。

【结果判定】

1. 输卵管通畅 可见宫腔内有气体翻滚,并向两侧输卵管移动,最后在直肠陷凹可见液体和气体。

2. 输卵管通而不畅 表现为推注有一定阻力,盆腔内偶见气体或子宫直肠陷凹有少许液体、气体。

3. 输卵管阻塞 表现为子宫内有气体,部分输卵管内有气泡回声,但无气泡向盆腔溢出。

4. 盆腔有粘连 溢入盆腔的气泡聚集成团不弥散。

此方法安全、简便,比较正确,且过氧化氢是消毒剂,加上推注时的物理压力有一定的治疗炎症粘连作用。其缺点是影像不如X线造影清晰,少数患者术后感觉腹痛。

第五节 不孕症诊断与治疗同步操作

【概述】

对不孕症的诊断与治疗其原理,是此治疗仪由电脑控制进入子宫内药液的输入量和压强,检测子宫宫腔容积和输卵管通畅度,并对输卵管通液有治疗功能。另外,当子宫宫腔容积小于正常值时,仪器开始自动治疗,有效地扩大宫腔容积,对子宫壁产生良性刺激,改善局部血运,促进内分泌功能,达到妊娠的目的(图3-1-6)。

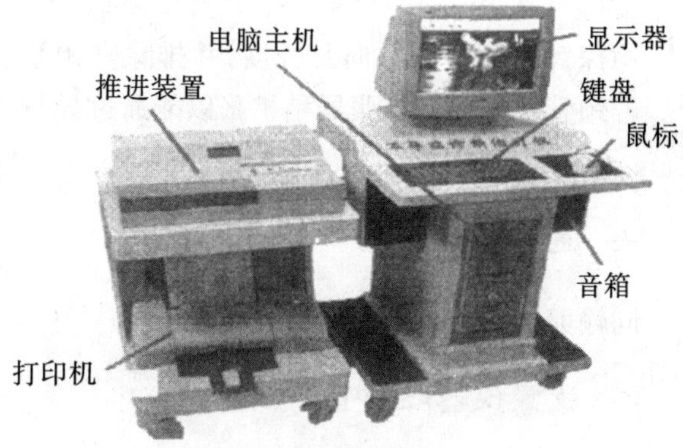

图3-1-6 仪器外形构成图

【适用范围】

1. 适用于对子宫宫腔容积检测。
2. 输卵管通畅度的检测。
3. 子宫发育不良的治疗。
4. 宫腔部分粘连的治疗。
5. 输卵管梗阻所致不孕症的治疗。

【禁忌证】

同输卵管通气检查。

【检查时间】

月经彻底干净3~7天,3天内无房事。

【操作步骤】

一、体位

受检者取膀胱截石位。

二、消毒

常规冲洗外阴、阴道。

三、铺巾

铺无菌巾。

四、麻醉

1. **丙泊酚静脉麻** 受术者精神紧张，极度恐惧疼痛，要求在无痛下进行者。

2. **局麻** 1%利多卡因宫颈局部浸润麻可使扩张宫颈时无痛感。

五、暴露宫颈

用窥器暴露宫颈，擦净宫颈分泌物，用0.5%碘伏液认真消毒阴道、宫颈外口及宫颈管。

六、探测宫腔

用探针探测宫腔方向及长度，并排除宫颈管狭窄。若颈管狭窄可用扩张器稍扩张以能通过导管为度。

七、通入液配制

同输卵管通液。

八、放置仪器之导管

将导管沿子宫方向插入宫口内，导管插入深度应短于宫体长度。

九、通液

输卵管通液的同时启动电钮同时描记图线。

【结果判定】

1. **输卵管不通诊断** 压强达到26kPa ± 1kPa，推进液量 < 20ml ± 1ml

2. **输卵管不通治疗** 每推进0.5ml升压，达到20ml ± 1ml或55kPa ± 1kPa时停止推进。

3. **子宫狭小诊断** 压强达到24kPa ± 1kPa，推进液 < 7ml ± 1ml

4. **子宫狭小治疗** 以限压24kPa ± 1kPa降压推进1ml治疗

【注意事项】

1. 偶有疼痛和出血，疼痛在可忍受限度以内，属正常。偶有在术后数分钟内发生子宫痉挛者，予针刺足三里或肌注阿托品0.5mg即可缓解。

2. 术后有1～2天出血，无须特殊处理。

3. 术后常规口服抗生素3天，配合相应的中西药物辅助治疗。

4.2周内禁止坐浴和性生活。

5. 电源插座：需安全接地。

6. 操作者必须密切观察治疗过程中患者的反应。

7. 操作者必须随时观察仪器运行情况，如仪器有异常情况，应立即按仪器上的“暂停”按钮，并关掉仪器的电源开关。检查故障。

8. 一次性使用三通导管到传感器在机壳外的接口一段，在注药后和治疗时，管内要留有15cm左右的隔离空气，整个管道要密封，否则液体流入传感器接口，易造成仪器损坏。

9. 受检者体温在37.5℃以上不得治疗。

10. 手术时间通常选择在月经干净后3～7日为宜。

11. 所用无菌生理盐水温度接近体温为宜，以免液体过冷刺激输卵管发生痉挛。

第二章

计划生育领域内无痛、无创与微创手术

第一节　无痛宫内节育器放置术

【宫内节育器种类】

宫内节育器一般有以下几种类型。

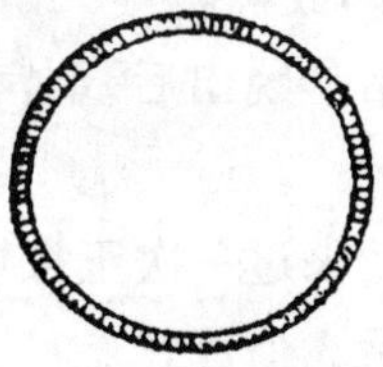

图 3-2-1　不锈钢制单环

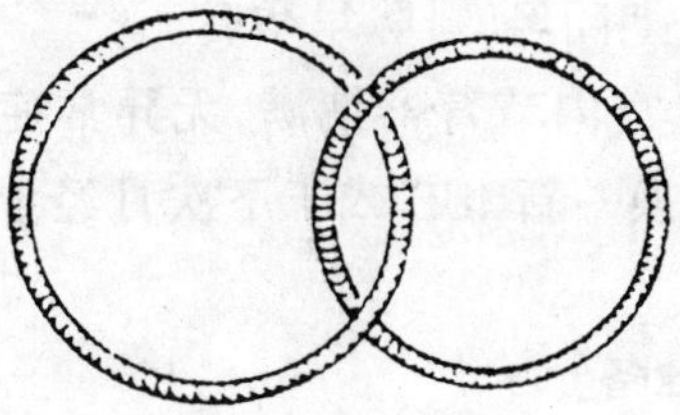

图 3-2-2　不锈钢制双环

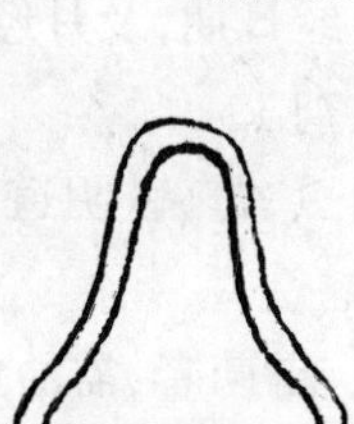

图 3-2-3　单纯不锈钢制宫内避孕器

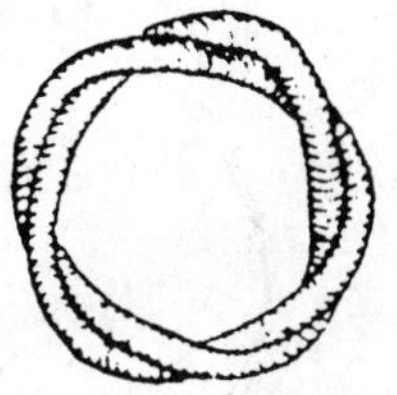

图 3-2-4　不锈钢制麻花环

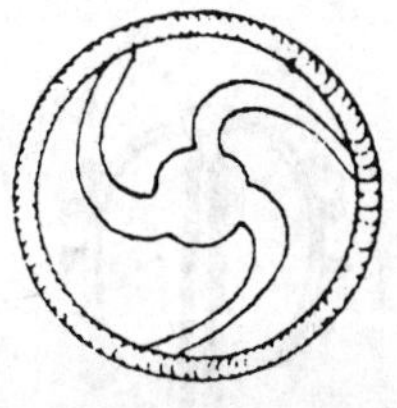

图 3-2-5　混合环(中心塑料芯外绕不锈钢环)

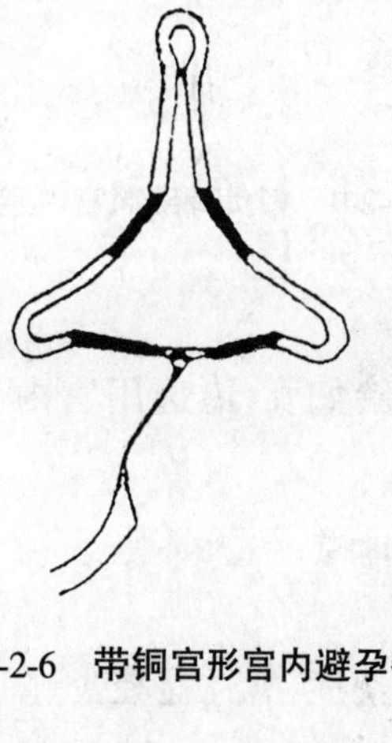

图 3-2-6　带铜宫形宫内避孕器

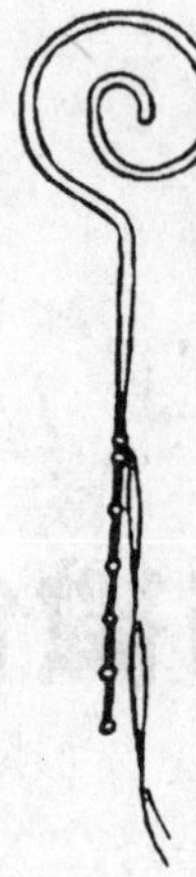

图 3-2-7　塑料盘香式环(带尾)

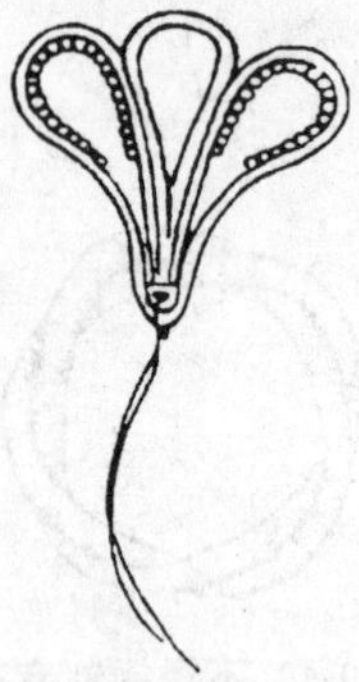

图 3-2-8　塑内掺硫酸钡避孕花(带尾)

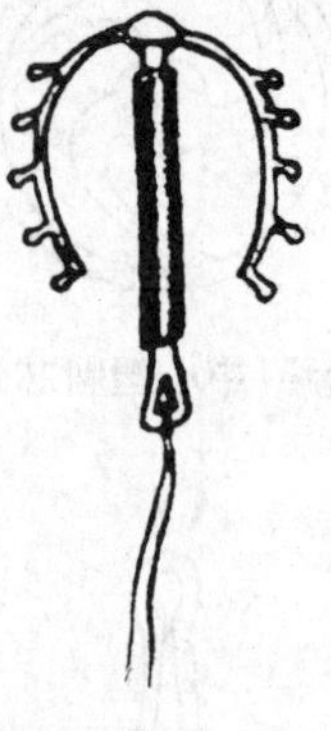

图 3-2-9　多负荷带铜宫内避孕器

【适应证】

1. 已婚育龄妇女,愿选用宫内节育器(IUD)避孕者。

2. 无禁忌证者。

【禁忌证】

1. 生殖器炎症、急性盆腔炎、阴道炎、宫颈严重糜烂未治愈者。

2. 宫颈口松弛,宫颈旧裂重者。

3. Ⅱ～Ⅲ度子宫脱垂者。

4. 月经频发或月经过多者。

5. 严重全身急、慢性疾患(心衰、各种急性传染病、重度贫血、出血性疾患等)者。

6. 体温高于37.5℃者。

7. 生殖器肿瘤:恶性肿瘤、子宫肌瘤致子宫变形及月经多者。

8. 子宫发育异常:双子宫未明确类型者不能放置。

9. 宫腔小于5.0cm或大于9.0cm,不宜放置,但人工流产术后及产后放置例外。

10. 妊娠期者。

【放置条件】

1. 术前3日内无性交。

2. 体温低于37.5℃。

3. 符合上述宫内节育器适应证。

【放置时间】

1. 月经干净后3～7天。

2. 人流后,宫腔小于10cm,收缩佳,出血不多,无异常情况,可立即放置。

3. 正常分娩胎盘娩出后,剖宫产时如无异常均可放置。

4. 自然流产后来过一次正常月经。

5. 中期引产后3个月。

6. 足月产后3个月以上。

7. 剖宫产后6个月以上。

8. 哺乳期闭经,排除早孕后。

9. 放置宫内节育器期满,无异常症状,可在取出后立即更换一新IUD或于下次月经干净后,再放置IUD。

【术前准备】

1. 术前检查详细询问病史。

2. 明确末次月经日期,及月经干净天数。

3. 进行妇科检查。

4. 化验阴道滴虫、霉菌、阴道清洁度。必要时,宫颈刮片查癌细胞。

5. 凡是有滴虫、霉菌者,需治愈后再放置。

6. 测体温、脉搏。必要时,做全身体格检查。

【节育器的选择】

1. 根据宫腔深度选择。

2. 根据宫腔宽度选择。

3. 根据宫口松紧程度选择。宫口松者，最好选择支撑力大的塑料或混合 IUD。

【手术步骤】

一、排尿

自动排尿。

二、体位

受术者取膀胱截石位。

三、消毒

常规消毒外阴及阴道，依次用肥皂水棉球擦洗；无菌清水冲净；消毒液冲洗（可选用 1/1 000 碘伏液或 1/1 000 新洁尔灭液或 1/5 000 高锰酸钾液）。

四、铺巾

常规铺无菌巾。

五、阴道检查

了解子宫大小、方位及附件（图 3-2-10）。

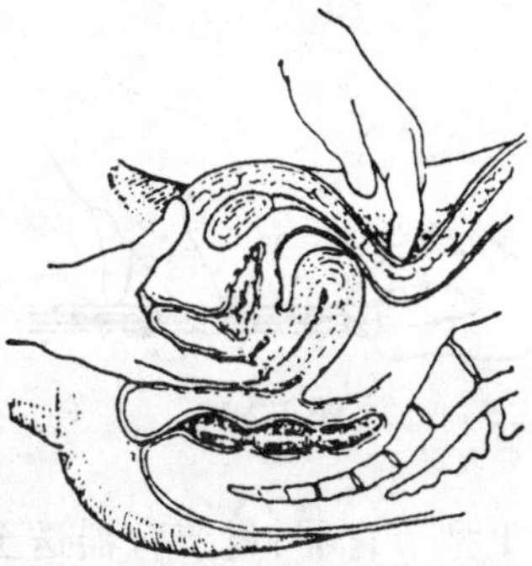

图 3-2-10

六、二次消毒

窥器扩张阴道，暴露宫颈，用 0.5% 碘伏液消毒宫颈、颈管及阴道。

七、麻醉

1. 一般不需麻醉，宫颈过紧者可用 0.3% 丁卡因棉签放入宫颈管内 1～2 分钟做黏膜表面麻醉。

2. 选择无痛安放宫内节育器者可给予丙泊酚静脉麻。

3. 选择简易无痛施术者可采用 1% 利多卡因宫颈局部浸润麻。

八、探宫腔

用宫颈钳夹宫颈前唇，将宫钳向水平位牵拉。若子宫过度前倾，则钳夹子宫颈后唇向前牵拉，以减小子宫体与子宫颈的角度。用子宫探针或小号宫颈扩张器沿宫腔方向探测宫腔深度，并轻轻向两侧摆动，估计子宫宽度（图 3-2-11）。

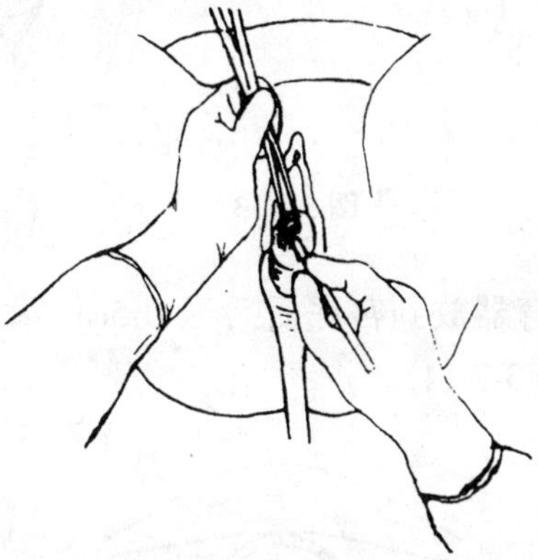

图 3-2-11

九、扩宫口

用 Hegar 扩张器依次扩张宫颈口至 6 号。宫口松者可不扩张（图 3-2-12）。

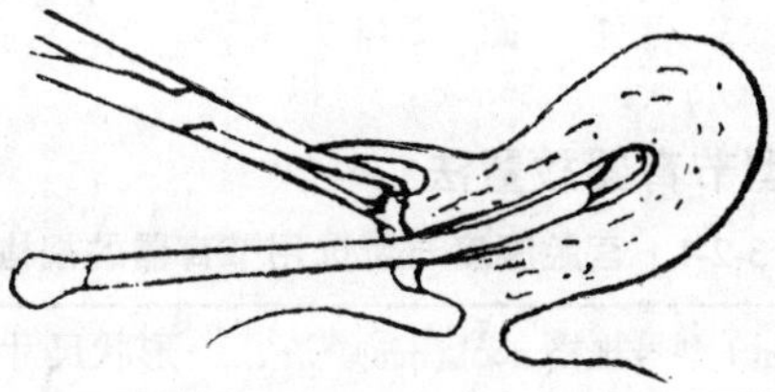

图 3-2-12

十、置器

放置 IUD 的方法取决于 IUD 的种类。

1. **金属麻花单环上环法**　将尾丝置于环下方，用放环叉顶住环顶端，沿宫腔方向将其送至宫底（图 3-2-13）。

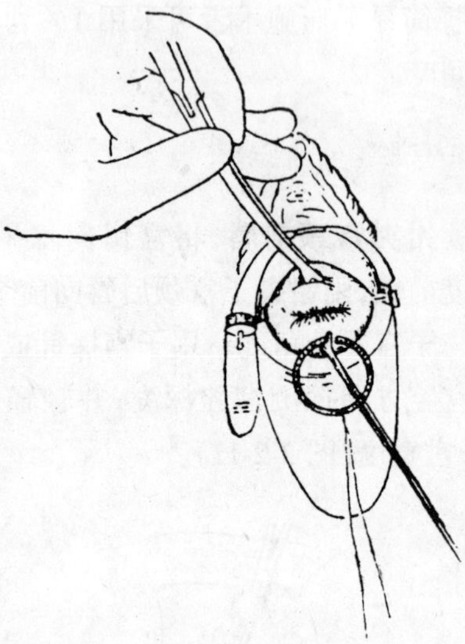

图 3-2-13

将节育器放到宫底后后退 0.5cm，沿宫前壁轻轻退出(图 3-2-14)。

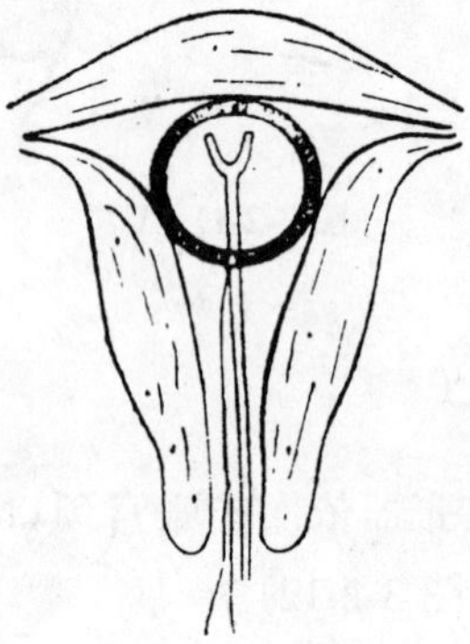

图 3-2-14

2.T 型节育器放置法

表 3-2-1 宫腔深度与所选用节育器的规格

子宫深度(cm)	型号规格 a×b(mm)	形状尺寸
5.5～6.5	28×32(TCuC-S)	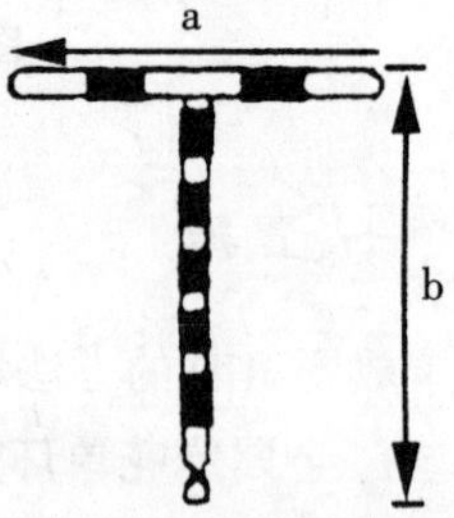
6.6～7.5	30×34(TCuC-M)	
7～9	32×36(TCu220L)	

注：1. T 型节育器和放置器已经环氧乙烷气体灭菌完毕，剪开包装袋即可使用。

2. 依据节育器铜离子释放情况，一般可使用 15 年以上。

(1)测量宫腔深度：放置前测量宫腔深度，调整定位块位置(图 3-2-15)。

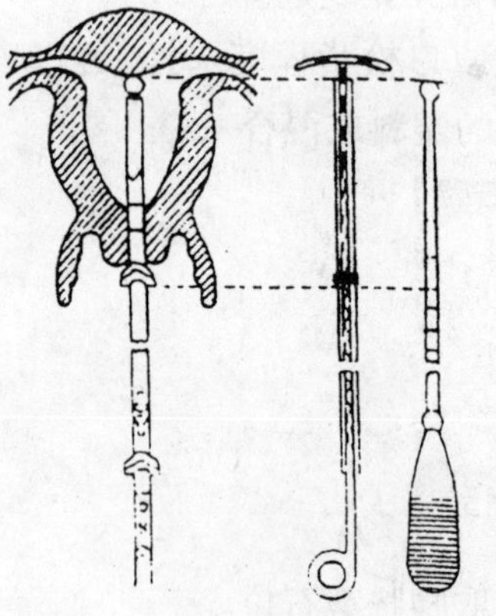

图 3-2-15

(2)准备 T 型节育器：折叠 T 横臂(图 3-2-16)。将 T 横臂插入放置管内 0.4～0.6cm(图 3-2-17)。

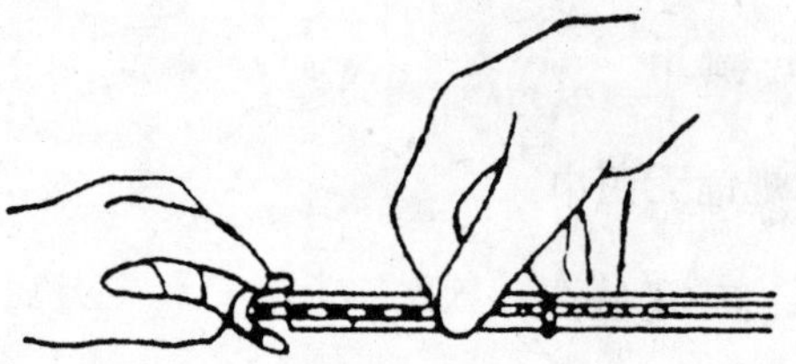

图 3-2-16

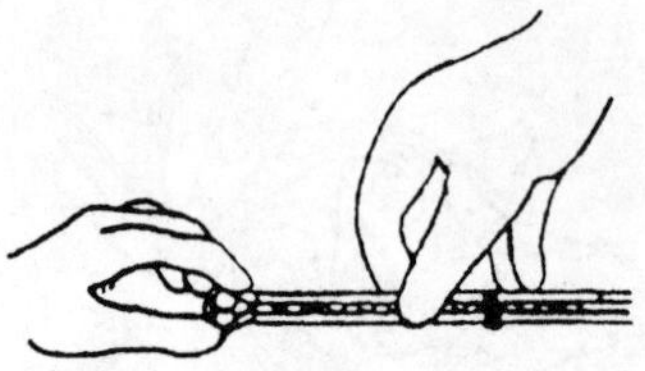

图 3-2-17

(3)放置 T 型节育器：将节育器送至宫底(图 3-2-18)。

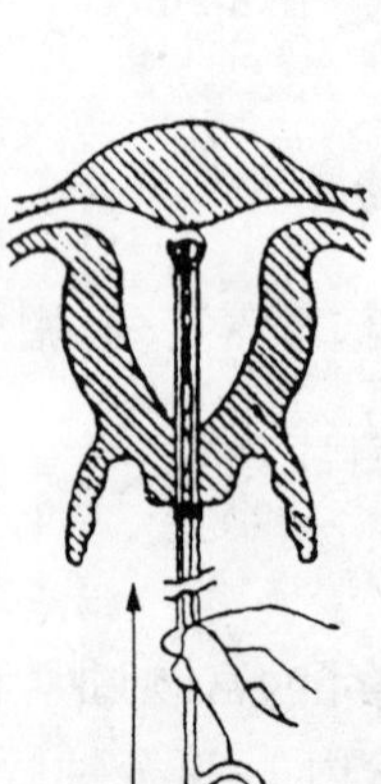

图 3-2-18

(4)撤出放置器:固定实心杆,后撤放置管0.8～1.2cm(图3-2-19)。

将放置管向宫底轻轻顶送一次,然后固定放置管撤出实心杆,再撤出放置管(图3-2-20)。

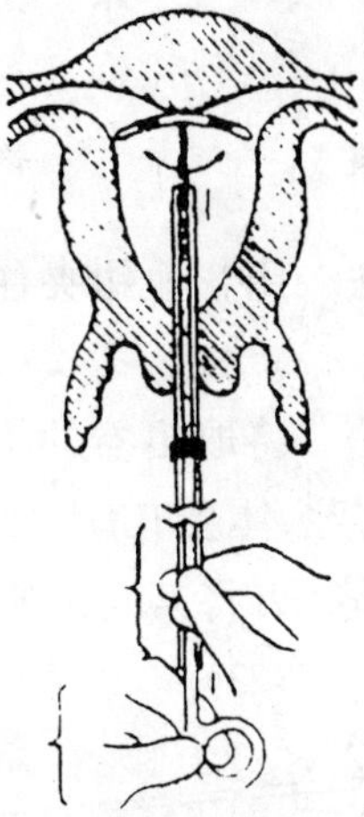

图3-2-19

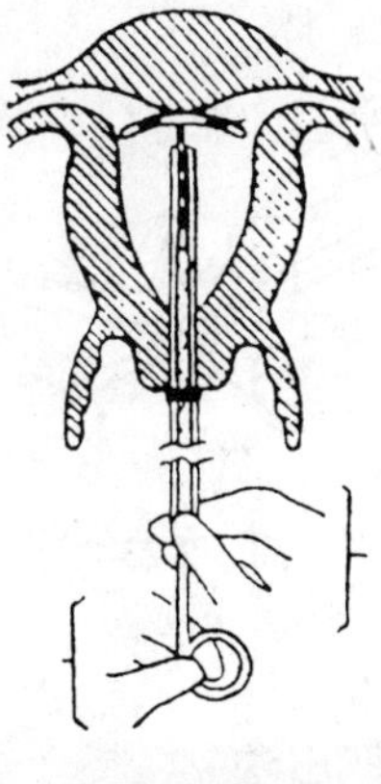

图3-2-20

(5)留尾丝:尾丝在宫颈口外保留2cm的长度。

十一、酌情留尾丝

保留尾丝长度取决于子宫大小与术后复旧。

1. 月经后放置者,尾丝留2cm。

2. 人流后立即放置者,尾丝留1cm。

【注意事项】

1. 放置IUD前,应让受术者看节育器外形,以便脱落时能及时发现。

2. 放置IUD时,避免接触外阴及阴道,以防污染。

3. 放置IUD时,叉不要转向,以防将IUD放偏或扭曲(图3-2-21)。

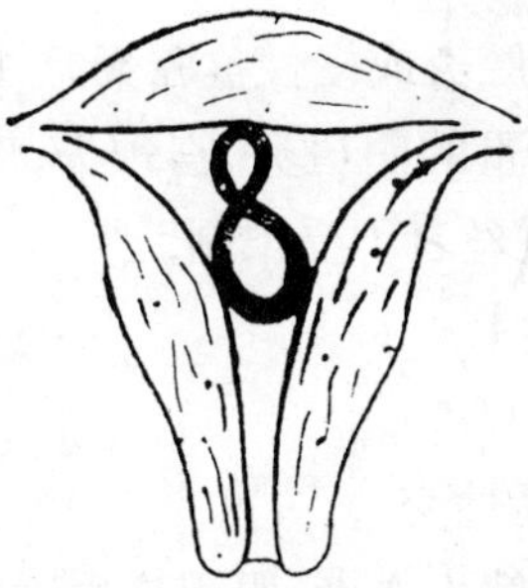

图3-2-21　节育环扭成"8"字形

4. 必须将IUD放于宫底。

5. 双子宫者,应双侧同时放置IUD。

6. 放置IUD过程中,动作应轻巧,谨防子宫穿孔,尤其子宫有手术瘢痕或哺乳期子宫肌壁软者,更应小心。

7. 钳夹宫颈时,避免钳夹宫颈内膜。

8. 放置节育器应顺子宫倾屈方向放入,尽量拉直宫体和宫颈的角度。置入器要一次抵达宫底,中途不可停顿,若遇有阻力应立即退出,重新探清宫腔方向后再放置,以防子宫穿孔。

9. 术后休息3天。

10. 术后两周内禁止房事与坐浴。

11. 金属IUD可放置15年,塑料、带铜IUD可放置15年,嘱其定期更换。

12. 定期随诊。最好于术后1个月、半年、1年复查,此后每年复查1次。

13. 出现异常情况,如出血多、腹痛等应及时就诊。

第二节　无痛宫内节育器取出术

【适应证】

1. 放置节育器已到期者。

2. 要求再生育者。

3. 绝经后1年以上者。

4. 欲改用其他方法避孕者。

5. 放置IUD副反应重,阴道不规则出血持续1个月以上或月经过多(经血量增加2倍或2倍以上),且持续3周期或3周期以上,经药物保守治疗无效者。

6. 带器妊娠者(宫内或宫外孕)。

7. 节育器异位或嵌顿者。

【禁忌证】

1. 急性盆腔炎或慢性盆腔炎急性发作者。

2. 急性严重的阴道炎、宫颈炎,应先控制感染,然后取出,有尾丝者不受限制。

【取出条件】

1. 体温<37.5℃。

2.3 日内无性交。

3. 阴道持续出血者,服用抗生素 3 天后。

【取出时间】

1. 月经干净 3~7 天者。

2. 带器妊娠者,人流同时取出。

3. 绝经后半年至 1 年,以防绝经过久,子宫萎缩,宫口过紧,导致取环困难。

4. 子宫出血、剧烈腹痛,随时可取出。

【术前准备】

取出 IUD 前必须经 B 超或 X 线检查,确定有无 IUD 及 IUD 的位置,以避免盲目操作。

【手术步骤】

一、排空膀胱

自动排尿。

二、体位

受术者取膀胱截石位。

三、消毒

常规消毒外阴及阴道。

四、铺巾

铺无菌巾。

五、阴道检查

明确子宫大小及位置。

六、二次消毒

常规消毒宫颈、颈管和阴道。

七、麻醉

1. **丙泊酚静脉麻** 受术者精神紧张,恐惧疼痛,或取出宫内器困难的病例选用此种麻醉。

2. **宫颈局麻** 1%利多卡因宫颈局部浸润麻可消除扩宫口之不适。

八、扩张宫颈

用扩张器扩张宫口至 6 号。有尾丝的节育器不必扩张宫口。

九、取出节育器

1. **有尾丝取法** 用止血钳夹住尾丝,向外轻轻拉出。

2. **无尾丝取法** 将取出器的钩呈水平位,顺宫腔方向轻轻送入宫腔,体会 IUD 位置,然后转动钩的方向,钩住 IUD 下缘,再将其钩成水平位,向外轻轻拉出(图 3-2-22,图 3-2-23)。

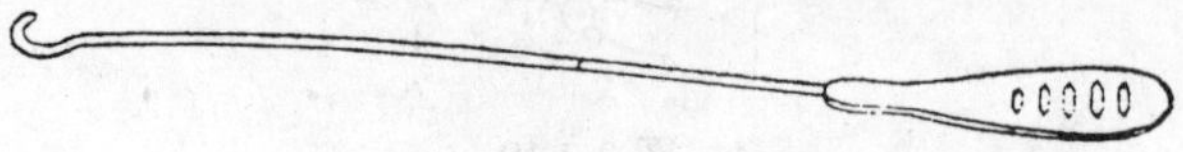

图 3-2-22 取环钩

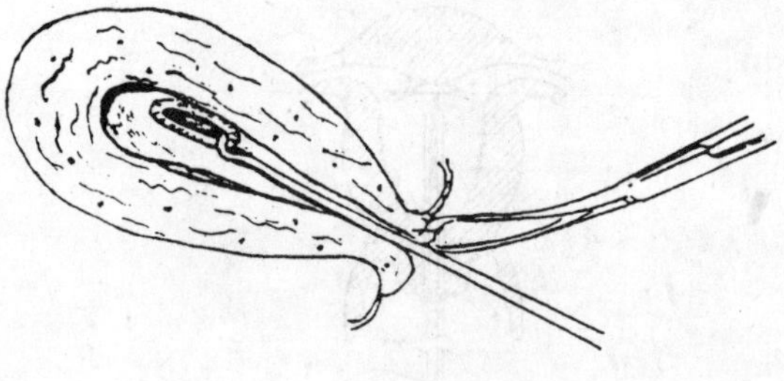

图 3-2-23

3. **带器妊娠取出法**

(1)若可见到颈管内的 IUD 或尾丝,应先取出 IUD,然后行人工流产手术。

(2)反之,先行人流术,然后取出 IUD,以减少取出 IUD 的困难与出血。

4. **IUD 嵌顿取出法**

(1)IUD 嵌顿浅时:IUD 嵌顿较浅时,用钩轻轻试拉出(图 3-2-24)。

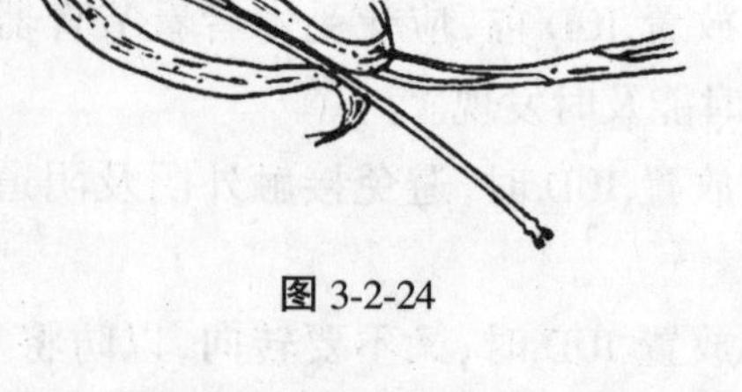

图 3-2-24

(2)IUD 嵌顿较深时,可按下列方法操作。

①将宫口扩至 7 号。

②钩取 IUD:钩住 IUD 位于宫腔的部分,轻轻向外牵拉,使部分环丝暴露于宫口外,贴宫颈外口剪断一侧环丝(图 3-2-25,图 3-2-26)。

用止血钳夹住另一断端,慢慢向外牵拉,从肌层中将其拉出(图 3-2-27)。

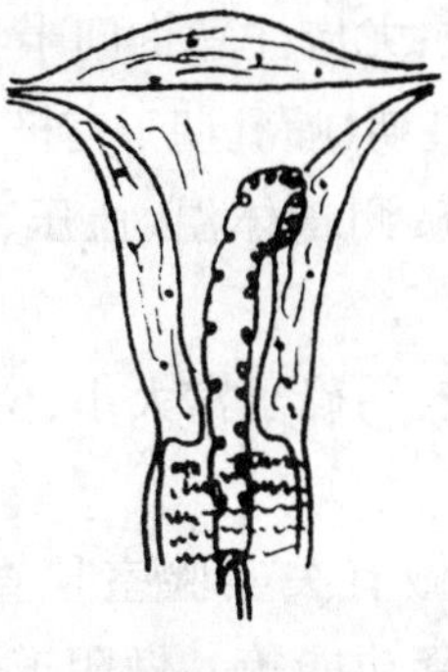

图 3-2-25

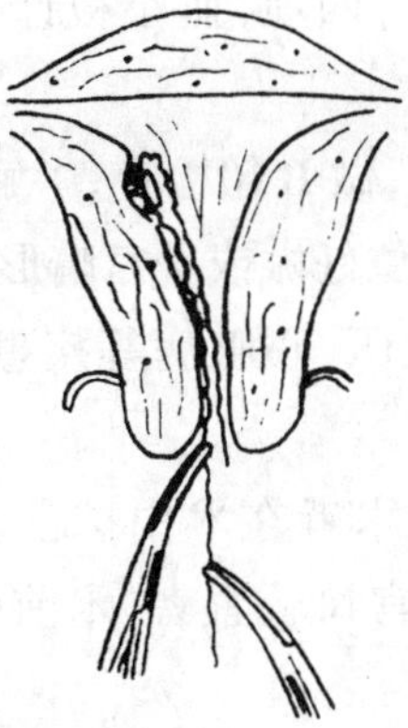

图 3-2-26

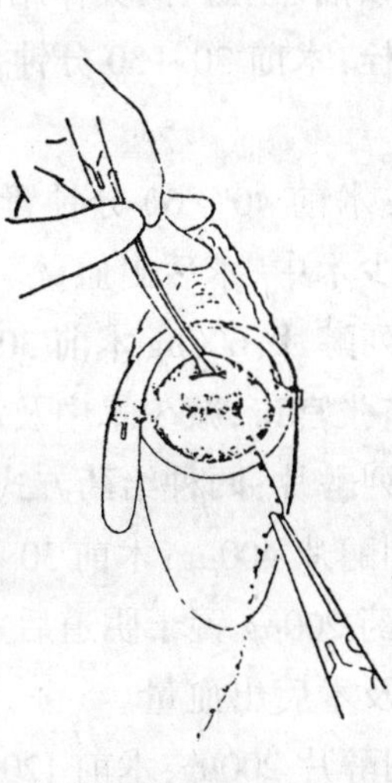

图 3-2-27

(3)IUD 完全嵌入子宫肌层:B 超或 X 线检查显示有 IUD,但感宫内无 IUD 时,则 IUD 可能完全嵌入肌层,不可盲取。欲确定 IUD 位置可采取下述方法。

①B 超下,取 IUD。

②在宫腔镜直视下试取。

③宫腔碘酒造影(金属 IUD 用 10%碘化油,塑料 IUD 用 5%碘化油造影),明确 IUD 位置后,再在 B 超下取 IUD。必要时,可开腹取 IUD。

5. 异位 IUD 取出法　IUD 异位于阴道穹窿部时,可经阴道切开穹窿取之(图 3-2-28)。

IUD 外游腹腔时,腹腔镜经腹取出(图 3-2-29)。

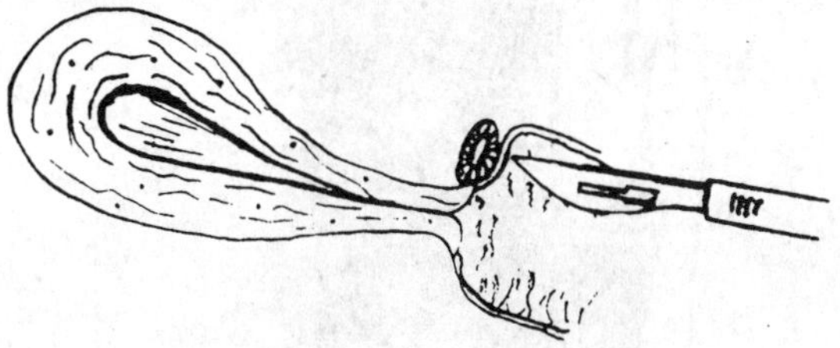

图 3-2-28

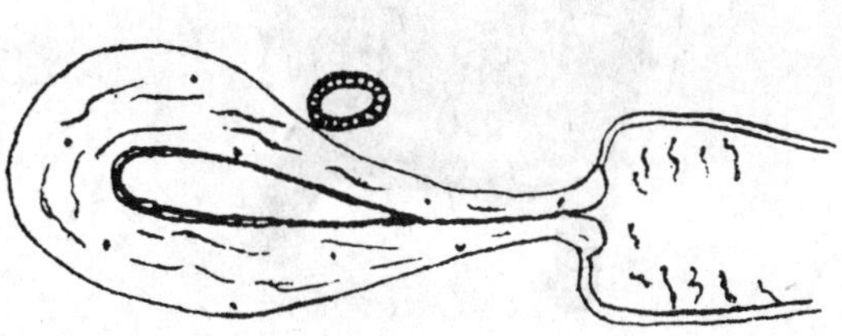

图 3-2-29

【注意事项】

1. 钩取 IUD 不可用暴力,以防导致子宫损伤。
2. 取出 IUD 前必须先了解 IUD 的位置,不可盲目乱取。
3. 单纯牵拉尾丝取出 IUD 时,可不休息。
4. 扩宫口后取出 IUD 时,术后休息 1 天。
5. 取出 IUD 困难时,酌情多休息数日。
6. 下次月经后方能盆浴和过性生活。
7. 取器后如有流血,给予止血剂。

第三节　无痛人工流产吸宫术

【定义】

无痛人流术包括全无痛与简易无痛两种方式。

全无痛人流术,简称无痛人流术。

超导可视无痛人流手术系由可视监控仪清晰定

位孕囊，采用一次性“宫腔组织无菌吸引管”导入宫腔，在睡眠状态下，将孕囊及绒毛吸出，无痛、彻底、安全解决早孕烦恼，无副作用。

受术者用药后即可安静入睡。在无感觉、无痛觉状态下完成手术，受术者在手术过程中身体肌肉松弛、精神放松，使得手术安全、省时、效果好，大大降低了人工流产并发症的发生(图 3-2-30)。

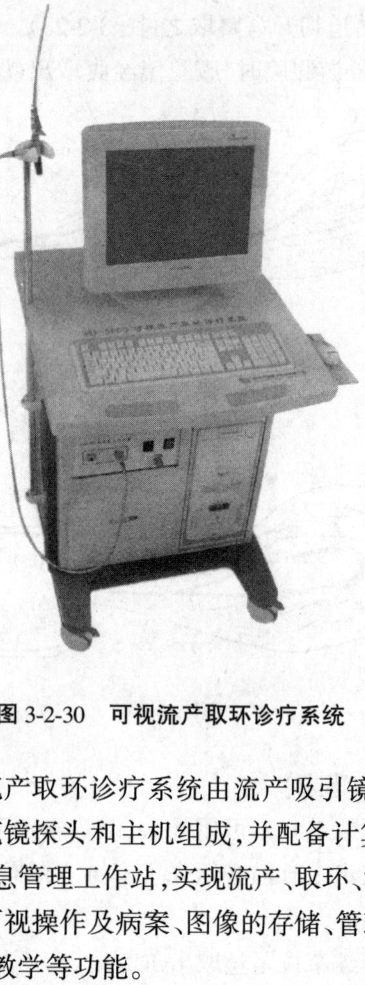

图 3-2-30　可视流产取环诊疗系统

可视流产取环诊疗系统由流产吸引镜鞘、取环镜鞘与内窥镜探头和主机组成，并配备计算机和图像处理、信息管理工作站，实现流产、取环、宫腔诊疗等手术的可视操作及病案、图像的存储、管理、打印、远程传输、教学等功能。

【适应证】

1. 妊娠 10 周之内要求中止怀孕者。

2. 因某些疾病不宜继续妊娠者。

3. 要求无痛中止妊娠者。

【禁忌证】

1. 急性生殖道炎者。

2. 各种急性传染病或慢性传染病急性发作期者。

3. 严重的全身疾病，心肌炎、心衰、心动过缓、心律不齐、肺水肿及呼吸功能不全，哮喘者等。

4. 罹患癫痫病者。

5. 妊娠剧吐，酸中毒未纠正者。

6. 低血容量未纠正者。

7. 体温高于 37.5℃者。

8.3 天之内有性交史者。

9. 对药物高度过敏，尤其对丙泊酚或其赋形剂过敏者。

【术前准备】

1. 询问病史：尤应注意询问半年内是否做过人流术，是否为哺乳期(哺乳期子宫极软，易穿孔)。

2. 一般检查：测量体温、血压、脉搏，听心、肺，摸肝、脾。

3. 阴道检查：明确子宫大小、位置，并排除生殖器炎症。

4. 必要时，做有关实验室检查：尿妊娠试验，血、尿常规，肝、肾功能等。做阴道分泌物滴虫、霉菌、清洁度化验。有严重贫血或血液病者除查血常规外，还应查凝血四项，血小板计数及血型。必要时，备血。

5. 有条件者，做 B 超检查，了解胎囊着床位置，还可早期发现异位妊娠或子宫畸形。

6. 罹患高血压、心脏病等疾患者，术前酌情给予镇静或降压药。

7. 为减少受术者在术中扩宫口时的疼痛或月份较大或初孕妇宫口较紧者，术前可酌情给予下述扩宫口药物。

(1)仕泰栓：术前 20～30 分钟置于肛门内，仕泰栓有扩张宫口、镇痛、止血、消炎作用。

(2)宫术安栓：术前 20～30 分钟，将栓填入直肠内。

(3)卡孕栓：术前 40～60 分钟置于阴道穹窿部以扩张宫口，减少术中、术后出血量。

(4)米索前列醇片：600μg 术前 30～120 分钟，用凉水内服。可扩张宫口，减少术中及术后出血量。

(5)米索前列醇片：两种给药方式。

①米索前列醇片 400μg：术前 30～120 分钟凉水内服，同时将此药 200μg 置于阴道后穹窿内，以扩张宫口，减少术中及术后出血量。

②米索前列醇片 200μg：术前 120 分钟内凉水内服，同时将此药 400μg 置于阴道后穹窿内，以扩张宫口，减少术中及术后出血量。

【手术要求】

1. 术前夫妻双方签署手术同意书，充分了解无痛人流手术的手术程序，优点，术中、术后可能出现的异常情况，以及受术者如何配合施术。

2. 施术者应具备娴熟的手术操作技能、高深的理论知识及丰富的抢救应变能力。

3. 手术室应具备完善的抢救设施（氧气瓶、生理参数监护仪——监测呼吸及循环功能、麻醉机、气管插管、喉镜、B超、带视屏的人流机）。

4. 由资深的麻醉师给予麻醉及监护。

5. 入手术室前受术者排空膀胱。

6. 入手术室前受术者彻底清除口、鼻、咽内分泌物。

【麻醉】

1. **全无痛人流术**　采用静脉麻，丙泊酚静脉注射。

2. **简易无痛人流术**　采用宫颈局麻，即宫颈局部浸润麻或宫颈旁阻滞麻。初孕妇、宫颈过紧者可行宫颈局麻。

宫颈浸润麻是在子宫颈内注射局麻药，如1%利多卡因，在宫颈3点、9点深3cm处各注射3ml（图3-2-31）。

宫颈旁阻滞麻是在子宫颈附近注射局麻药深达1～2cm，同时在两侧骶韧带处注射局麻药（图3-2-32）。

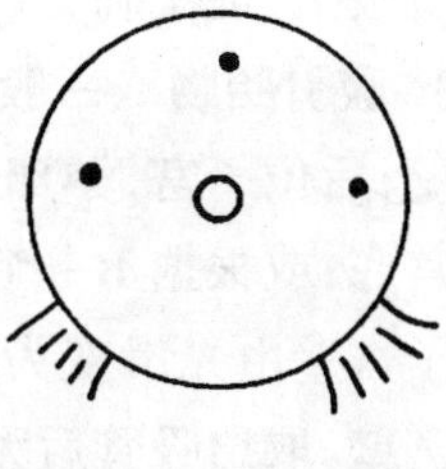

图 3-2-31　宫颈内麻醉点

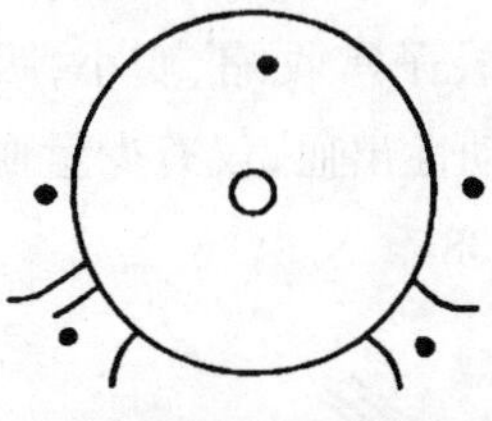

图 3-2-32　宫颈旁麻醉点

【手术步骤】

一、体位

受术者取膀胱截石位。

二、消毒

常规消毒外阴、阴道。

三、铺巾

铺无菌巾。

四、阴道检查

双合诊检查子宫大小、方向及软度。必要时，查三合诊（图3-2-33）。

将过度前倾或后倾的子宫尽量摆成水平位。

若子宫极度后倾后屈者，先以一手中、食两指自后穹窿轻轻向上推宫体，另一手自腹部将推上之子宫底部向耻骨联合方向扶至水平位或轻度前倾位。

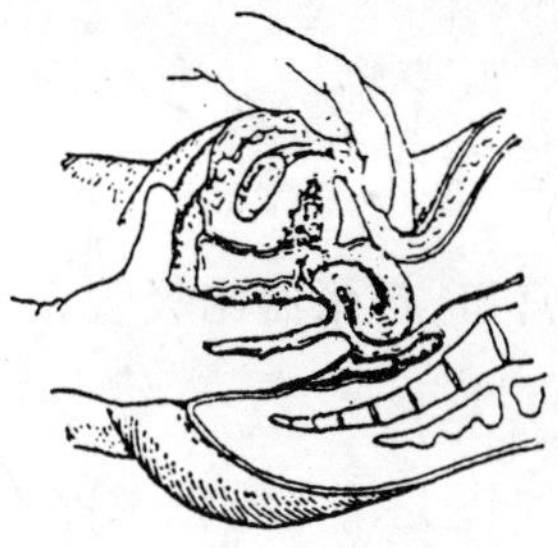

图 3-2-33　三合诊检查法

五、二次消毒

用窥器暴露宫颈。常规消毒宫颈、颈管及阴道。

六、调整子宫位置

用宫颈钳夹宫颈。子宫后位时，夹宫颈前唇；前位时，可夹后唇，以便将子宫摆成水平位（图3-2-34）。

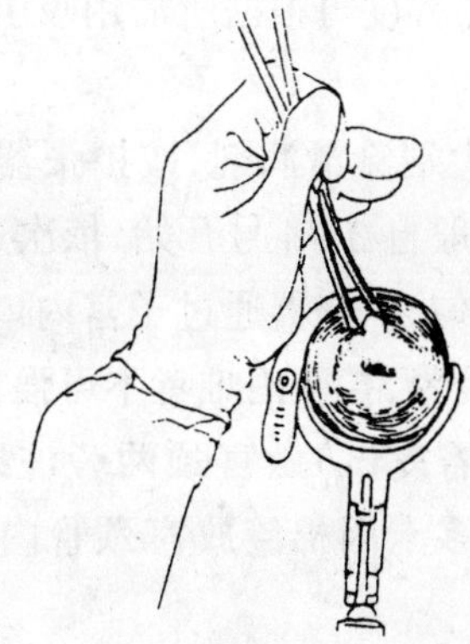

图 3-2-34

七、探测宫腔

探宫腔。用子宫探针或小号扩张器，顺子宫方向，轻轻送入宫腔达宫底(图 3-2-35)。

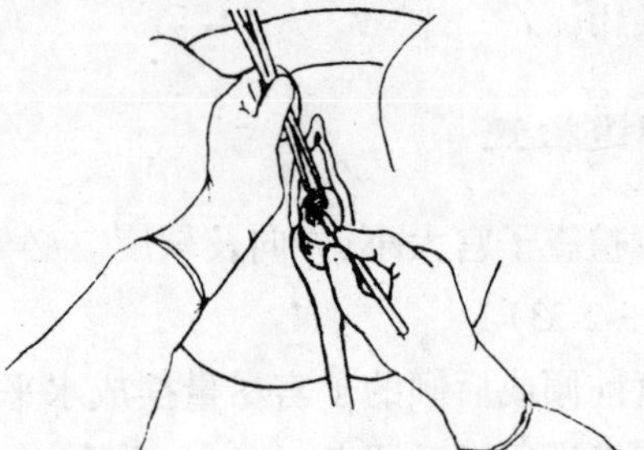

图 3-2-35

八、扩张宫口

依次扩张宫口，扩张器比吸管大半号或 1 号即可(图 3-2-36)。

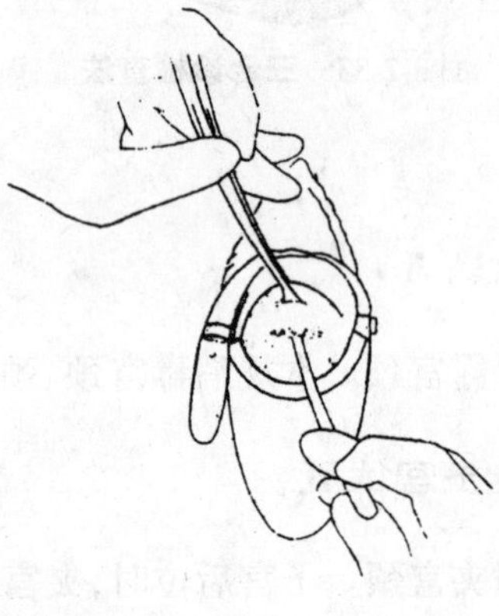

图 3-2-36

宫口扩张的程度可根据所需用吸引管的粗细而定。

扩张器的尖端涂滑润剂，按扩张器号的次序排列由小到大，一般自 3～4 号开始，依次递增半号，双手配合，用力均匀，扩张器通过子宫内口即止。

宫颈内口较紧，扩张困难者不可强行通过，可用 1%普鲁卡因(需皮试)做宫颈两旁注射，每侧 3～5ml 或用 1%利多卡因棉签放宫颈管内半分钟后再慢慢扩张。

九、负压吸引

1. 选择吸引管

表 3-2-2 根据妊娠周数选择吸管号与吸宫负压

妊娠周数	宫颈扩张大小(扩张器号数)	选用吸管号	吸宫负压 kPa(mmHg)
<6	5～6	5	53(400)
6～8	6～7	6	60(450)
9～10	7～8	7	67(500)
11～12	8～9	8	73(550)

2. 检查吸引器的负压吸引力 做负压试验，将吸引管放入无菌水杯内，水被吸入，证明存在负压(图 3-2-37)。

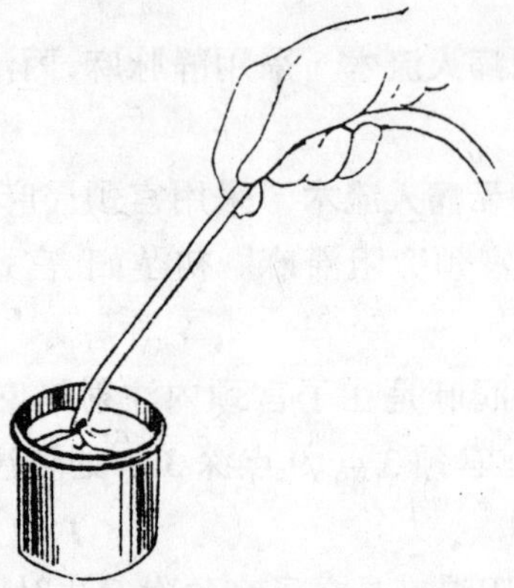

图 3-2-37

或用食指腹侧堵住吸引管的侧孔，感到手指被吸力所吸引，证实确为负压后，关闭吸引器。

3. 吸引胎物 一般前位子宫，孕卵多着床于子宫前壁；后位子宫，孕卵多着床于后壁；水平位多着床于宫底；或根据 B 超确定的孕卵位置进行吸宫。

子宫壁由光滑变为粗糙，子宫收缩、变小，吸头紧贴宫壁，取出吸管后无活动性出血，仅有少量血性泡沫时，提示已吸净(图 3-2-38)。

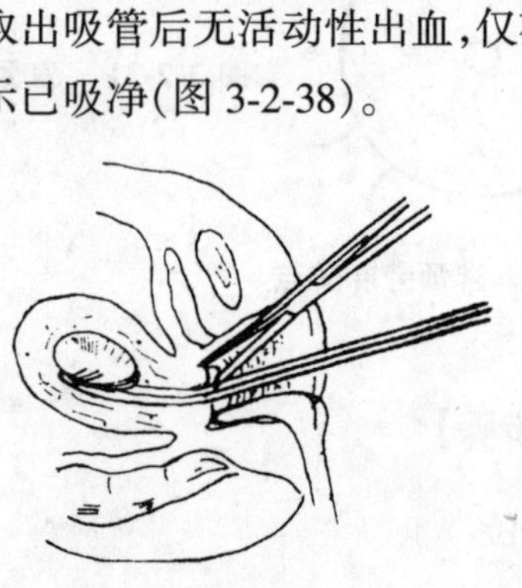

图 3-2-38

十、清理宫腔

再用6号小吸管，40kPa(300mmHg)负压或用小刮匙清理宫腔1周，尤其注意清理宫角（图3-2-39）。

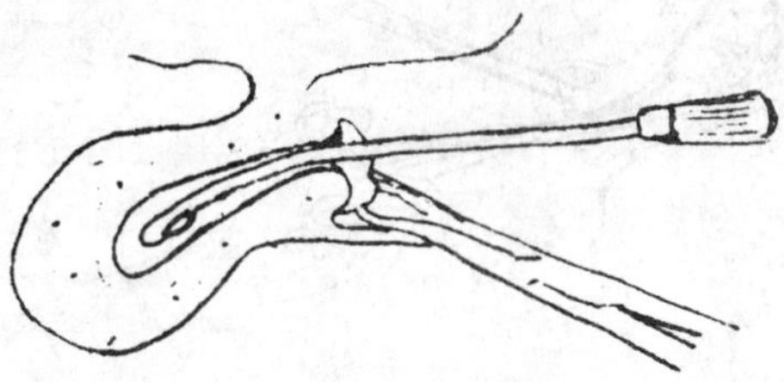

图3-2-39

十一、术后再测宫腔深度

刮净后再用探针测量子宫腔大小，以了解子宫收缩情况。吸刮完毕，取下宫颈钳，消毒宫颈。如钳夹处有出血，可用纱布压迫片刻止血，取出纱布，取下窥器。

十二、检查吸出物

将吸出物倒入滤网内滤过或放入盛水的容器内，检查绒毛与蜕膜量，绒毛呈棉絮状漂浮于水面。

如吸出物少于妊娠周数或无绒毛时，应再用小号吸引管或小刮匙吸刮宫腔，如仍不能确定有无绒毛，应将全部刮出物做病理检查

【注意事项】

1. 吸宫动作自始至终应轻柔、缓慢、仔细，谨防导致子宫穿孔等意外损伤发生。

2. 吸管进出宫颈管时不应带有负压，以免损伤颈管。

3. 吸引中，若胎物堵塞吸管口，可借负压将胎囊牵引至子宫颈外口，用卵圆钳夹出。然后再吸或再换大一号吸管吸引。

4. 吸刮要适度，负吸引的压力一般控制在53.0～66.0kPa(400～500mmHg)，最大不得超过80.0kPa(600mmHg)。负压过大可增加出血量，吸引管不易出入，易造成损伤；负压过低，不易吸住胎囊，会增加吸引次数，延长手术时间，增加出血量。吸刮过度可损伤子宫内膜基底层，形成创面长期出血或导致宫腔粘连。

5. 术毕，常规检查吸出物有无绒毛及胎儿，吸出物的量与妊娠月份是否相符合。

6. 避免吸空（未怀孕，误诊为宫内妊娠而吸宫，未吸出绒毛，为吸空或空吸）。吸空时，应注意有宫外孕的可能，查血HCG，做B超，吸出物送病理检查，并严密观察。

7. 避免漏吸（实为宫内妊娠，术中未吸出绒毛），以防吸宫后妊娠继续。漏吸原因有以下几点：

(1)吸管未达宫底。

(2)子宫过度前屈或后屈。

(3)子宫畸形（双子宫或纵隔子宫），未吸引妊娠侧宫腔。

(4)术毕未立即或未认真检查吸出物中是否有绒毛。

8. 全麻受术者未彻底清醒前必须严密守护，以防摔伤与误吸窒息。

第四节　无痛人工流产钳刮术

【适应证】

1. 适用于孕10～14周，要求中断妊娠无禁忌证者。

2. 要求无痛人工流产钳刮术者。

【禁忌证】

同吸宫术

【术前准备】

1. 服用RU486(25mg，每日2次，连服3天)，扩张宫颈。

2. 第四天，晨6点空腹服米索前列醇600μg。

3. 继之，10%GS500ml加入缩宫素40U，静脉点滴，使宫口逐渐扩大，直至宫口开大1指松可容卵圆钳通过或自然排出胎盘或胎儿。

【手术步骤】

一、排尿

自行排空膀胱。

二、体位

受术者取膀胱截石位。

三、消毒

常规消毒外阴、阴道、宫颈及颈管。

四、铺巾

铺无菌巾。

五、阴道检查

取下窥器再检查阴道，内诊检查子宫大小、位置及宫颈扩张的程度。

六、二次消毒

重新置入窥器，用0.5%碘伏液再次消毒阴道、宫颈及宫颈管。

七、麻醉

1. 全无痛人工流产钳刮术 采用丙泊酚静脉麻。

2. 简易无痛人工流产钳刮术 采用1%利多卡因宫颈局部浸润麻。

八、扩张宫颈

根据宫颈已扩张的大小并参考妊娠的周数来决定是否还需要用宫颈扩张器再扩张宫颈。

一般妊娠11周，宫颈需扩大至9～10号，即可通过小号卵圆钳及8号吸引管。

孕12周需扩大到11～12号，可通过中号卵圆钳及8号吸引管即可。

九、破膜

用卵圆钳伸入宫腔，寻找有囊性感的部位轻轻夹破胎膜即有清亮的羊水流出，此时用吸引器自宫颈口将羊水吸净(图3-2-40)。

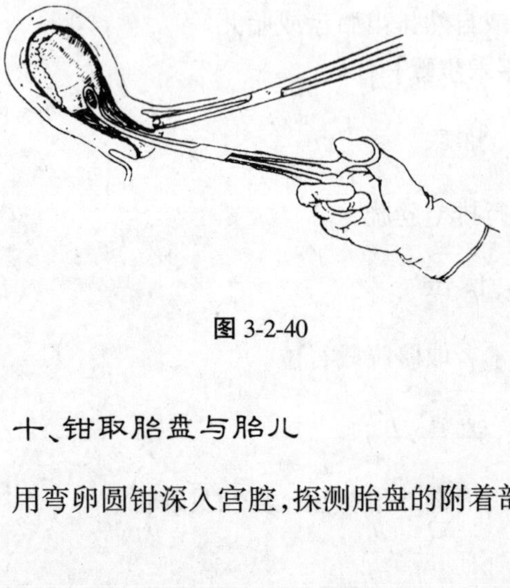

图 3-2-40

十、钳取胎盘与胎儿

用弯卵圆钳深入宫腔，探测胎盘的附着部位，当触到胎盘组织有柔软感时，用卵圆钳尽量钳夹胎盘组织，轻轻向下牵拉，使其松动、剥离，以便将胎盘组织钳出(图3-2-41)。

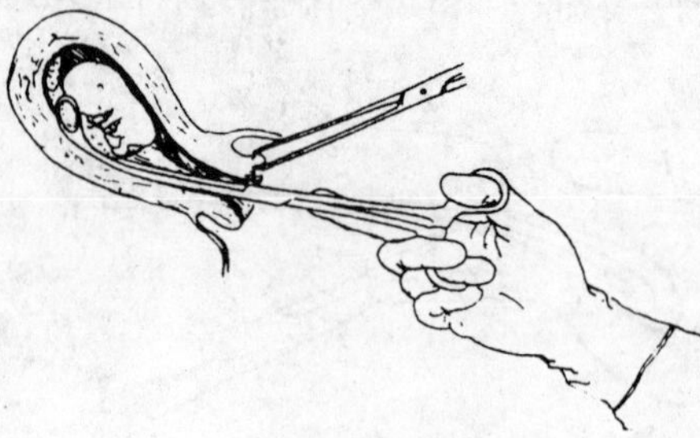

图 3-2-41

当大部分胎盘被钳出后，胎儿常可被宫缩挤出，否则用卵圆钳分别钳取胎儿各部。

十一、清理宫腔

1. 胎盘及胎儿大部分钳出后，在宫颈侧方注射催产素20U，以促进子宫收缩，减少出血。

2. 再用7～8号吸引管以40.0～53.0kPa(300～400mmHg)负压吸引宫腔1～2圈。

3. 最后用中号刮匙按子宫倾屈方向伸入宫腔，直达宫底按顺序轻轻刮宫腔。

4. 当感到宫壁粗糙，子宫紧缩时，即示刮净。

十二、探测宫腔

再用探针探测宫腔深度，取下宫颈钳，拭净宫颈及阴道，取下窥器。

十三、详细检查刮出物

估计刮出物与妊娠周数是否相符，如主要部分未取出应再次钳取，至全部取出为止。

【注意事项】

1. 宫颈应充分扩张至宫内容物可顺利排出为止，通常，孕10～12周，宫颈扩张至8～10号；孕12～14周，宫颈扩张至10～12号，以防宫颈扩张不充分，操作困难，延长手术操作时间，出血多，甚至导致颈管损伤。

2. 钳刮前，使用子宫探针探宫腔，常因胎囊阻挡不易探到宫底或因用较细的探针探测大而软的子宫容易穿孔。因此，若遇到阻力则不必勉强探测，可用卵圆钳或7号吸引管进入宫腔来代替探针测定宫腔的深度。

3. 钳夹时先破水，使羊水流出，宫腔缩小，以利于操作。

4. 钳取胎盘时，如未能完整地或大块将胎盘取出而以小块钳出，则容易钳夹宫壁。当牵拉困难时，不能强行牵拉，应张开钳叶另行夹取。

5. 钳夹胎体时，当躯干或肢体在子宫颈管，其长骨的纵轴必须与子宫的纵轴相一致，当胎体达内口牵拉有阻力时，应当立即退回，将其夹碎或调整方向之后再向外牵拉，以免损伤子宫和宫颈。

6. 胎体及胎盘组织被钳出后，再以 8 号吸管清扫宫腔一周，必要时用大钝头刮匙刮宫一周，尤其注意刮净宫角。

7. 术中，若子宫大、软或出血多，可在宫颈上注射催产素 20U 或静注。

8. 钳夹不可用暴力，应避免损伤母体。

9. 其余的注意事项同吸宫术。

【术后处理】

1. 术后嘱受术者卧床休息 2 小时左右，观察其阴道流血及腹痛症状。

2. 术后给抗生素及宫缩剂，以预防感染，促进宫缩，减少出血。

3. 术后保持阴部卫生，血未净前禁盆浴，禁性生活 1 个月。

4. 术后出血多，腹痛重应及时处理，以排除流产不全与子宫穿孔之可能。

5. 术后休息：妊娠不足 3 个月者，休 2 周，妊娠 3 个月或超过 3 个月者，休 1 个月。有异常情况，可适当延长休息时间。

【并发症的处理】

1. 吸宫不全

(1)原因

①因施术者技术不熟练，吸管未达宫底。

②子宫过度前屈、后屈。

③负压过大，影响吸管进入。

④术中未能认真检查吸出物是否符合孕周。

⑤子宫角残存胚胎组织。

(2)诊断依据

①阴道出血 10 天或 10 天以上，用抗生素与宫缩剂保守治疗无效。

②阴道检查，子宫大、宫口松、自宫口有血流出。

③尿妊娠试验阳性或阴性。

④B 超可见增大的子宫内有光团。

(3)处理

①给抗生素 3 天后再次清宫。

②刮出物送病理。

2. 术中出血

(1)多因术中不能迅速清除胚胎组织所致，影响子宫收缩而出血。

(2)立即在宫颈上注射催产素 20U。

(3)同时迅速清除宫内残留组织，必要时可换较大吸引管清宫。

3. 空气栓塞

(1)原因：多因电动机突然反向倒转，形成正压或误将吸引管接于排气孔，而致空气栓塞。

(2)诊断依据：术中受术者突然呼吸困难、紫绀，迅速死亡。

(3)处理：立即进行心、肺复苏抢救。

4. 羊水栓塞

(1)多发生在人工破膜后数分钟内，患者突然呼吸困难、紫绀，过敏休克，继之，出现 DIC。

(2)羊水栓塞轻者，仅表现为子宫出血多。

(3)抢救以抗过敏、抗休克、缓解肺血管痉挛，纠正 DIC 为原则。

5. 人流综合征

(1)原因

①人流时扩张宫颈过速。

②使用暴力。

③负压过大。

④反复吸刮宫壁致患者迷走神经兴奋所致。

(2)诊断依据

①典型症状：心动过缓、心律紊乱、血压下降，苍白、冷汗、头晕、胸闷，重者昏厥、抽搐。

②用阿托品治疗阻断迷走神经反射，疗效较佳。

(3)处理

①吸氧。

②阿托品 0.5%，1mg，肌注或静注。

③必要时静脉输液。

6. 宫颈或宫腔粘连

(1)原因

①多因带负压吸引管进出宫颈。

②过度吸刮宫腔，损伤颈管及子宫内膜，引起颈

管或宫腔局部或全部粘连。

(2)诊断依据

①症状:人流后闭经或月经过少,周期性腹痛,继发不孕。

②阴道检查:宫体稍大,可有压痛,宫颈可有举痛或无异常所见。

③子宫输卵管碘油造影:可发现粘连闭锁部位。

(3)处理

①扩宫颈:扩至7~8号,可解除宫颈粘连,扩后宫颈管内填塞凡士林纱条,每日更换1次,连续10日。

②探宫腔:可明确宫腔粘连部位,扩张器探入宫腔,左右摆可分离轻度新鲜粘连。

③轻搔宫腔后放置IUD。

④雌激素治疗:不能用上法钝性分离宫腔粘连者,可按周期口服雌激素,乙芪酚1mg,连服20天,停药7天,再开始第2周期,连续治疗3个周期。

⑤开腹术:若经上述保守治疗无效,仍无撤退性出血,可考虑开腹切开子宫行钝性分离粘连或行内膜移植术。

⑥预防术后再度发生宫腔粘连的措施如下:

a.施粘连分离术同时,放置IUD,术后3~6个月取出避孕环。

b.分离术后5~7天向宫腔内注入雌二醇溶液10mg或同时周期加服雌激素,以促使内膜生长。

c.服抗生素预防感染。

7. 感染

(1)原因:多因术前有感染或手术无菌操作不严格,吸宫不全或术后不注意卫生或过早性交所致。

(2)诊断依据

①术后发烧,末梢血实验室检查白细胞升高。

②子宫有压痛或附件增厚,压痛,阴道有脓性分泌物,味臭。

(3)处理

①抗生素治疗。

②必要时,阴道脓性分泌物做细菌培养及药敏。根据药敏结果,选择抗生素。

8. 损伤 包括子宫穿孔及宫颈裂伤。

(1)原因

①哺乳期妊娠子宫过于柔软。

②长期口服避孕药失败而妊娠的子宫更为柔软、菲薄。

③瘢痕子宫。

④子宫有畸形,如双子宫单宫颈。

⑤反复多次行人流术。

⑥进入宫腔的器械用力过猛,遇到阻力强行通过。

⑦吸引及刮宫过度。

(2)诊断依据:人流术中如果所用的器械进入宫腔超过原来所探测的宫腔深度或有的病人突感下腹部剧痛时,则应考虑到有子宫穿孔。

(3)处理

①发现子宫穿孔或宫颈裂伤应立即停止操作。

②如为探针穿孔又无明显的自觉症状,可肌注或宫颈注射催产素20U,观察1~2周,穿孔常可自愈,然后再做人工流产钳刮术或在B超引导下进行吸刮术。

③由宫颈扩张器或吸引管穿孔,需住院观察,给予抗生素及宫缩剂。

④如穿孔较大,有明显的内出血或疑有肠管损伤时,应做剖腹探查,根据损伤程度进行处理。

⑤宫颈裂伤,多发生于宫颈坚硬术者强力扩张时,宫颈扩张较困难后突感阻力消失或伴有宫颈出血。要考虑到有宫颈裂伤的可能,应检查裂伤的大小及深浅,如为小的裂伤,用纱布压迫止血即可;如为宫颈全层裂伤,用1-0铬制肠线做间断缝合。

第五节 无痛清宫术

【适应证】

1. 不全流产者。

2. 妊娠≥10周胎儿排出后,胎盘或(和)胎膜尚未排出或仅排出部分。

【手术步骤】

一、排尿

受术者自动排空膀胱。

二、体位

受术者取膀胱截石位。

三、消毒

用0.5%碘伏液消毒外阴、阴道、宫颈及宫颈管。

四、铺巾

铺无菌巾。

五、阴道检查

取下窥器再行内诊检查子宫大小、方位及宫颈扩张的程度。

六、二次消毒

重新置入窥器，用0.5%碘伏液再次消毒阴道、宫颈及宫颈管。

七、麻醉

1. **全无痛清宫术** 采用丙泊酚静脉麻。

2. **简易无痛清宫术** 采用1%利多卡因宫颈局部浸润麻。

八、探宫腔

用小号扩宫器探测宫腔深度。

九、扩张宫颈

宫口已扩张，可顺利通过相应的吸引管时，可不必扩张宫口。

十、清除宫内残存胎物

妊娠≥10周宫内常有较大块胎物残留，可用小号带齿卵圆钳将大块残存胎物夹出后再用吸引管清宫。以防大块残存胎物阻塞吸引管影响清宫操作。

有经验的术者可仅用吸引管清除宫内残存胎物，而不需使用刮匙清宫。

第六节 微创腹式小切口输卵管结扎术

【适应证】

1. 已婚妇女，夫妻双方要求绝育者。

2. 因心脏病、肾脏病、重度肺结核或遗传病等疾病不宜妊娠者。

3. 重复剖宫产者。

【禁忌证】

1. 感染性疾患，如生殖器感染，呼吸系感染，泌尿系感染及腹壁皮肤感染等。

2. 24小时内测量体温两次高于37.5℃。

3. 体虚，不能承受手术，如产后出血、休克、心衰等，应待纠正后施术。

4. 神经官能症者。

【结扎时间】

1. 非孕期，在月经净后3～7天(经净后无性交史，以排除妊娠可能)。

2. 人流、取环、剖宫取胎或剖宫产术同时行绝育术。

3. 自然流产，过期流产后需待下次月经后再施术。

4. 产后24小时至产后7天。

5. 哺乳期闭经者，应先排除妊娠的可能(B超、尿妊娠试验，证实未怀孕)。

【术前准备】

1. 详问病史：注意询问麻醉及药物过敏史、手术史。

2. 详细查体：测量血压、脉搏、体温、呼吸、听心、肺、触诊肝、脾，周身查体应全面排除各系统疾病。

3. 阴道检查：了解子宫及附件情况，排除炎症。

4. 做思想工作，消除顾虑，愉快接受手术。

5. 阴道分泌物涂片查滴虫、霉菌。必要时查淋菌，做PCR筛查病毒、支原体、衣原体等。

6. 查血、尿常规，凝血四项。必要时检验肝、肾功能及胸透。

7. 普鲁卡因皮内敏感试验。

8. 腹部皮肤准备。

9. 术前晚服镇静剂，舒乐安定2片，晚8时服用。

10. 术前1日服液体石蜡30ml，术日晨用温肥皂水洗肠。

11. 术日晨禁食。

12. 术前给杜冷丁50mg、非那根25mg，肌注。

13. 术前测体温、血压、脉搏。

14. 入手术室前排空膀胱，注意无残留尿。

15. 早孕者，先行人工流产术。

【手术步骤】

一、体位

受术者取垂头仰卧位。

二、消毒

常规消毒腹部术野皮肤。

三、铺巾

铺无菌巾。

四、麻醉

1. 一般用局部浸润麻醉。0.5%普鲁卡因局部浸润麻醉，切口周围逐层注射麻药，腹膜注麻药，利于找输卵管。

2. 腹壁肥胖或精神过度紧张者可加用丙泊酚静脉麻醉或硬膜外麻醉(图 3-2-42)。

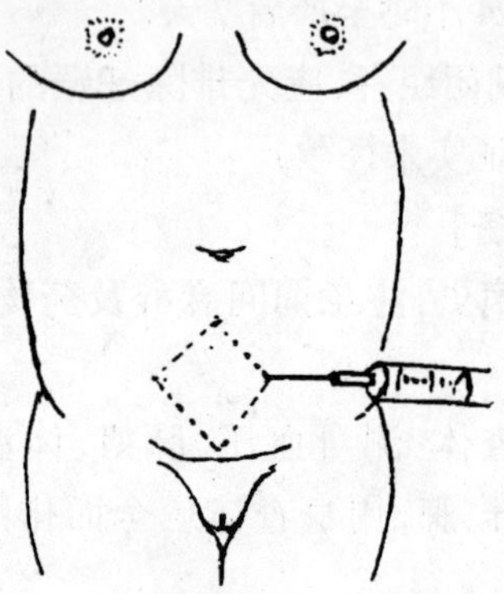

图 3-2-42

五、腹部切口

1. **产后扎管**　按摩子宫，使之收缩变硬，在宫底下二横指，做横切口或纵切口。

2. **经后及人流后扎管**　在耻骨联合上二横指，做横切口或向上做纵切口(图 3-2-43)。

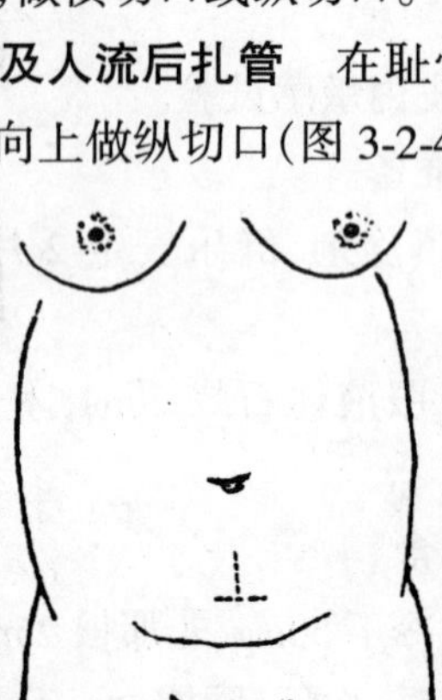

图 3-2-43

3. **切口选择**　切口大小决定于腹壁厚薄，一般切口为 2～3cm。

4. **逐层切开腹壁**　切勿伤及肠管及膀胱。

六、提取输卵管

寻找输卵管要稳、准、轻，尽量减少受术者痛苦。查找输卵管的方法如下。

1. **卵圆钳夹取法**　用无齿卵圆钳，在手指指引下，或直接从宫底滑向附件处，夹取输卵管。夹住输卵管时有一定阻力，患者有牵拉感。提取过程中无阻力，可能夹住肠管或大网。提取阻力过大，可能夹住圆韧带或阔韧带，应立即松开，重新夹取(图 3-2-44)。

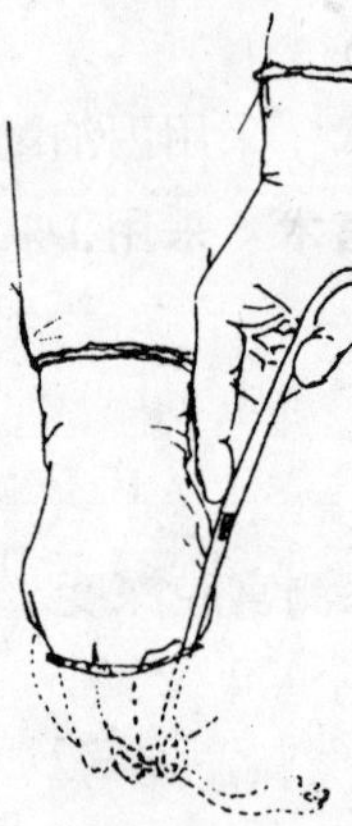

图 3-2-44

2. **指板法**　适用于前位子宫。

术者将食指从切口伸入腹腔，沿宫底向外触及输卵管，将指板放入腹腔，将输卵管置于手指与指板之间，轻轻向上提出(图 3-2-45)。

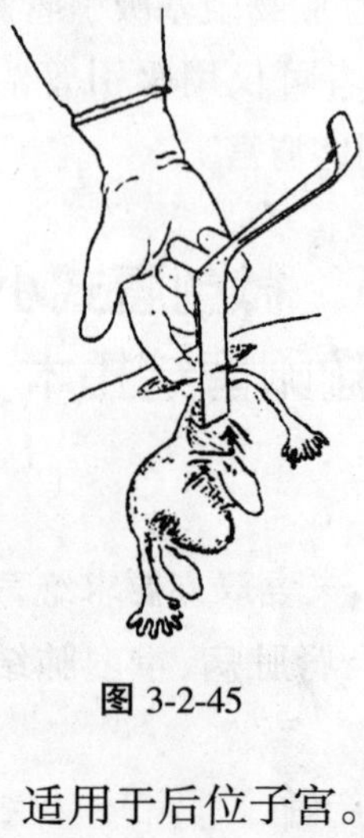

图 3-2-45

3. **勾取法**　适用于后位子宫。

钩背朝向受术者头端，向下沿腹腔前凹陷进入腹腔，越过宫底达子宫后壁，略向外旋转 30°勾住输卵管壶腹部，上提(图 3-2-46)。

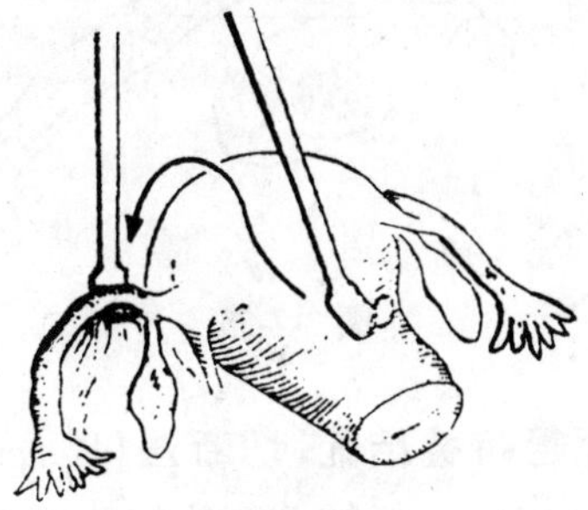

图 3-2-46

七、结扎输卵管

1. 抽心包埋法　多用。

结扎部位多选在输卵管内中 1/3 处，无血管区。其特点是在输卵管的峡部无血管区，结扎、切断输卵管心，近端包埋在系膜内，远端的管心留于系膜外。

(1)切开输卵管浆膜层：用两把组织钳将输卵管峡部提起，两钳相距 1.5～2cm，用 0.5%普鲁卡因 1～2ml 注入输卵管浆膜下，使输卵管与浆膜分离。切开输卵管浆膜层(图 3-2-47)。

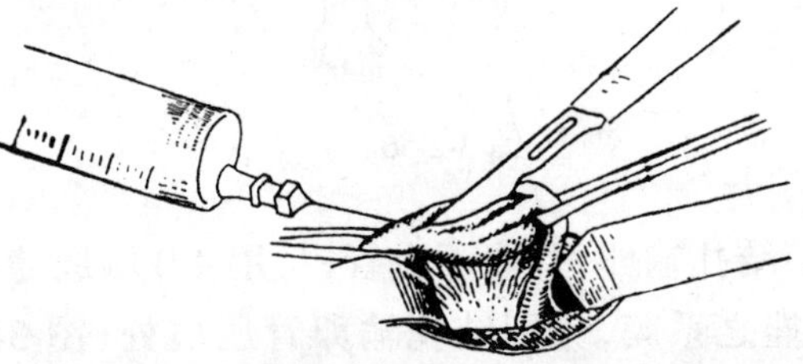

图 3-2-47

(2)游离输卵管：用小止血钳分离，并挑起输卵管，钳夹两端，注意勿伤及其下血管(图 3-2-48)。

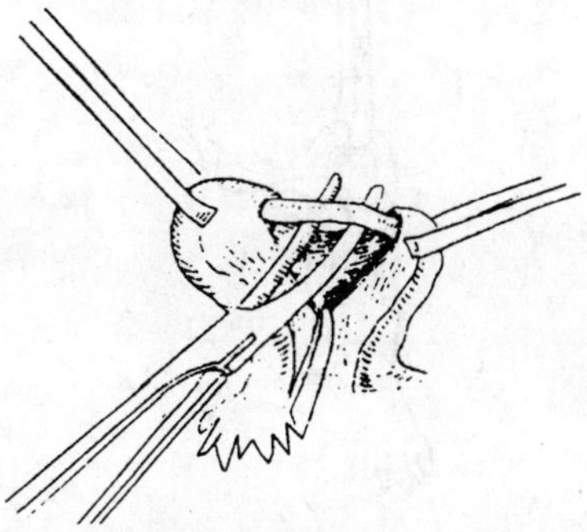

图 3-2-48

(3)切除输卵管：将两钳间输卵管切除 1～1.5cm，用 4 号丝线结扎输卵管近端(图 3-2-49)。

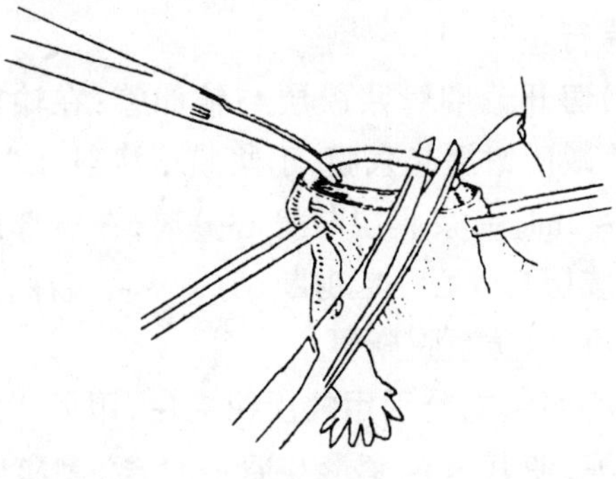

图 3-2-49

(4)缝合输卵管浆膜切口：用 1 号丝线连缝系膜，并将近端包埋在系膜内，将远端输卵管结扎(图 3-2-50，图 3-2-51)。

输卵管远端暴露在系膜外(图 3-2-52)。

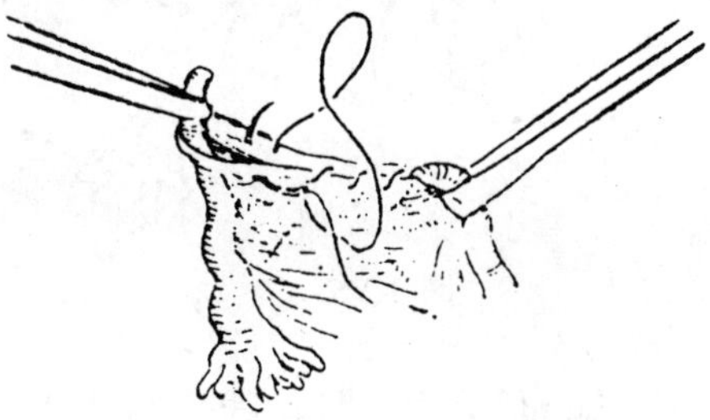

图 3-2-50

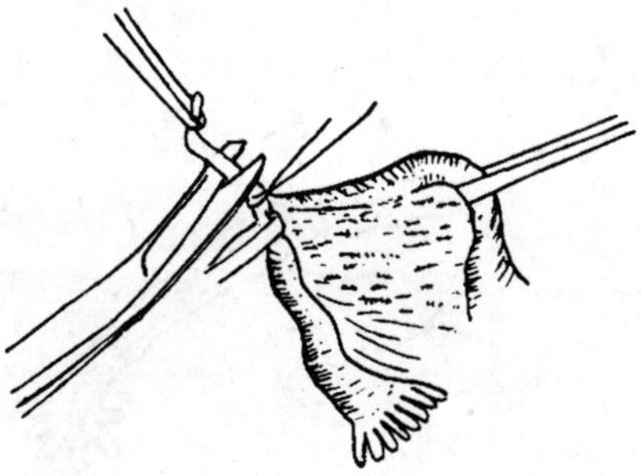

图 3-2-51

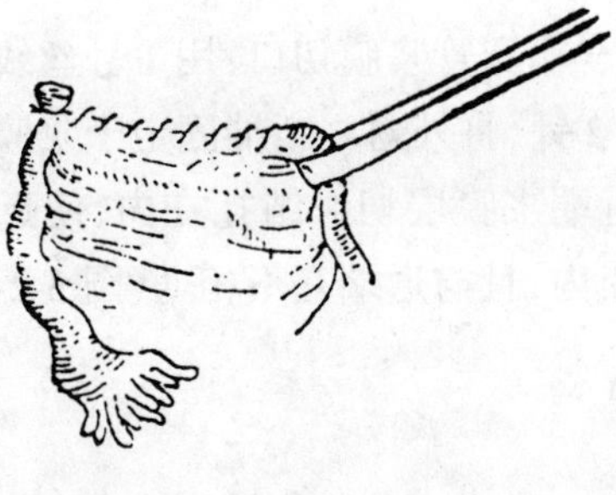

图 3-2-52

2. **袖套结扎法**(Uchida 法) 与抽心包埋法大致相同,本法特点是浆膜做环形切口,切口小,操作简单,易行。

(1)切开输卵管浆膜层与输卵管:在输卵管峡部,用小蚊氏钳提起浆膜,于浆膜下注射 0.5% 普鲁卡因 1~2ml,使浆膜层与管心分离,在峡部的近侧端将浆膜层与管心一起剪断,剪口不可过深,只切断管心即可,以防系膜撕裂。

管心两断端分别用蚊氏钳夹住,用另一蚊氏钳剥离浆膜,使其呈现套形与管心分离,剥离管心约 1cm(图 3-2-53)。

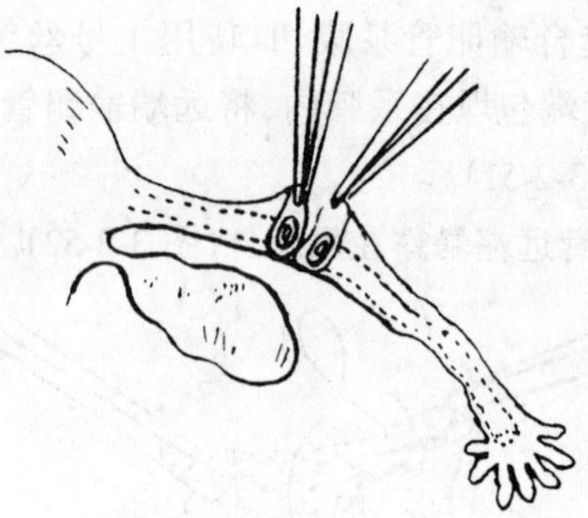

图 3-2-53

(2)结扎输卵管:用 4 号丝线分别结扎两端,近端管心即回缩于浆膜之套口内,形如"袖套",远端管心露出于浆膜外(图 3-2-54)。

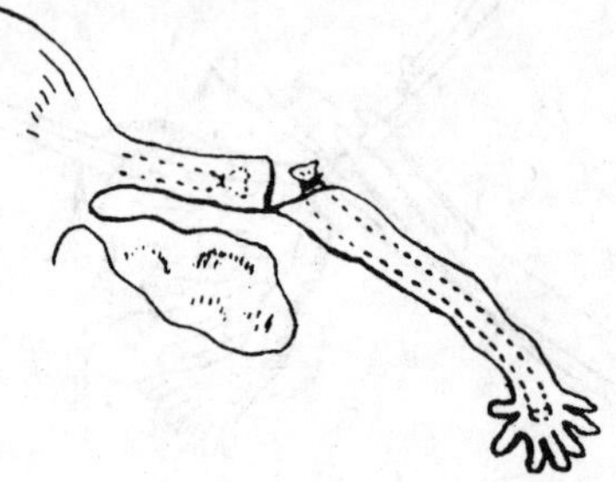

图 3-2-54

(3)缝合输卵管浆膜切口:用 1 号丝线缝合远端浆膜层 1~2 针,将外露之断端固定于浆膜外。缝线结扎时将近端浆膜层切缘结扎在内,使近端输卵管包埋于浆膜内,且与远端互不相通(图 3-2-55)。

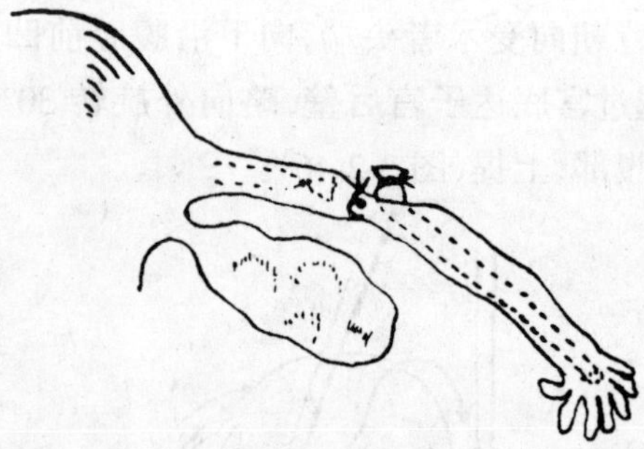

图 3-2-55

3. **输卵管折叠结扎、切断法**(Pomeroy 法) 此法简单、安全、易行,但较前两法失败率为高。

(1)止血钳压挫双折输卵管:用组织钳紧贴输卵管峡部夹住输卵管,使之折叠,在距钳夹顶端约 1~1.5cm 处用血管钳横夹卵管,压挫肌层及内膜(图 3-2-56)。

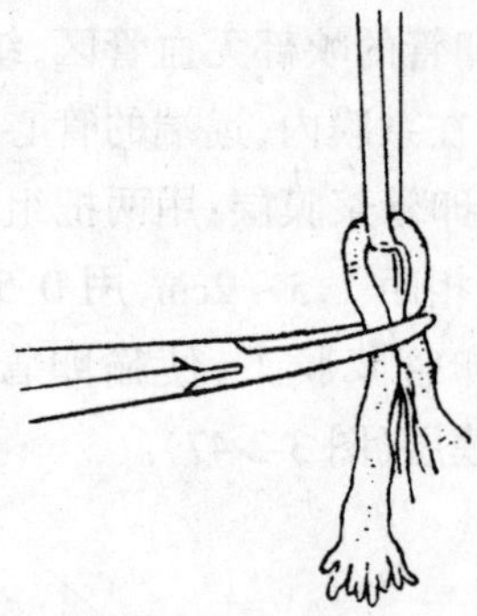

图 3-2-56

(2)结扎输卵管:取下血管钳,用 1-0 肠线缝扎经过压挫之系膜,分别结扎输卵管压痕处(图 3-2-57)。

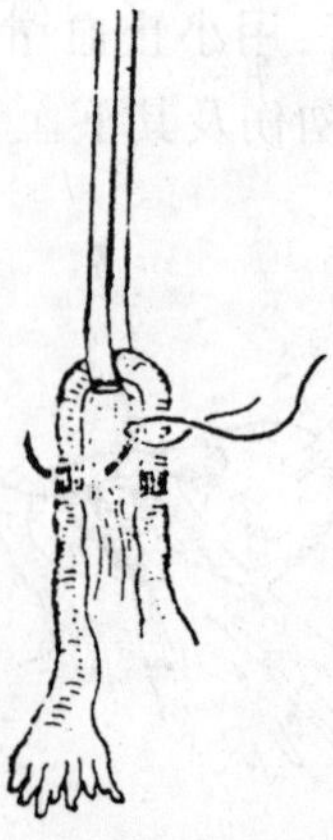

图 3-2-57

(3)切除输卵管:在结扎线以上剪除输卵管(图

3-2-58)。

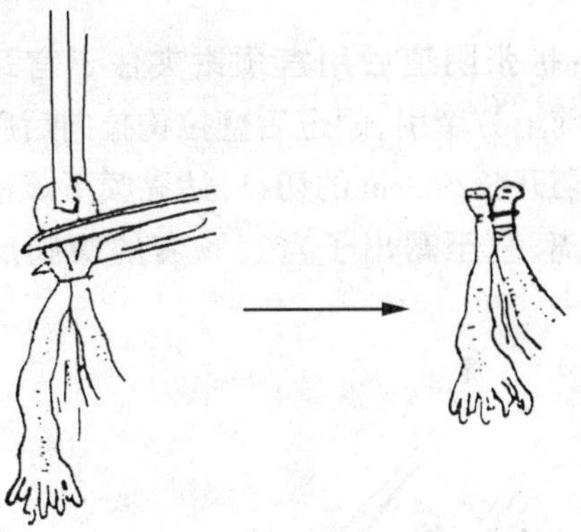

图 3-2-58

八、闭腹

1. 检查无出血。

2. 清点纱布和器械后,逐层常规关闭腹腔。

【注意事项】

1. 施术应严格遵守无菌操作。

2. 切勿误扎圆韧带,见到输卵管伞端,确认为输卵管后再结扎。

3. 结扎线松紧适度,过松易滑脱,过紧易勒断,形成窦孔。

4. 结扎术时不应同时行阑尾切除术,以防引起感染。

第七节 微创阴式输卵管结扎术

【适应证】

1.同腹式输卵管结扎术。

2.腹壁有感染灶或有严重皮肤病不宜做腹部切口者。

3.对腹部手术有顾虑者。

【禁忌证】

1.同腹式输卵管结扎术。

2.既往曾行盆腔手术者。

3.有盆腔肿瘤者。

4.有盆腔炎者。

5.患盆腔粘连性疾病者。

6.患外阴炎、阴道炎及重度宫颈糜烂者。

7.产褥期者。

8.骨盆出口狭窄者。

9.阴道、会阴过紧者。

【术前准备】

1.同腹式输卵管结扎术。

2.阴部备皮。

3.月经后施术者,术前用1/5 000高锰酸钾液或0.1%碘伏液冲洗阴道3次。

4.人工流产术同时施术绝育者,先做人工流产,再重新铺消毒巾施绝育术。

【手术步骤】

一、麻醉

1.腰麻。

2.硬膜外麻醉。

二、体位

受术者取膀胱截石位。

三、消毒

外阴、阴道常规消毒。

四、铺巾

铺无菌巾。

五、二次消毒

用双叶阴道窥器扩开阴道,再用碘酒、酒精或0.5%碘伏液消毒宫颈、宫颈管及阴道穹窿。

六、切口

1. **阴道前穹窿切开法** 适用于前倾、前屈位的子宫。

(1)切开:将重垂拉钩或直角拉钩放进阴道后壁,向后下方拉开阴道,用直角阴道拉钩向上拉开阴道前壁,用宫颈钳夹住宫颈前唇,向外后下方牵引,暴露前穹窿,以金属导尿管导尿,排空膀胱,确定膀胱在子宫颈的最低点,在其下方约1.5cm处做一横切口长约3cm,深达黏膜下疏松结缔组织,可在切开前黏膜下注射含有10U催产素或1:1 000肾上腺素的生理盐水5ml,以减少出血使黏膜下组织易于与宫颈前筋膜剥离(图3-2-59)。

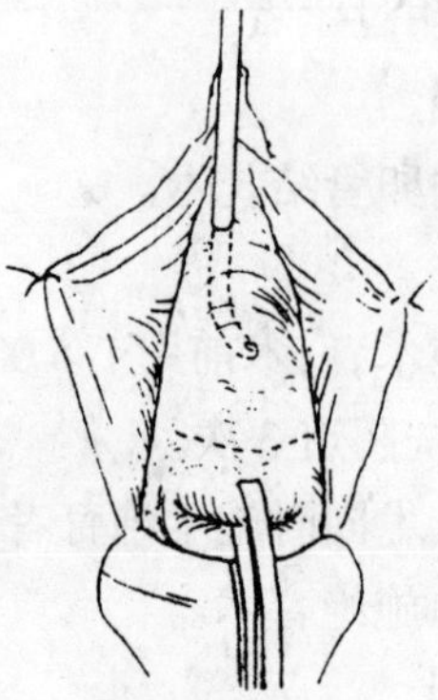

图 3-2-59

(2)分离膀胱：用刀柄沿子宫颈向上轻推，使膀胱与子宫颈分开，再用食指向上推，将膀胱与宫颈完全分离(图 3-2-60)。

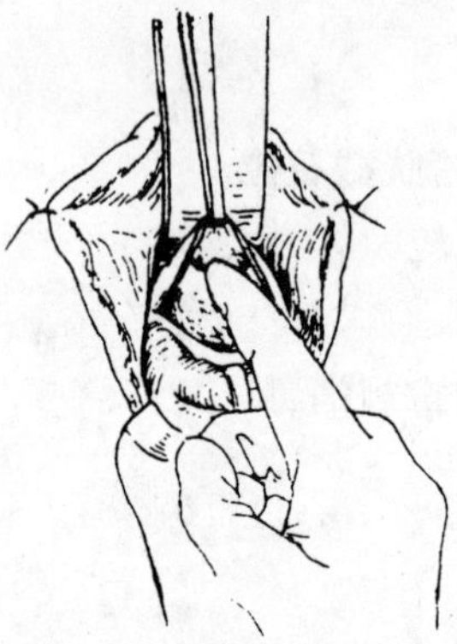

图 3-2-60

(3)切开腹膜：膀胱上推后，即可暴露腹膜，此时令受术者咳嗽，稍加腹压可见白色腹膜随腹压膨出、移动，用两把血管钳前、后各一把夹持腹膜，在两钳之间横剪腹膜反折，确认腹膜已被剪开，将腹膜前、后缘各夹一把血管钳，然后向两侧延长切口，共长约 3cm。腹膜前、后各缝一 4 号丝线作为牵引，以防回缩(图 3-2-61)。

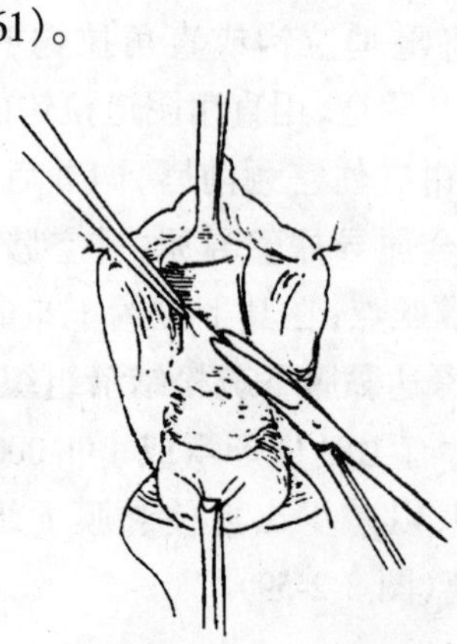

图 3-2-61　切开腹膜

2. 阴道后穹窿切开法　适用于子宫后倾后屈位

(1)切开：扩张阴道后用宫颈钳夹住子宫颈后唇，将宫颈向前上方牵引，阴道后壁拉钩拉向后膜壁交界处，横行切开长约 3cm 的切口，达黏膜下疏松组织，行钝性分离，直至露出子宫直肠窝的腹膜反折(3-2-62)。

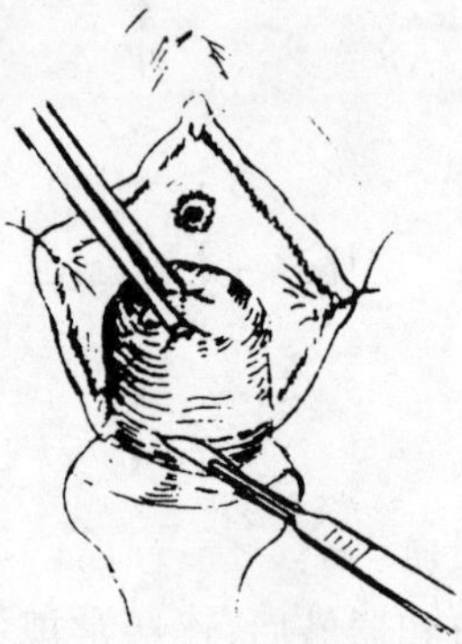

图 3-2-62

(2)切开腹膜：切开直肠窝腹膜(图 3-2-63)。

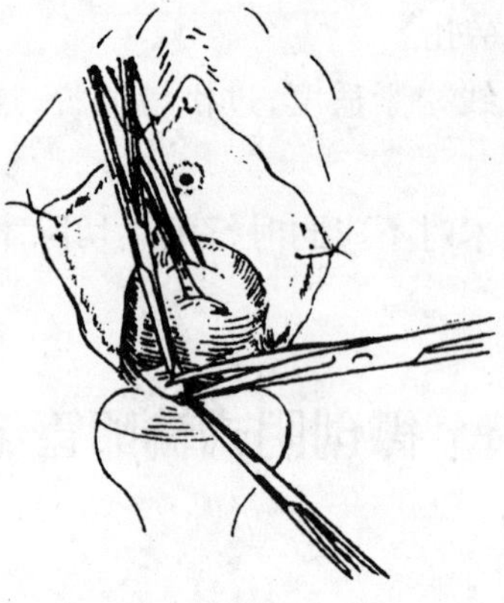

图 3-2-63

七、提取输卵管

用单叶拉钩或直角拉钩拉开切口暴露宫体，用直接取管法或钩管法取出。

1. 直接取管法　前穹窿切口将子宫搬至前倾位，后穹窿切口将子宫体推至后倾位，用无齿卵圆钳或无齿长镊子沿宫体向子宫角方向直接钳取输卵管(图 3-2-64)。

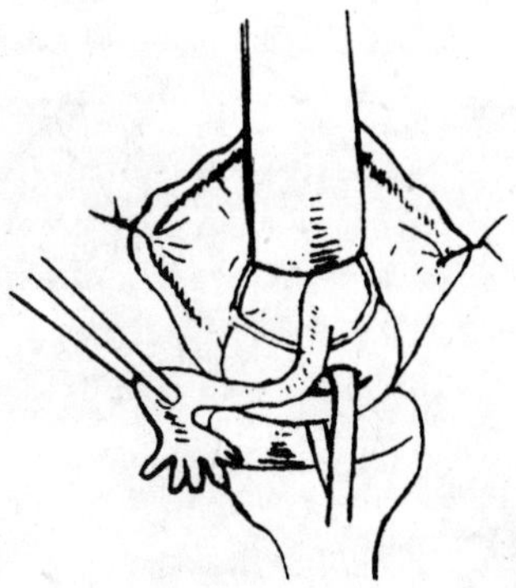

图 3-2-64

2. **钩管法**　用输卵管钩紧贴子宫前或后壁至子宫底滑向输卵管方向,相当于输卵管的中段,向下钩取即可将输卵管提到切口处(图 3-2-65)。

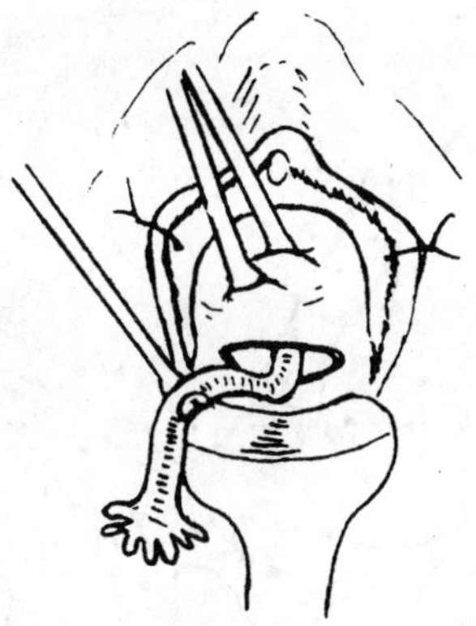

图 3-2-65

八、结扎输卵管

因手术野小,操作稍困难,多采用折叠、结扎、剪断法。

可在近侧端加缝一针,两针间距不超过 0.3cm,以防日后发生积液。

九、闭合切口

1.用 2-0 肠线或 1 号丝线连续或间断缝合腹膜切口。

2.用 2-0 肠线间断缝合阴道黏膜切口。

【注意事项】

1.谨防误伤膀胱或直肠。

2.若受术者肥胖且阴道紧,找输卵管有困难时,术者可将左手食指深入盆腔触到一侧卵巢,用手指勾住卵巢韧带,牵出卵巢,输卵管亦随之牵出。如为前穹窿切口,可先找到圆韧带,在圆韧带的外上方寻找。

3.如发现子宫及附件粘连较重,手术无法进行时,立即改由腹部施术。

4.严格遵守无菌操作,不可随意将手伸入盆腔,以防增加感染概率。

5.随时擦净切口渗血,防止流入盆腔,以防术后粘连。

6.缝合腹膜时,需将腹膜提起在直视下缝合,以防误缝其他组织。

7.缝合阴道黏膜时要将黏膜下组织一起缝合,既可起到止血作用又有利于愈合。

8.术后 4 周内禁止盆浴及性生活。

第三章

腹腔镜绝育术

第一节　腹腔镜输卵管电凝绝育术

通过高频电流所产生的热能破坏输卵管的通畅性,可分为单极法与双极法两种。

双极电凝处组织炭化范围可达3cm,单极电凝可达5cm或5cm以上。

【手术步骤】

一、电凝输卵管

采用双极电凝术进行输卵管电绝育术,在输卵管峡部上下共灼3处,相距0.5cm(图3-3-1)

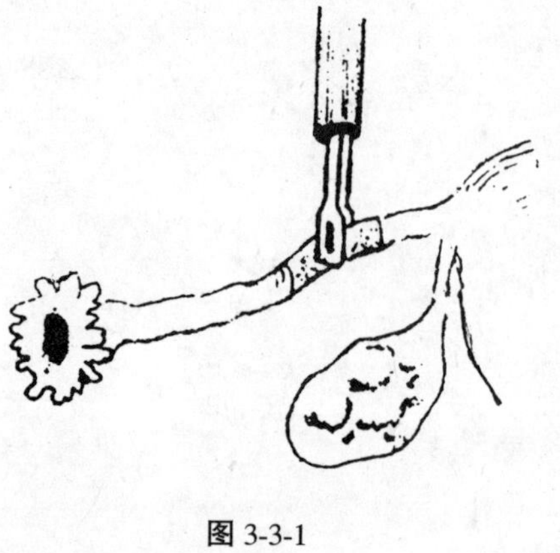

图3-3-1

二、切断输卵管

切断输卵管(3-3-2)。

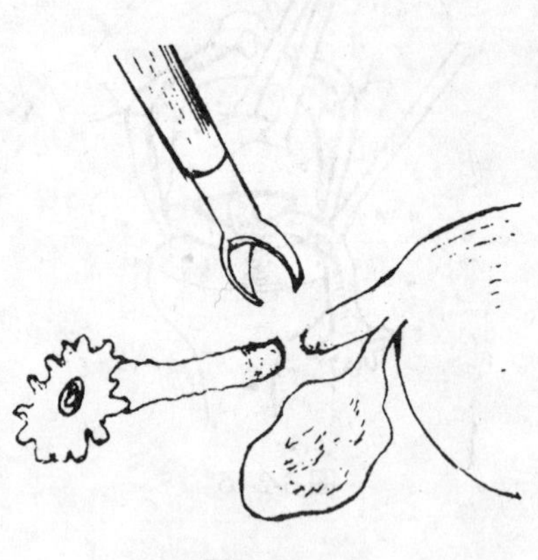

图3-3-2

【注意事项】

1.通电时将输卵管提高,以免伤及周围组织。

2.用双极高频电凝输卵管,受凝区发白,受凝区应超过抓持钳钳夹的范围。

3.用单极高频电凝输卵管时,每侧输卵管电凝20秒钟即可(受凝区发白,中间散在发黑的组织)。

第二节　腹腔镜输卵管内凝绝育术

低电压热效应内凝固技术,即"内凝",温度控制在100~140℃使组织蛋白内凝固,组织破坏可深达3mm,术后不会引起输卵管与周围粘连。

【手术步骤】

一、内凝输卵管

用鳄鱼嘴钳在输卵管距子宫角 3cm 左右处行内凝输卵管，内凝 2 次（图 3-3-3）。

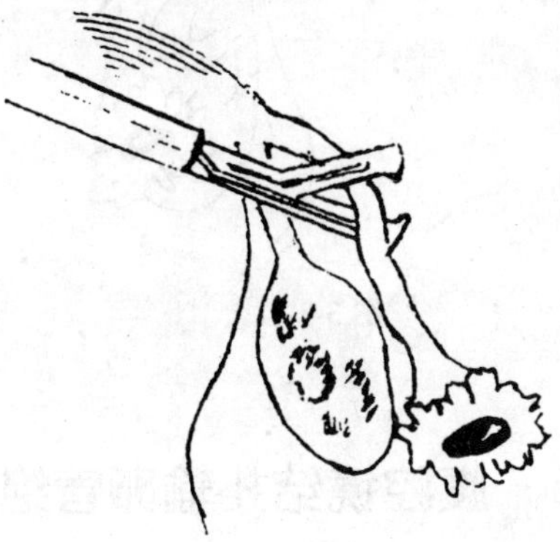

图 3-3-3

二、切断输卵管

用钩剪切断输卵管已凝固部位（图 3-3-4）。

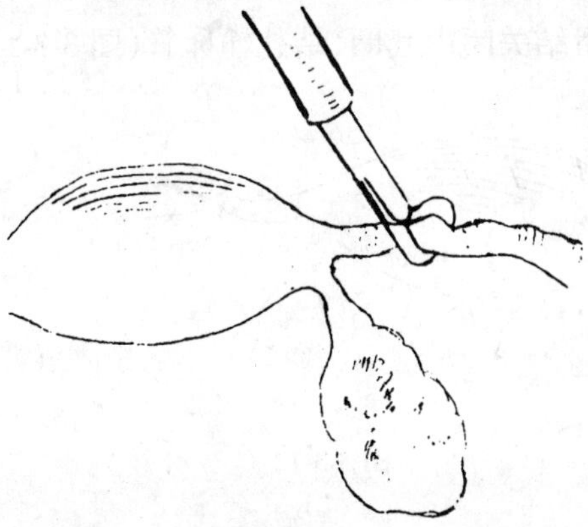

图 3-3-4

输卵管全层已被切断（图 3-3-5）。

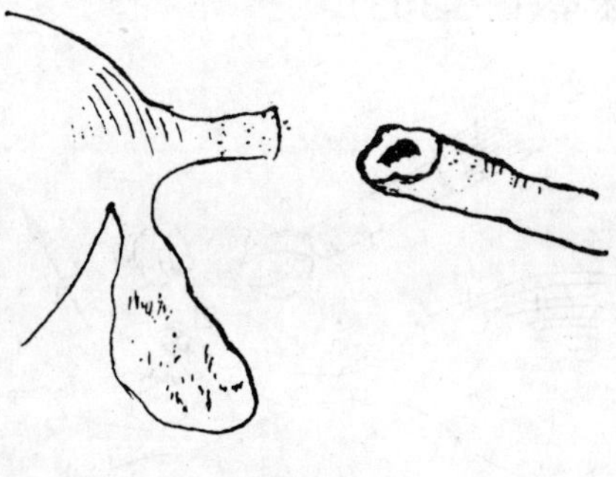

图 3-3-5

第三节 腹腔镜输卵管银夹绝育术

【手术步骤】

一、提起输卵管

安放输卵管夹前，应先用无损伤钳拉紧输卵管，以防输卵管肌层收缩，绝育夹滑脱（图 3-3-6）。

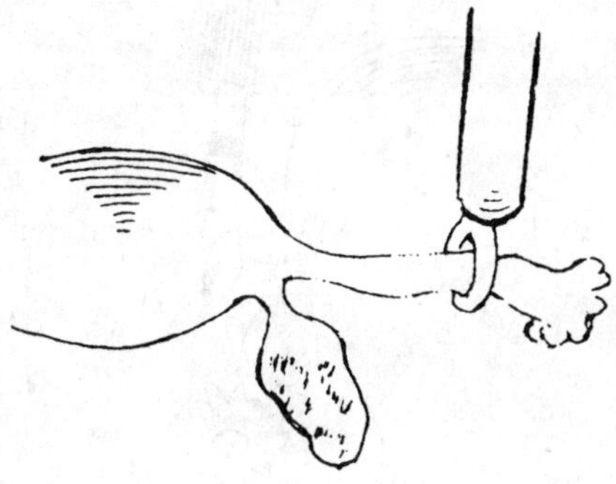

图 3-3-6

二、安放绝育夹

输卵管夹需夹住输卵管全层，并固定于输卵管系膜，继之，关闭上夹器的颌部（图 3-3-7）。

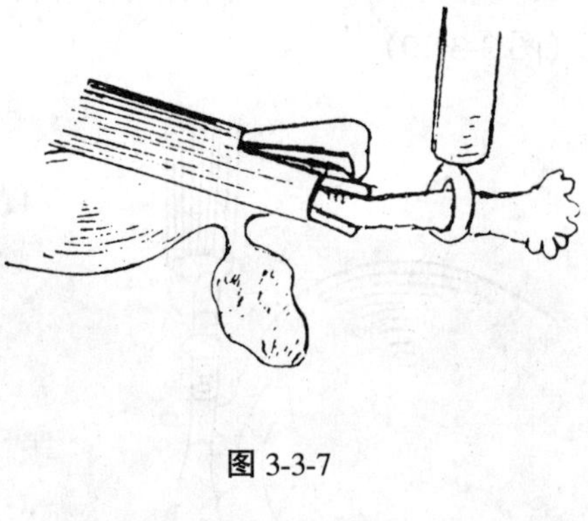

图 3-3-7

绝育夹已放置完毕（图 3-3-8）。

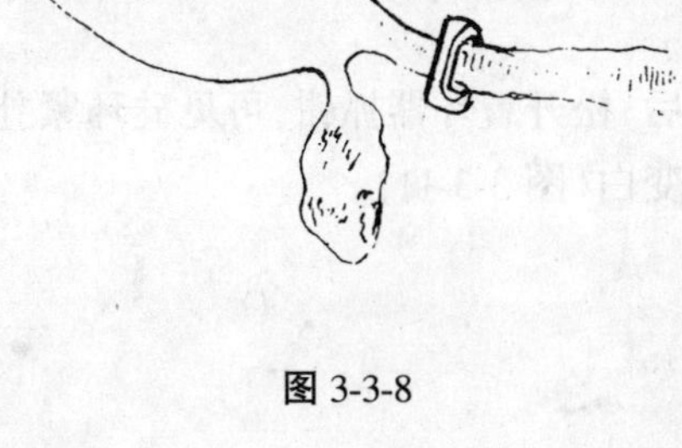

图 3-3-8

第四节 腹腔镜输卵管硅环绝育术

【手术步骤】

一、提起输卵管

将环放置器(直径 11mm)的抓钳在输卵管靠近子宫角约 2 ~ 3cm 处抓住,并提起(图 3-3-9)。

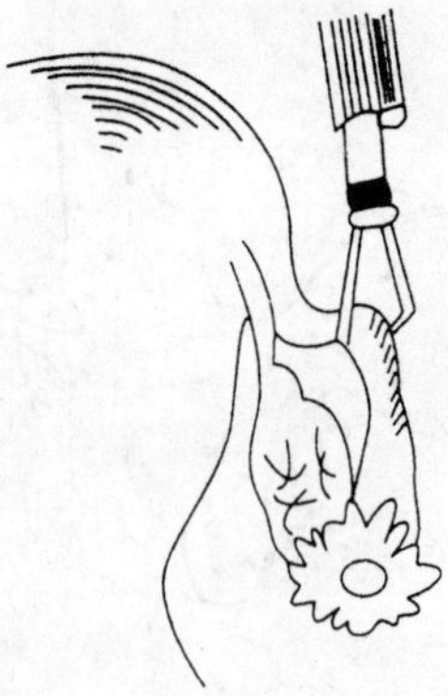

图 3-3-9

二、硅环套输卵管

环放置器抓钳将输卵管拉向置环器内侧,使输卵管形成袢置环器外筒以活塞样外推,硅环即被套在输卵管上(图 3-3-10)。

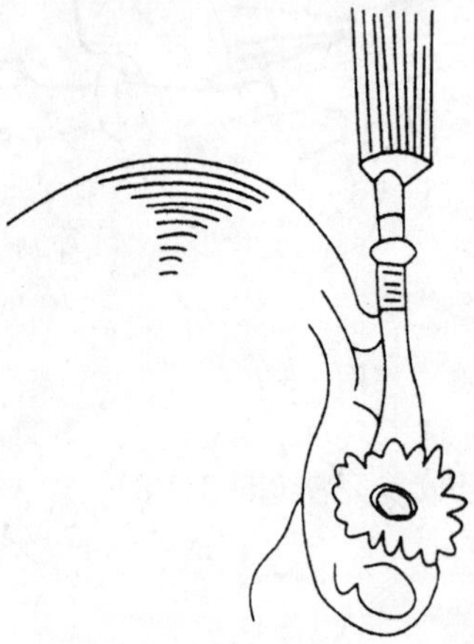

图 3-3-10

套环完成后,松开置环器抓钳,可见硅环紧扎输卵管袢已缺血变白(图 3-3-11)。

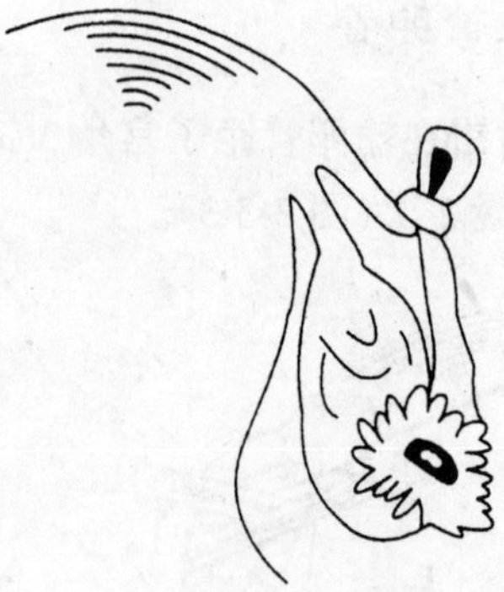

图 3-3-11

第五节 腹腔镜结扎输卵管绝育术

【手术步骤】

一、结扎输卵管

将内套圈放入盆腔,用无损伤活检钳将输卵管拉入套圈内,离宫体 2cm 处,将输卵管折成袢,在其底部打滑结关闭内套圈,结扎输卵管(图 3-3-12)。

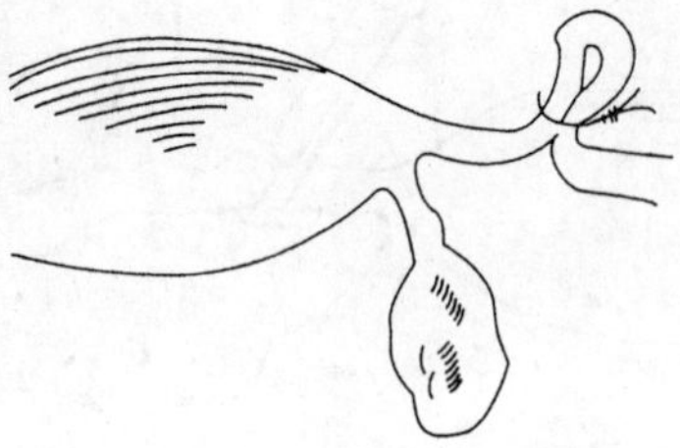

图 3-3-12

二、切断输卵管

用钩剪横行切断输卵管,检验输卵管断面确认无出血,术毕(图 3-3-13)。

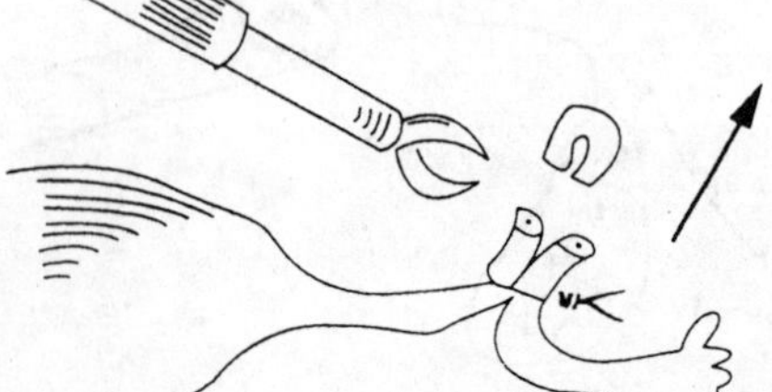

图 3-3-13

第四章

助孕术

第一节　宫腔内人工授精术

宫腔内人工授精术系将男方精子通过细导管放入女方的宫颈内或宫腔上部的助孕技术。

【适应证】

1.女方因宫颈因素不孕,如宫颈重度炎症(宫颈重度糜烂)等。

2.男方精液不液化或液化时间长者。

3.男方轻度少弱精症。

4.男方精子正常但存在排精障碍,如男方阳痿、性交无能等。

【必备条件】

1.女方输卵管通畅,且有功能。

2.女方必须有排卵。

3.若女方有排卵障碍或卵泡发育不良导致排卵不充分及黄体功能欠佳者,应用促排卵药物治疗,以诱发正常排卵。

4.连续监测卵泡发育:不论是自然周期或是促排卵周期,均需对卵泡发育情况进行连续监测。

主要依靠阴道B超进行监测。

自然周期多在月经第11~13天首次B超检查。

促排周期在用药3~5天时检测。

此后,根据卵泡大小决定B超时间。共连续做B超2~4次。

除B超外,可检测尿LH峰(即促卵泡成熟素峰),以协助确定排卵时间。

5.必须对精液进行洗净优化处理

(1)在妻子月经周期第6~8天,丈夫应排精1次,以后禁欲直至取精,以保证精子质量。

(2)在医院,丈夫洗净手后,用手淫方法将精子收集在一个无菌杯内。

(3)取精困难者,可将无菌杯带回家,在家取精后,在30分钟至1小时内送至医院内。

(4)供精者授精时,应事先准备好精源。

人工授精时间:应在即将排卵或排卵24小时内进行。

【人工授精操作步骤】

一、麻醉

不用麻醉。

二、体位

受精者取膀胱截石位。

三、消毒

不用烈性消毒液消毒。仅用灭菌生理盐水冲洗外阴,擦洗阴道及宫颈(二遍)。

四、铺巾

铺无菌巾。

五、暴露宫颈

将窥器轻轻放入阴道,暴露宫颈。

若因阴道壁松弛等原因致宫颈暴露困难时,可用宫颈钳牵拉宫颈前唇或后唇,暴露宫颈,并将宫体摆成水平位。

六、注入精子

将已洗涤优化的精子连同培养液 0.3~0.5ml 经无菌注精管注入宫腔(图 3-4-1)。

术毕,取下注精管,撤出窥器。

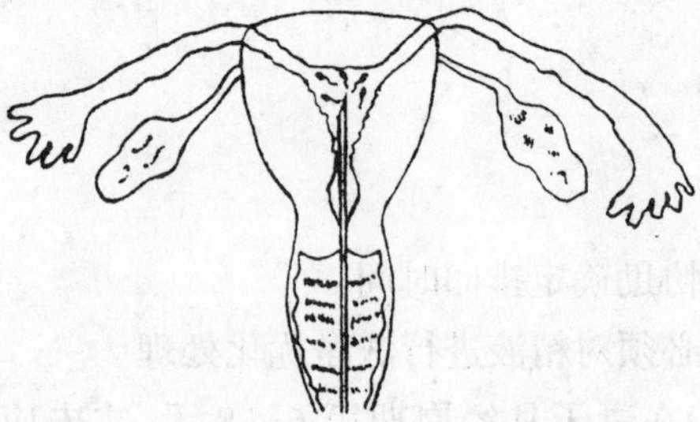

图 3-4-1

【注意事项】

1.人工授精不用探针探宫腔,而是依据既往诊刮或 B 超测得的宫腔深度而决定入宫腔内的注精管放入的深度。

2.置入宫腔的注精管端应距宫底 1cm 处推注精子。

3.精子注入宫腔后,不要立即将注精管拔出,可稍待几秒钟后拔管。

4.注入精子后,受术者应仍平卧于手术台上半小时后,方可起身离去。

5.术后两周内暂停坐浴与禁止冲洗阴道。

6.术后受术者应监测自己的基础体温,以了解是否成孕及黄体功能。

7.人工授精后 14~16 天无月经来潮者应验尿妊娠试验。若尿妊娠试验阳性,必要时,应注射黄体酮及绒毛膜促性腺激素,以支持黄体,进行保胎治疗。

第二节 取卵术

为取卵子而进行的卵泡穿刺卵泡液抽吸术称为取卵术。

取卵术的方法有 3 种。

1.**开腹取卵术** 已废弃不用。

2.**腹腔镜下取卵术** 目前应用较少。

3.**B 超介导穿刺取卵术** 应用广泛。

B 超介导穿刺取卵术

【手术步骤】

一、麻醉

1. 局麻。

2. 或不用局麻,取卵前 1 小时注射安定 10mg、杜冷丁 50mg。

二、体位

受术者取膀胱截石位。

三、消毒

用灭菌盐水擦洗外阴、阴道、宫颈两遍。

四、铺巾

铺无菌巾。

五、置入 B 超阴道探头

1. 先将无菌橡胶探头套内放置耦合剂,再将阴道探头放于此橡胶套内,将探头套牢后,用生理盐水冲洗探头外面之橡胶套。

2. 将穿刺针导固定于阴道探头侧方。

3. 将阴道探头放入阴道内,检查卵巢及卵泡。

六、取卵

在 B 超监测下,穿刺取卵针通过针导穿过阴道穹窿刺入卵泡,同时开启负压吸引,抽吸卵泡液,可左右转动,前、后抽动取卵针(图 3-4-2)。

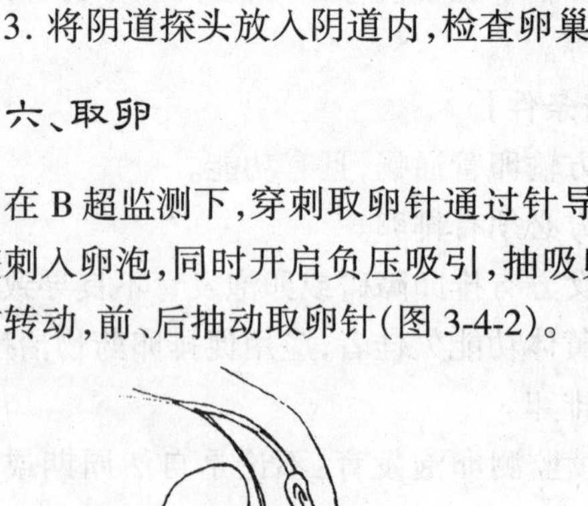

图 3-4-2 取卵

【注意事项】

1.严格无菌操作。

2.培养液应事先加温至 36～37℃,备用。

3.卵取出后,立即经由无菌通道送至胚胎培养室内,放于培养皿中,置于镜下观察有无卵细胞。

4.为保证取卵成功,应将卵巢内≥10mm 的卵泡均抽吸出。

5.取卵后撤出阴道探头,检查阴道穹窿穿刺点。若有出血,应用无菌纱布压迫出血点至出血停止后,受术者再退回病房休息。

腹腔镜下取卵术

【手术步骤】

一、麻醉

全麻。

二、体位

受术者取平卧位(头低臀高位)。

三、消毒

常规消毒腹部术野皮肤。

四、铺巾

铺无菌巾。

五、切口

脐轮下横切口或纵切口长约 2cm。

六、充气

腹腔内充气。

七、置镜

插入腹腔镜,观察盆腔,注意观察卵巢。

八、取卵

腹腔镜下取卵(图 3-4-3)。

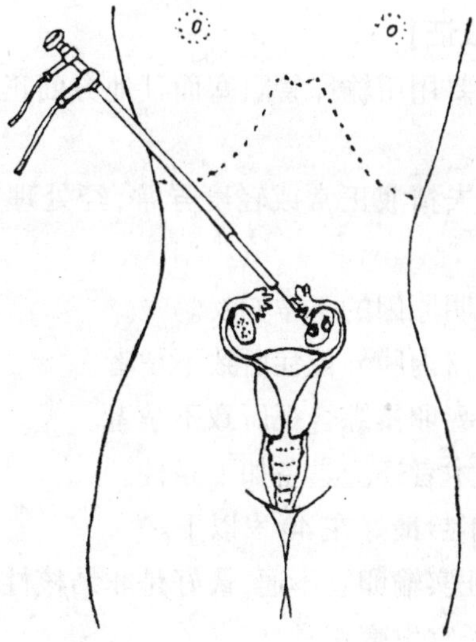

图 3-4-3

1. 经腹部另开两个小切口,插入取卵装置。

2. 取卵针进入腹腔直接进入成熟卵泡,使含有卵子的卵泡液被吸入管中,塌陷的卵泡用培养液冲洗后,再吸回到试管内。

【注意事项】

1.吸取的卵泡液立即送实验室检查是否有卵子,如没有,则重复上述操作,直至找到卵子。

2.应将卵巢内所有可见卵泡全部穿刺吸出。

可在腹腔镜直视下穿刺卵泡收集卵子,取卵用长 255mm 穿刺针连接无毒硅胶管,通入涂有肝素的 15ml 玻璃离心管,收集卵泡液及卵母细胞(图 3-4-4)。

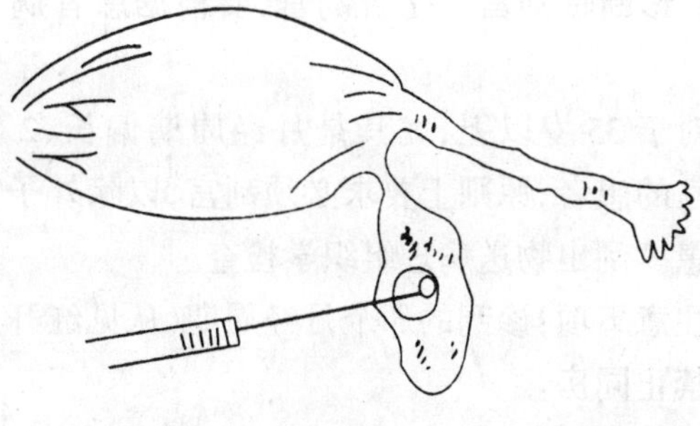

图 3-4-4

第三节　胚胎移植术

将在体外受精培养成的胚胎,植入子宫腔内的操作,称做胚胎移植术。

【操作步骤】

选定受术者。

【适应证】

1.主要用于输卵管阻塞而其他方面正常的育龄不孕妇女。

2.丈夫精液正常或轻度异常,经处理后可能致孕者。

3.不明原因的不孕妇女。

4.子宫内膜异位症所致不孕者。

5.多囊卵巢综合征所致不孕者。

6.受术者还应具备如下条件。

(1)年龄最好在40岁以下。

(2)证实输卵管不通,最好是非结核性者。

(3)子宫发育正常。

(4)无遗传病史。

(5)无病毒感染。

(6)卵巢功能基本正常。

(7)卵巢早衰者,可借用卵子及加用性激素周期治疗。

【术前准备】

一、女方准备

1.女方测基础体温 目的是了解其排卵功能。

2.阴道B超检查

(1)排净尿。用阴道探头探测。

(2)检测子宫的确切位置、深度、宫颈的松紧程度,以做到取卵时心中有数。

3.诊断性刮宫 是否刮宫,要根据患者病情决定。

对于35岁以上,尤其是月经周期偏长、2年内未刮宫的患者,原则上要求必须刮宫,以除外子宫内膜疾患。刮出物送病理组织学检查。

注意事项:诊刮的那个月经周期(从见红开始),绝对禁止同房。

4.化验室检查

(1)血常规。

(2)肝功能检测。

①澳抗(需检测两对半)。

②甲、丙、丁、戊肝病毒检测。

(3)查白带滴虫、霉菌、淋菌、衣原体及支原体、乳头瘤病毒、巨细胞病毒等项做PCR检测。

(4)必要时,测HPV、HIV抗体

5.必要的血生殖内分泌测定 对于年龄较大(尤其是38岁以上),怀疑可能存在卵巢功能不良或其他生殖内分泌异常的患者,要抽血测定生殖激素水平。通常在月经周期第2、第3或第4天空腹抽血。

二、男方准备

1.查精液

(1)3个月内进行两次精液检查。

(2)检查前只需禁欲3~5天,即可。

(3)手淫取精,如取精困难应先告知医生,可在家取后于30分钟至1小时内送来。

2.查澳抗 血澳抗检查。

3.查染色体 对因严重少弱精症或无精子症而拟行ICSI的患者,要做遗传咨询及染色体检查。

【降调节】

1.目的是抑制促超排卵周期的LH升高及LH峰,抑制排卵,使卵子发育更好、更同步,不发生提前自发排卵,使取卵能顺利进行。

2.常用药物为促性腺激素释放激素激动剂。

3.药物用法有每日喷鼻,每日皮下注射或仅注射1次(皮下或肌肉)。

4.于月经第21天(基础体温上升5~6天)开始使用至卵泡发育成熟,注射HCG时止。必要时亦可于月经第2天开始使用。

【促超排卵】

自然周期妇女每月只排一个卵,做试管婴儿必须获得多个卵子,所以需用药物(即促性腺激素)促使多个卵泡发育并成熟,常用药物及方法是FSH(HMG)HCG。

【监测卵泡发育】

1.降调节前做1次B超,以了解卵巢、子宫的基础情况。

2.降调节1周后,再次检查B超,以了解降调效果。

3.促超排卵用药第4~5天,B超检查了解生长卵泡的数目、大小,以调节用药剂量。

4.以后根据卵泡生长情况安排B超检查。

5.激素测定:必要时抽血测雌激素水平,了解卵泡发育成熟情况。

【取卵】

详见“取卵术”一节。

【体外授精与培养】

1. 取卵后 3～5 小时进行人工授精。

2. 授精后 16～20 小时在显微镜下观察授精是否成功。

3. 再继续观察受精卵有无分裂。

【胚胎移植】

1. **胚胎移植时间**　在卵子受精后 48～72 小时，即胚胎发育到 4～8 个细胞时，进行移植。

2. **体位**　受术者取膀胱截石位。

3. **消毒**　用灭菌盐水擦洗外阴、阴道 3 遍，禁用含酒精消毒剂，宫颈黏液用棉棒蘸培养液轻轻拭净。注意不要引起出血。

4. **铺巾**　铺无菌巾。

5. **移植胚胎**　目前多用双管法(图 3-4-5)。

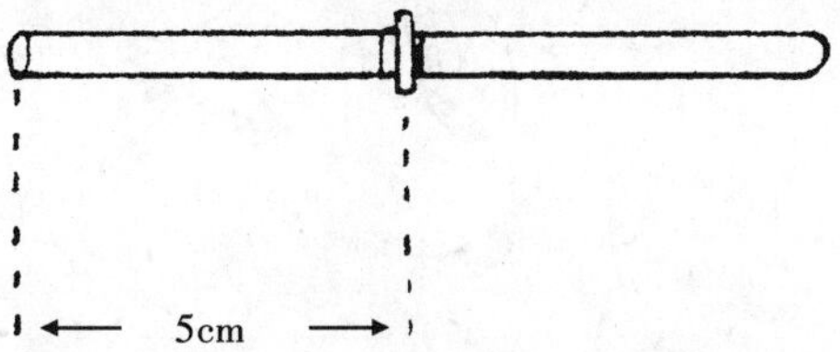

图 3-4-5　标定移植管套管

(1)先将套管插入，通过宫颈内口即停。

内管依下列程序抽吸胚胎：

培养液→空气→胚胎及培养液→空气→培养液，注意总量不应超过 309μl(图 3-4-6)。

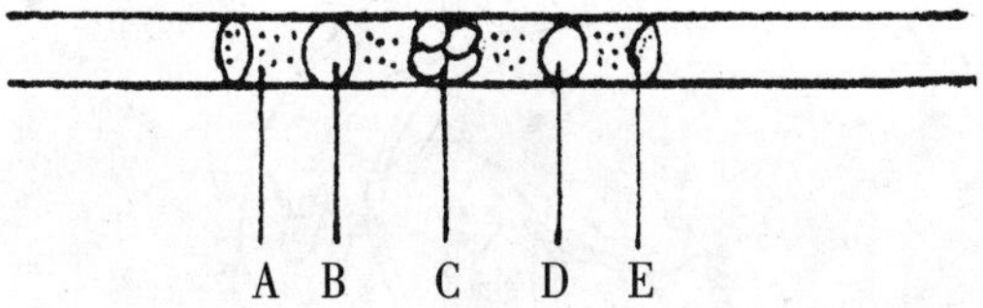

A. 培养液 B. 空气 C. 胚胎 D. 空气 E. 培养液

图 3-4-6

(2)移植胚胎：移植管内管，穿过套管其尖端，距宫底 1cm 处，将含胚胎的上述液体推入宫腔，即完成胚胎移植程序。

6. **注意事项**

(1)移植胚胎向宫腔内推注含胚胎液终了时，不可立即抽出注射器，应将注射器针心顶住至少 10 秒钟，以防将胚胎回吸。

(2)胚胎移植室温应保持在 24℃，恒温，且应防止空气对流。

(3)胚胎移植操作要求轻巧、无菌。

(4)不用碘酒、酒精等消毒液消毒生殖道，以防影响胚胎成活。

(5)胚胎自培养箱取出到植入宫腔内的时间越短越好，以防影响胚胎成活的概率。

(6)仅选择发育正常的胚胎进行宫腔移植。通常植入 3 个胚胎。

(7)前屈位子宫应充盈膀胱，以利移植。

(8)胚胎移植前，受术者应少喝水，排净小便。尿急可解小便，以防频繁排尿影响胚胎在宫腔内的种植。

(9)移植后卧床 6 小时，可弯腿，转身，以后 3 天尽量少活动。

【黄体支持治疗】

1. 取卵当天肌注 HCG2 000IU，以后隔 2 日肌注 1 次，共 3 次。

如可能发生卵巢过度刺激综合征，则减少或不注射 HCG。

2. 取卵后第 2 天肌注黄体酮。

3. 胚胎移植后第 14 天，留早上第一次小便做妊娠试验，如阳性，为怀孕，需保胎治疗 2～3 个月。

【注意事项】

怀孕第 7 周来院 B 超检查了解胚胎情况，有无多胎，同时除外宫外孕。一旦发现 3 胎以上，应减胎。

第四节　配子宫腔内移植术

配子宫腔内移植术系将成熟卵及洗涤优选精子直接用 Teflon 管送入宫腔内，使之受精，着床，发育至分娩。

第五节　配子输卵管内移植术

配子输卵管内移植术系将成熟的卵及洗涤优选的精子注入输卵管而达到宫内妊娠的方法。

【适应证】

1. 输卵管通畅者。

2. 子宫内膜异位症致不孕者。

3. 免疫因素致不孕者。

4. 原因不明不孕者。

【手术步骤】

1. 促卵泡成熟。

2. 取卵。

3. 洗涤优化精子。

4. 移植配子：经 Teflon 管将优选的精子、含卵子的培养液总量不超过 50μl 注入输卵管内。

将配子移植到输卵管内的途径有两种。

(1)经阴道配子移植：在 B 超指导下，经阴道将导管伸入输卵管伞端内 2～3cm，将配子送入输卵管内。

(2)经腹腔配子移植：在腹腔镜下，将配子经腹腔镜导管输入输卵管内。

将配子经腹腔导管输入输卵管——经 Teflon 管将优选的精子、空气、培养液中卵子，总量不超过 50μl 注入输卵管内。需将导管伸入输卵管伞端内 2～3cm 行配子移植。也可在 B 超指导下完成配子输卵管移植(图 3-4-7)。

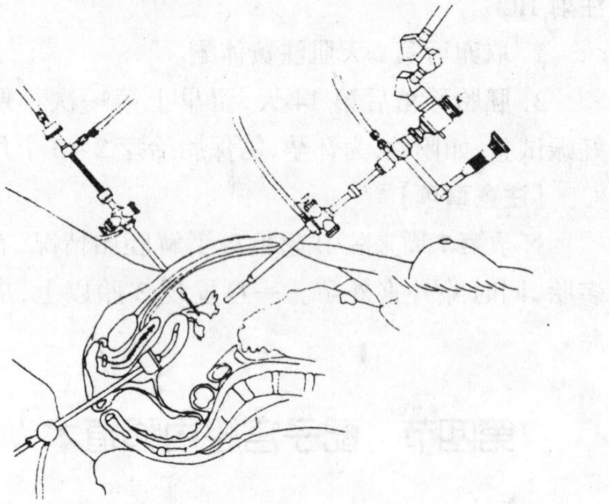

图 3-4-7

配子输卵管内移植术(图 3-4-8)。

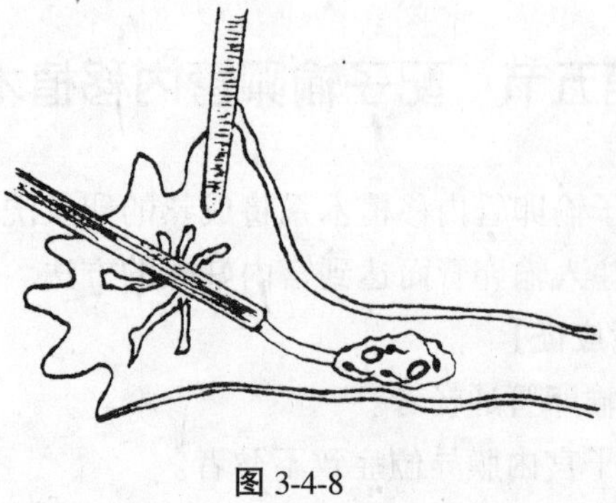

图 3-4-8

第六节 受精卵输卵管内移植术

【手术步骤】

一、取卵

在超声监护下，经阴道穿刺收集卵子。

二、移植受精卵

1～2 天后在腹腔镜直视下将受精卵移植到输卵管峡部(图 3-4-9)。

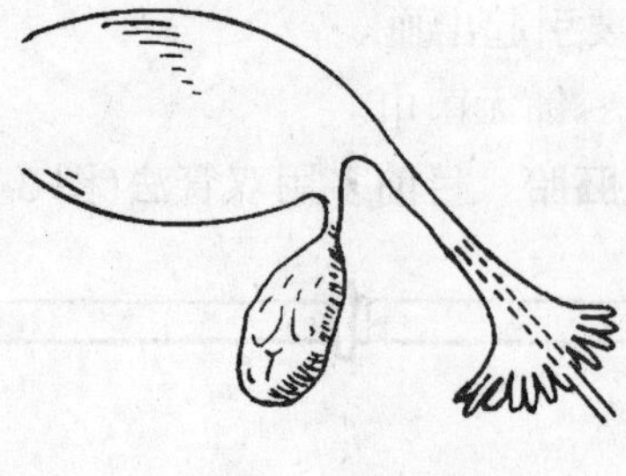

图 3-4-9

第七节 配子腹腔移植术

配子腹腔移植术系将卵子和精子直接送入子宫直肠凹的腹腔移植术(图 3-4-10)。

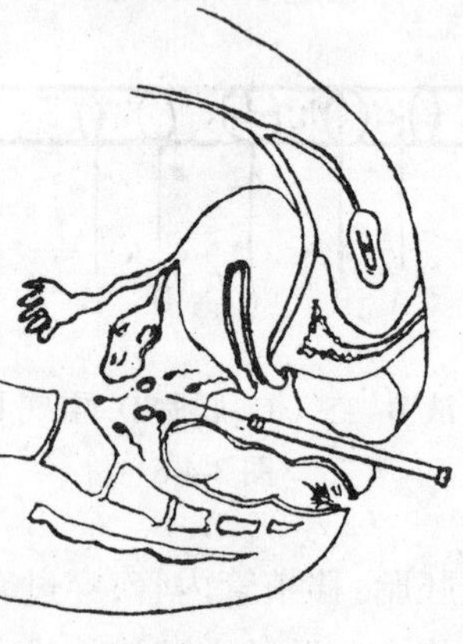

图 3-4-10

第八节 腹腔精子移植术

腹腔精子移植术系将精子送入腹腔内的移植术。

【适应证】

输卵管通畅的不孕者。

【手术步骤】

1. 可经阴道后穹窿将精子注入腹腔。

2. 或在腹腔镜下将精子送入腹腔。

在腹腔镜直视下，将洗涤获得的精子放入盆腔内进行授精(图 3-4-11)。

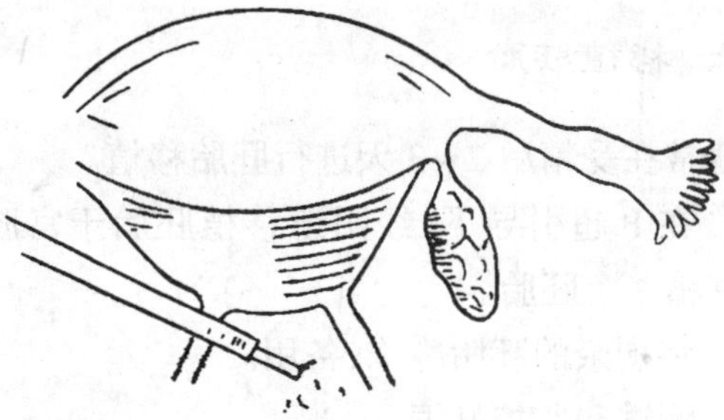

图 3-4-11

第九节 阴道培养胚胎移植术

【手术步骤】

在 B 超引导下，经阴道吸取卵子，优选精子。将卵子与精子放入盛有 3ml 培养液的 Nunc 管内，紧紧封闭 Nunc 管，外加塑料保护包装，置于阴道内 48 小时。

在显微镜下证实有早期胚胎形成，用宫腔移植管植入宫腔内。

以宫颈钳夹持前唇，将移植管轻轻放入宫腔内约 6cm，即离宫底 1cm 用 TB 空针将胚胎缓慢推入宫腔内，抽出移植管，检查胚胎有无残留在移植管内(图 3-4-12)。

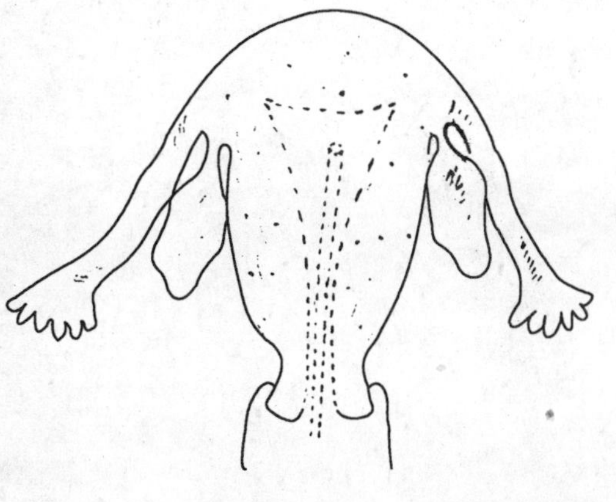

图 3-4-12

【术后处理】

1. 令受术者平卧在手术床上，休息 20 小时，返回住所。3 日内尽量限制下地活动。

2. 手术当日给 HCG 5 000IU，黄体酮 20mg。

3. 第二日 HCG 2 000IU/d。

4. 第三、四日 HCG 1 000IU/d。

5. 第五、六日 HCG 5 00IU/d。

6. 黄体酮第一、二周 40mg/d，第三、四周 20mg/d。

7. 手术后两周做血清 β-HCG 测定。如月经未来潮，每周做 1 次 β-HCG 测定。

8. 术后 4 周做 B 超检查。

第十节 卵细胞浆内单精子注射术

【适合证】

1. 男子少精或弱精者。

2. 男方无精子可借用他人精子者。

3. 由于阻塞或睾丸病，无精所致的男性不育者。

【手术步骤】

一、药物促卵泡成熟

1. 用促性腺激素释放激素(Gn-RH 激动剂)抑制其他激素活性。

在用促性腺激素之前，注射或鼻黏膜喷 Gn-RH 两周，然后根据反应情况，再用 10～14 天。

2. 用促性腺激素(HCG/HMG)刺激卵泡生长，引起排卵。

二、监测卵泡

监控治疗，测量卵泡成长，个体化应用药物，严防发生重度副反应。

2. 需要时测定血中激素水平。

三、取卵

在最后 1 支激素注射后，32～36 小时取卵。

在阴道 B 超扫描指引下，经阴道取卵。

四、优化精子

在采卵日取精子。

1. 自然手淫取精子。

2. 或从附睾中提取精子再活化(MESA)或从睾丸里采取(TESE)。

五、受精

将一个单精子注入到单个卵细胞内(图 3-4-13，图 3-4-14)。

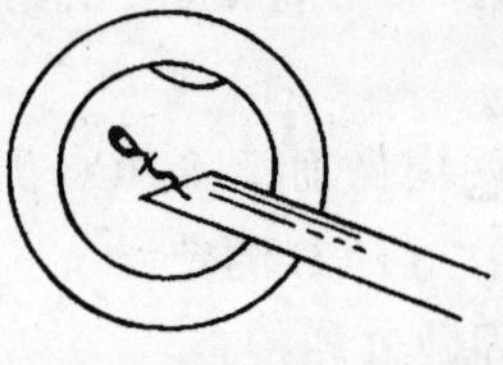

图 3-4-13 精细胞注入到卵细胞内

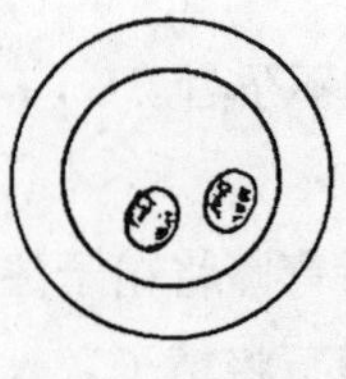

图 3-4-14 卵受精

第二天用显微镜观察卵子是否有受精发生。

六、移植胚胎

通常在受精后 2~3 天进行胚胎移植。

1. 在 B 超引导下，经阴道移植胚胎于宫腔内，最多移植 3 个胚胎。

2. 将剩余的胚胎冷冻，备用。

3. 测试和监控妊娠。